보건계열 창업을 위한

의료기기학 입문

선종률 · 임재동 · 육근돌 · 김인섭 · 최성욱 · 이보우 · 김기진 · 유세종

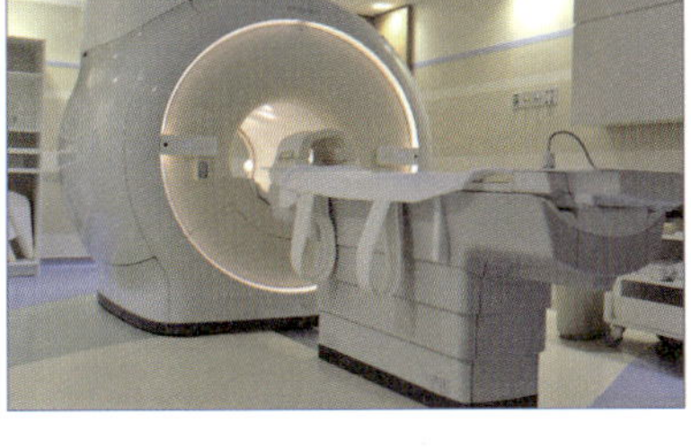

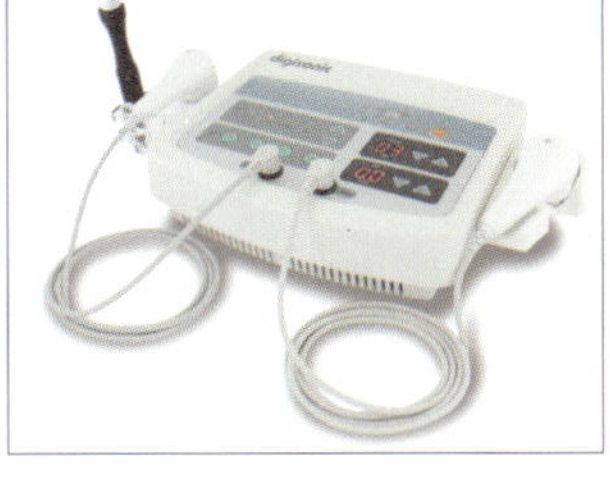

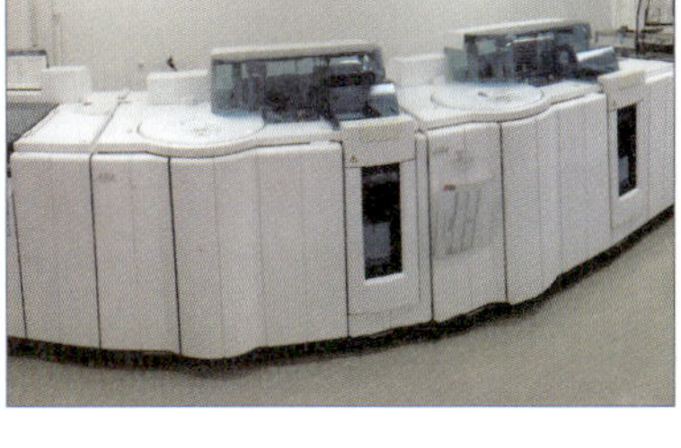

청구문화사

머리말

의료기술은 IT 기술과 의료의 결합으로 오늘날 눈부신 발전을 거듭하고 있다. 특히 의료기기는 영상의학, 진단검사의학, 물리치료학 등에서 환자의 편의에 맞추고, 진단적 가치와 치료를 높이며 빠르게 발전하고 있다. 하지만, 이런 의료시장의 변화에 맞춰 적정한 교재가 부족한 실정이며, 이에 의료기기에 대해 배우고자 하는 학생과 관련 창업을 하기 위한 분들을 위해 교재를 편찬하게 되었다.

이 책은 의료기기의 전반적인 이론과 활용 방안을 중심으로 기술하여, 보건계열 학생들의 창업을 할 수 있는 기초적인 자료로 활용할 수 있도록 구성하였다. 1장은 의료기기의 전반적인 소개를 중심으로 총론을 기술하였으며, 2장은 영상의학 진단 및 치료 기기, 그리고 최신 영상진단장비의 소개를 다루었다. 3장은 진단검사의학의 개요부터 생리기능검사, 조직병리검사, 임상미생물검사, 면역혈청검사, 혈액검사의 기기의 이론과 뇨화학분야까지 각 기기의 특징을 기술하였다. 4장은 물리치료에 대한 개요 및 물리치료사에 대한 이해를 바탕으로 광선치료, 수치료의 기기와 각종 운동 부하 측정 장비까지 포괄적으로 다루었다. 5장에서는 장비의 정도 관리, 검사기기의 주의 사항을 기술하였으며, 6장에서는 의료기기와 IT를 접목 시킬 수 있는 의료정보에 대해 설명하였다. 특히 앞으로 원격 영상진단, 환자감시시스템 등 원격의료시스템의 도입에 맞춰 그에 대한 개요를 설명하였다. 7장은 앞에서 설명하였던 의료기기, IT, 신의료기술 등을 활용하여 창업을 할 수 있는 여러 가지 제도적 절차 등을 배울 수 있도록 구성하였다. 마지막으로 의료기기 설치와 등록 등을 위한 법률적인 내용으로 책을 마무리하였다.

의료기술과 기기는 앞으로 방법과 기술이 발전하면서 지속적으로 변화가 있을 것이다. 이는 얼마나 빠르게 발전 속도를 배우고 앞서가는가가 성공을 판가름할 것이다. 이 책은 보건계열 학생들과 관련 창업을 준비하는 분들께 조금이라도 도움이 될 것으로 기대하며 앞으로 더욱 새로운 의료기기와 기술의 발전에 발 맞추어 더욱더 지속적으로 노력해야할 것으로 생각된다.

발간에 즈음하여 원고 집필과 편집에 노고하여 주신 교수님들과 선생님들께 감사의 말씀을 드리며, 이 책의 출판을 맡아 수고하시고 원고 진행에 도움을 주신 청구문화사의 이상태 사장님과 직원 분들께 깊은 감사를 드린다.

2017년 2월

저자 일동

Contents

01

의료기기란

Chapter 01 의료기기란

과학기술의 발달과 함께 의학에서도 다른 분야의 도입이 없이는 발전을 생각할 수 없게 되었다. 실제로 오늘날의 의학이 공학의 진보, 즉 의료기기의 개발과 발전에 따라 발전한 것은 어느 누구도 부인할 수 없는 현실이다. 특히 의료 진단 및 치료 부분에서 의료기기의 역할은 매우 중요하다. 따라서 의료기기학은 의료분야에서 매우 중요하며 광범위하다. 이에 1장에서는 의료기기학의 전반적인 분야를 다루기로 한다.

의료기기학이란 의학분야와 공학적인 분야를 접목시킨 것으로서 생체와 인체에 대하여 공학의 원리를 응용한 학문이다. 특히 전자공학의 발전은 의료기기학을 눈부신 발전으로 가속 시키게 되었다. 의료기기학(Biomedical Engineering)을 개념적으로 살펴보면 의학을 위한 공학기술이라고 할 수 있으며 전자공학, 기계공학, 재료공학 등 다양한 공학 기술이 질병의 예방, 진단, 치료와 관리의 각 단계에서 광범위하게 활용되고 있기 때문에 그 폭이 매우 넓다. 여기서는 의료기기학 기술 중 대표적인 몇 개의 분야를 소개한다.

인간의 질병치료 방법은 과학이 발전함에 따라 지속적으로 발전하고 있다. 질병을 치료하기 위해서는 질병의 기전을 정확하게 이해하고 치료할 수 있는 치료약이나 수술 방법의 발전도 필요하며, 그에 앞서 환자의 질환 상태를 가능한 초기에 정확하게 검출하고 진단해내는 기술도 필수적이다. 따라서 질병을 정확하게 진단하는 새로운 진단기술과 환자를 정상적인 상태로 회복시키는 새로운 치료기술의 개발은 의학의 발전을 이끌어 왔다고 할 수 있다. 의료기기학의 기술은 현재 의학에서 사용하는 진단, 치료를 위한 기술과 의료기기를 개발해 의학을 발전시키는데 중요한 역할을 담당해 왔다.

표 1-1에 주요 의료기기 기술의 발달사를 정리하였다.

표 1-1 주요 의료기기 기술의 발달

년도	성명	주요내용
1895(노벨 물리학상)	Roentgen(독일)	X선 발견, X선을 이용한 인체 촬영
1924(노벨 의학상)	Einthoven(네덜란드)	심전계 개발, 심장에서 발생하는 전기신호 기록
1956(노벨 의학상)	Cournand(미국)	삽입관(Catheter)을 이용한 심장치료 방법
1979(노벨 의학상)	Hounsfield(영국)	B-CT 개발(1972), X선을 이용한 인체의 단면 영상 촬영
2003(노벨 의학상)	Lauterbur(미국)	MRI 개발(1973), 자기장을 이용한 단면영상 촬영

현재 병원에서는 수 천 종의 의료기기를 진단과 치료의 각 영역에서 활용하고 있다. 이제는 의료기기를 제외하고 환자 진료를 생각할 수 없을 정도다. 심장의 기능 이상을 진단하는 방법도 과거에는 의사가 직접 청진기를 가슴과 등에 대고 심장박동 소리를 들으며 심장의 이상을 감별하는 방법이 전부였다. 그러나 요즘은 팔과 다리, 가슴에 전극을 부착하여 심장에서 발생하는 전기신호를 직접 기록하는 심전도 기록 방법, 초음파를 이용해 심장 판막의 운동을 기록하는 초음파 영상진단방법, 혈관 조영제를 주입하고 X선을 이용해 심장과 혈관의 동태를 영상화하는 투시촬영방법 등이 이용되고 있다. 또한 동위원소를 이용해 심장의 기능과 대사활동을 검사하는 양전자단층촬영방법, 자기공명영상(MRI)장치를 이용해 심장 기능을 3차원적으로 촬영하는 방법도 진단 목적에 따라 선별해 사용하고 있다.

이런 의료기기들은 신체의 기능 이상을 정확하게 진단하는 것이 가장 중요한 목적이지만 연구개발 과정에서는 환자에게 고통을 주지 않고 편안하게 검사를 수행할 수 있도록 하는 것도 중요하다. 아무리 정확한 검사나 진단이라고 해도 환자에게 참을 수 없는 고통과 비용을 부담하게 하면 의료기기로서의 활용 가치를 상실하기 때문이다. 이런 조건은 의료기기 연구 개발의 중요한 축으로 작용하고 있다. 즉, 환자에게 고통과 부담을 주지 않는 방법으로 의료기기를 개발해야 하기 때문에 가능하면 환자로부터 혈액이나 조직 등의 시료를 채취하지 않아야 한다. 그 대신 외부에서 신체에 해롭지 않은 수준의 에너지를 가하고 이에 대한 반응을 통해 신체 내부 기관의 구조와 동태를 측정하는 방향으로 나아가고 있다.

그림 1-1은 CT에서 특정부위의 단층영상과 MRI의 영상 및 외형을 나타내었다.

컴퓨터단층촬영(CT)과 자기공명영상(MRI)으로 찍은 이미지를 그림 1-1에서 볼 수 있는데, 이는 인체의 중요부위의 단면상을 매우 사실적으로 표현한 영상법이다. 이런 관점에서 의학 영상을 이용한 진단 기술은 활용가치가 매우 크며 최근 의학 수준을 한 단계 높이 발전시키는데 크게 공헌했다.

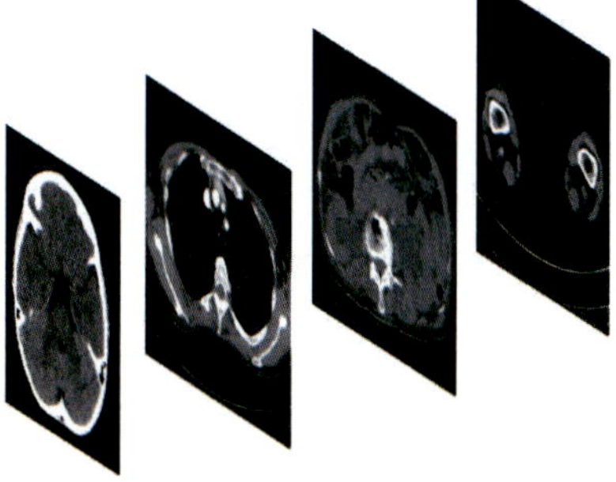

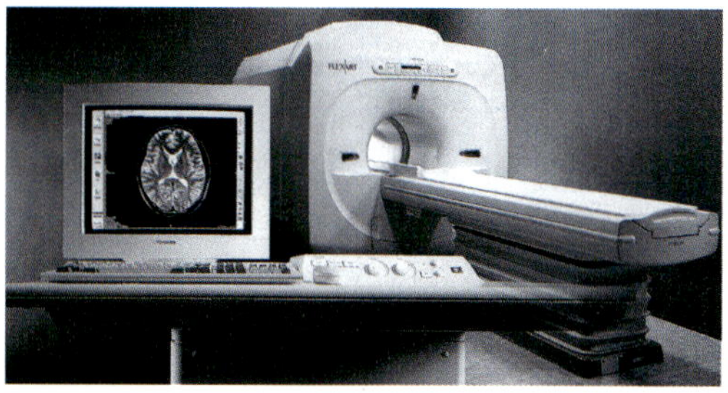

그림 1-1 특정부위의 영상의 CT 단층상과 MRI의 외형

의학 영상진단 기술에는 뢴트겐의 발견 이후 대표적인 영상진단방법으로 사용돼 온 X선을 이용한 영상진단방법 외에도 초음파를 이용한 영상진단방법, 동위원소를 이용한 영상진단방법, 자기공명현상을 이용한 영상진단방법들이 있다. 이들은 이미 의학의 각 분야에서 광범위하게 사용되고 있다. 특히 최근에는 신체를 그림자처럼 2차원으로 투영한 영상이 아니라 각 부위를 마치 칼로 자른 단면처럼 보여 주는 단층 촬영능력과 이를 3차원 영상으로 재구성하는 능력이 진단 기술의 가치를 더욱 높이고 있다. 그 중에서도 X선을 이용한 컴퓨터 단층촬영(CT) 장치와 자기공명영상진단장치는 진단의 수준을 넘어 마치 카메라처럼 신체 각 부위를 현실감 있게 나타낸다.

1. 의료기기의 개요

현재 반도체의 개발과 더불어 전자공학은 날로 발전하고 있다. 여기에 인간의 생명연장의 욕구와 건강한 생활의 영위를 위한 노력이 더 한층 가속되고 있는 상황에서 의료분야의 전자공학의 응용은 많은 도움을 주고 있다. 이에 제 1절에서는 의료기기학의 기본적 개념과 응용분야의 개요를 알아보기로 한다.

1) 생체 전기적 현상

(1) 생체 전기 발생

신체 내에서 발생되는 전기적 현상은 신체를 구성하고 있는 신경세포에서 발생하는 활동 전위로부터 시작된다. 한 개의 신경세포에서 발생된 활동 전위가 여러 개의 신경세포로 전달되기도 하고, 여러 개의 신경세포가 동시적으로 활동 전위를 발생하기도 하여 신체적인 표면에서도 측정 가능한 형태의 생체 전기신호로 나타난다.

이와 같이 다른 신경세포로부터 전달되어 온 전기 자극 또는 빛, 충격 등 외부로부터 인가되는 자극에 의해 어느 한 부분이 정지 상태에서 벗어나 경계 값을 넘으면, 그 때부터 활동하기 시작하여 활동 전위(action potential)를 발생시켜 축삭(axon)을 따라 전달시킨다. 활동 전위는 신체 내 각종 기관의 상태에 따라 조직적으로 동기 되어 발생되고 전달되어서 신체 내 각종 기관의 기능과 상태를 나타내주고 있다. 이렇게 신체에서 발생되는 신호를 정확하게 측정하여 분석한다면, 해당되는 신체 기관의 이상 유무 및 이상정도 등을 판단할 수 있게 된다.

아래 그림 1-2는 신경세포인 뉴런의 구성 및 구조도이다.

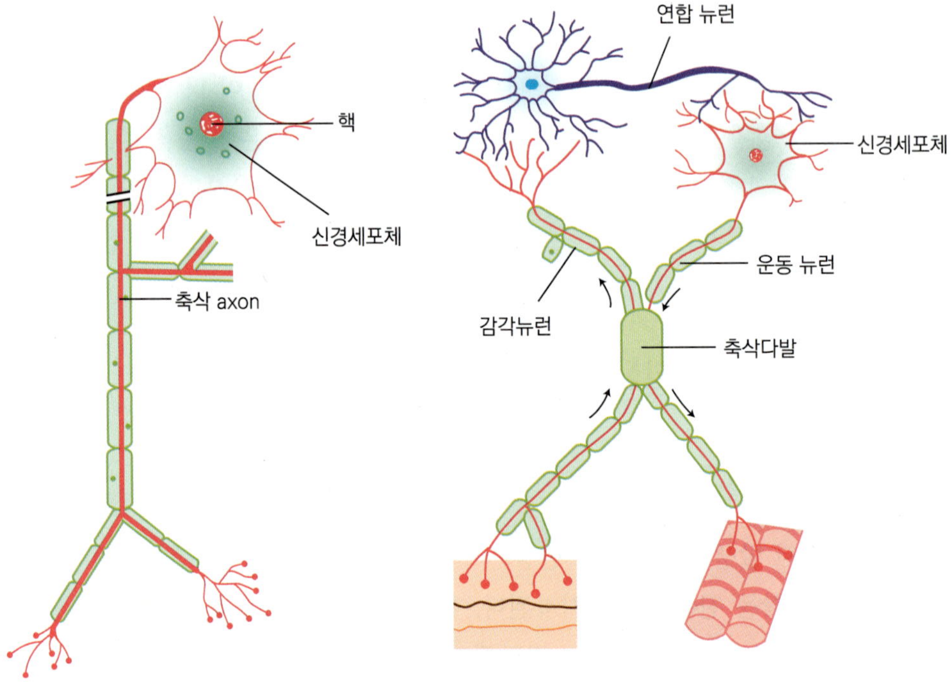

그림 1-2 뉴런의 구조와 뉴런들의 상호연결

(2) 생체의 전기적 현상을 이용한 의료기

생체의 전기적 현상을 이용한 의료기 중 가장 대표적인 것은 심전도계(ECG meter; electrocardiogram meter)라 할 수 있다. 심장은 4개의 방으로 구성되어 있으며, 이 4개의 방은 두꺼운 근육 층으로 싸여 있고, 이 근육 층은 신경 전기신호에 의해 동시에 순차적으로 수축하여 심장 내의 혈액을 바깥으로 뿜어내게 한다. 이와 같은 경우, 전달되어 온 신경 전기신호에 의하여 많은 수의 근육 세포가 동시에 활동 전위를 발생하기 때문에 신체의 표면에 부착한 전극으로부터 그 전위를 측정할 수 있게 된다.

이때 측정되는 신호를 심전도(ECG; electrocardiogram)라 하고, 심장의 이상 및 질환의 정도를 진단하는 가장 기본적인 방법이다. 그림 1-3은 유도법에 의한 심전도를 나타낸 것으로 Ⅰ는 양손, Ⅱ는 오른손과 왼발, Ⅲ은 왼손과 왼발을 나타낸다.

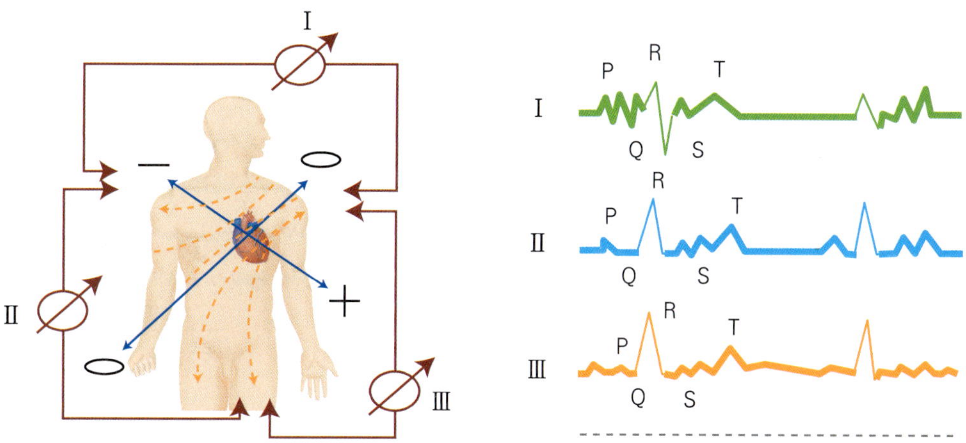

그림 1-3 유도법에 의한 심전도

뇌전도계(EEG meter; electroencephalogram)는 뇌전도 신호를 이용한 의료기인데, 뇌는 수많은 신경세포의 집합으로 이루어져 있다. 따라서 뇌의 활동에 따라서 신경세포들이 활동 전위를 발생할 것이며, 이러한 전기적 활동 상태는 두피에 연결된 전극을 통하여 측정될 수 있음을 예측할 수 있다. 이와 같은 발생 전위를 통하여 측정 되는 신호를 뇌전도(EEG; electroencephalogram)라고 하며, 뇌파(brain wave)라고 한다.

그림 1-4는 눈의 깜박임에 따른 뇌파의 변화를 각각 부위별로 나타낸 것이다.

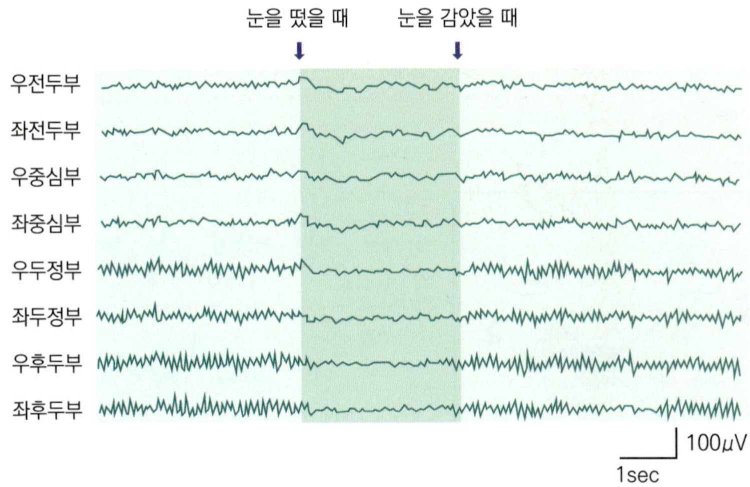

그림 1-4 눈의 깜박임에 따른 뇌파의 변화

근육의 수축 시에 발생하는 전기적인 신호를 기록한 것을 근전도(EMG; electromyogram)라고 한다. 근전도 신호의 진폭은 0.1~5[mV] 정도이며, 주파수는 0~10[kHz] 범위에 분포하고 있다. 근전도 신호의 측정은 표면전극 또는 침전극 형태의 자극 전류를 가지고 이에 대하여 반응하는 근육의 전기적 상태를 측정하는 것으로 근육 자체의 질환에 대한 진단이나 생리학적 연구에 쓰일 뿐 아니라, 근육의 수축 활동에 기인하는 운동신경계의 질환을 진단하는데 유용하게 사용되고 있다.

그 외 일정한 거리의 두 점을 교대로 보면서 안구 운동에 의해 발생되는 전위를 기록하는 안전도(EOG)계와 광 자극에 의한 망막의 전기적 반응을 기록하는 망막전도(ERG)계, 신경의 기능 상태를 측정하는 신호로 신경의 이상 유무를 진단하는 신경전도(ERG)계, 위의 내부와 신체 간의 전위차를 기록하여 위의 전기적 활동 상태를 기록하는 위 근전도(EGG)계 등이 있다.

그림 1-5는 생체전기신호를 이용한 측정기들의 신호의 강도를 비교하였다.

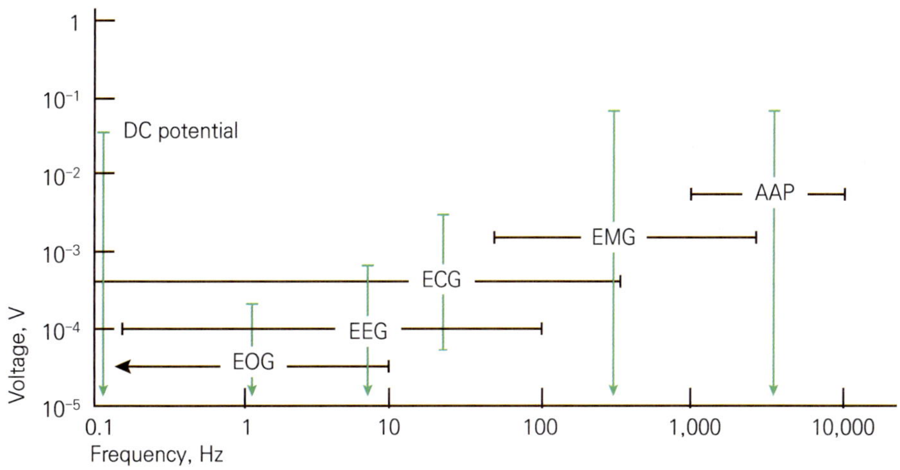

그림 1-5 생체전기신호의 비교

2) 생체의 물리적 현상

전기적 현상 이외의 신체의 활동에 따라 나타나는 여러 가지 물리량이 있다. 혈액의 경우 압력, 속도, 혈류량 등이 측정을 필요로 하는 물리량이 될 수 있으며, 그 밖의 소리, 온도 등도 진단에 유용하게 이용할 수 있는 물리량이라고 할 수 있다. 생체 전기 현상을 전극을 이용하여 측정하고, 그 밖의 물리량들은 그것을 전기신호로 적당하게 변환시켜 주는 변환기(transducer)가 있어야 한다. 실제로 이와 같은 물리량의 측정에는 변환기가 중요한 역할을 하며 측정기의 특성을 결정하게 된다.

2.1 혈압 측정기

혈압을 측정하는 방법에는 혈관 내에 직접 혈압계를 삽입하여 측정하는 직접 측정법과 혈관 내에 관을 삽입하지 않고 측정하는 간접 측정법이 있다. 직접 측정법은 관혈법이라고도 하며, 카테터(catheter)를 이용하여 측정하고자 하는 부위까지 삽입하여 측정하는 방법이다. 즉, 혈압을 전기적 신호로 변환시키는 변환기를 카테터의 끝부분(체외)에 부착시켜서 가는 관을 통하여 전달되어 온 혈액의 압력을 측정한다. 이 변환기는 혈압에 의한 측정자의 변위를 저항의 변화로 바꾸어 전류 또는 전압의 변화로 나타내 준다.

또한 간접 측정법은 특수한 경우를 제외하고는 이 측정법을 사용하는데, 심장의 혈압은 항상 일정한 것이 아니고, 심장의 박동 상태에 따라서 주기적으로 변화하고 있다. 따라서 팔을 상박부에 커프(cuff) 라고 하는 가압장치를 감고 이것에 압력을 가하여 압력을 심장의 최고 혈압 이상으로 증가시키면 혈관이 수축되어 혈액이 흐르지 않게 된다.

이 상태로부터 인가한 압력을 천천히 감소시켜서 심장의 최고 혈압치에 도달하게 되면, 와류에 의한 혈관음을 들을 수 있게 된다. 인가 압력을 계속 감소시켜서 최저 혈압보다 낮게 해 주게 되면 혈관이 완전히 열려서 와류에 의한 혈관음이 사라지게 된다. 이와 같은 간접 혈압의 측정은 수동 공기 펌프와 청진기에 의하여 이용되고 있으며, 최근에는 전자 혈압계가 출현하여 자동으로 압력을 인가해 주고, 혈관음을 마이크로폰으로 탐지하여 혈압의 최고값을 숫자로 표시하여 준다.

그림 1-6은 수동 공기 펌프식 혈압계와 전자 혈압계이다.

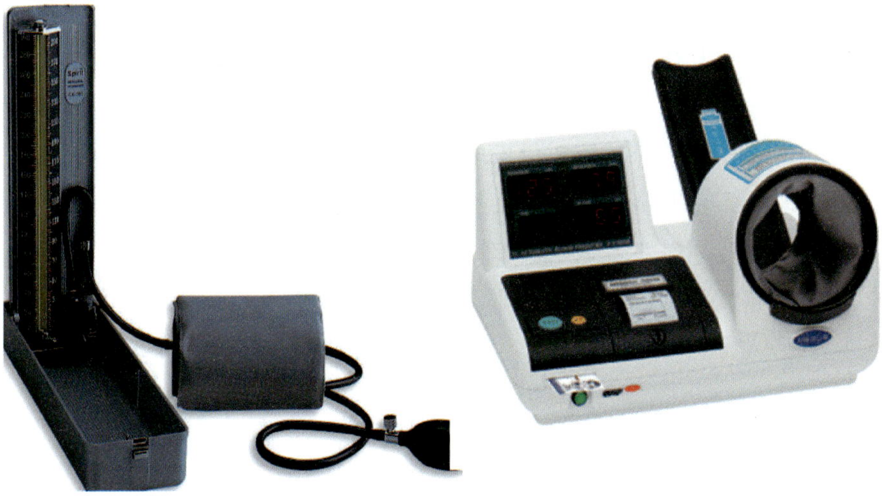

그림 1-6 수동 공기 펌프식 혈압계와 전자 혈압계

2.2 혈류속도측정기

혈관 내에 흐르는 혈류의 양 또는 속도를 측정하는 방법은 여러 가지가 있으나, 가장 일반적으로 사용되는 것이 전자기(electromagnetic)혈류 측정 방법이다.

전자기 혈류 측정계의 기본 원리는 도전성이 있는 액체가 자기장 속을 지나는 경우에는 패러데이의 법칙에 의해서 기전력이 발생한다는 것이다. 이 기전력은 혈액의 양과 속도에 비례하여 나타나는 전위를 이용하여 혈관 내를 흐르는 혈류의 양을 측정할 수 있다.

이와 같은 방법은 혈류의 운동 상태를 연속적으로 표시하여 주나 혈관 주위에 직접 전자기 혈류 측정기의 탐촉자(probe)를 접속시켜야 하는 단점이 있다.

혈관에 직접 접촉하지 않고 혈류 속도를 측정하는 방법으로는 초음파를 이용한 측정 방법이 있으며, 이것은 움직이는 물체에서 반사되는 소리는 그 주파수가 변한다는 소리의 도플러 현상을 이용한 것이다. 혈관에 초음파를 외부로부터 투시시켜 주고 혈관 내의 혈구 등에 의해서 반사되어 오는 주파수의 변화 정도가 혈류의 속도에 비례하게 나타나서, 측정된 초음파를 주파수 차이로부터 혈류의 속도를 계산할 수 있다.

그림 1-7은 손의 혈관 압박, 이완의 피부 혈류 예를 나타내었다.

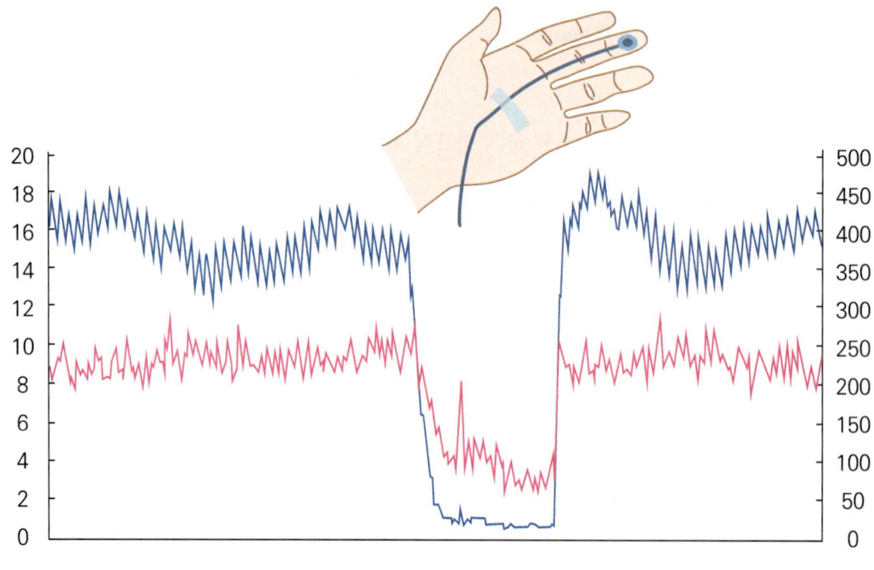

그림 1-7 혈관 압박, 이완의 피부 혈류 예

2.3 폐기능 측정기

폐는 혈액으로부터 이산화탄소를 제거하고 산소를 공급하여 인체 내에서의 대사작용을 가능하게 하는 생리적 기능을 한다. 따라서 이러한 기능에 관계하는 변수들을 측정함으로써 기도, 폐, 가슴우리(흉곽)의 상태를 파악 할 수 있고, 이에 관련된 각종 질환을 진단할 수 있다.

이와 같은 폐의 기능을 나타내는 변수에는 호흡에 따라 변화하는 폐의 용적량과 기도에서의 공기의 속도 및 공기 저항, 폐포막에 작용하는 압력 등을 들 수 있다. 이러한 폐기능의 특성을 나타내는 변수들은 호흡 유량계 및 폐용량계에 의하여 측정되며, 측정되는 기본적인 변수로부터 폐기능을 나타내는 특성 변수들을 계산하여 진단에 이용하기도 한다.

그림 1-8은 폐기능 측정기의 외관 모습이다.

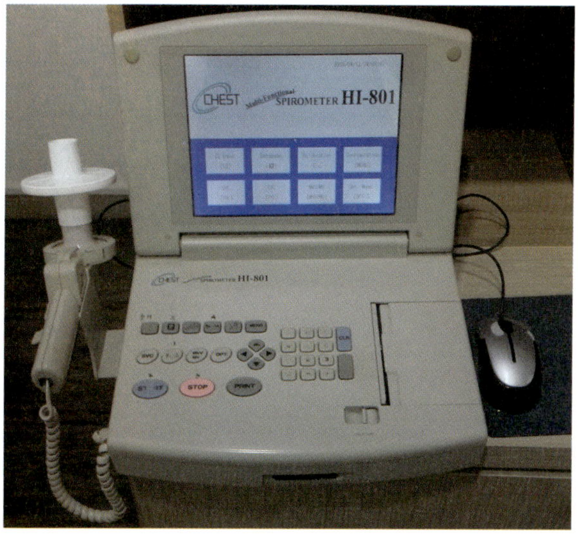

그림 1-8 폐기능 측정기

2.4 심음도 측정기

청진기에 의한 청진술은 임상의학에서 아주 오래 전부터 사용되어 왔으며, 이것을 전자기술을 이용하여 개량한 것이 심음계(phonocardiograph) 이다. 심음계는 의용 전자장치 중에서 비교적 일찍 연구, 사용되어 왔다. 이것은 심장 및 대혈관의 활동에 기인하는 발생음 중에서 주파수 20~1,000[Hz] 범위에 있는 음을 흉벽을 통하여 마이크로폰으로 받아서 증폭, 기록하는 것으로, 이것에 의하여 얻은 심음도는 심장질환을 진단하는 데 이용된다.

위에 설명한 생체물리현상 계측장비 외에도 여러 종류의 물리현상 장비들이 있다. 온도를 측정하기 위한 방법으로는 가장 보편적인 수은 체온계로부터, 서미스터(thermistor)를 이용한 방법, 적외선을 검출하여 측정하는 방법, 화학 물질의 용융점 온도가 화학 물질의 구성 비율을 변화시키는 특성을 이용한 측정법, 안구의 압력을 측정하는 안압계 등이 있다.

2. 의료기기의 이용

1) 생체 시료 분석 및 검사

생체 시료의 분석은 생체 내의 현상을 직접 측정하는 것이 아니라, 생체로부터 시료를 추출하여서, 그것을 실험실 내에서 여러 가지 분석 방법을 이용하여 검사하는 것이다. 따라서, 측정하고자 하는 양이 생체 내에서와 같은 상태를 유지해야 하고, 실험실 내에서도 그 성분의 변화가 없는 혈액, 소변, 척수액 등의 액체 시료와 조직의 병변을 직접 관찰하기 위한 생체 조직 등에 대하여 주로 적용된다.

대표적인 의료기기는 혈구계수기, 광학적 분석기, 혈액가스분석기, 동위원소를 이용한 시료분석기, 현미경, 크로마토그래피, 전기영동장치 등이 있다.

그림 1-9는 최근의 임상병리학적 종합 검사시스템을 소개하였다.

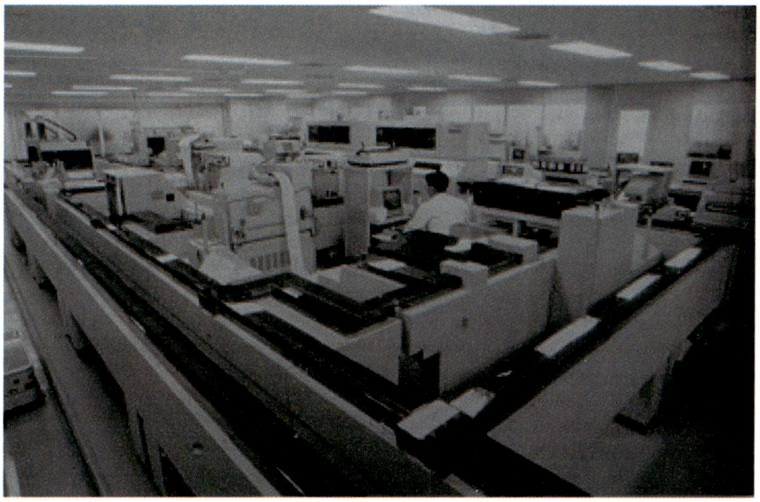

그림 1-9 임상병리학적 종합 검사시스템

1.1 혈구 계수기

혈구 계수기는 혈액 내의 고형성분의 형태학적 검사를 목표로 이용되고 있다. 기본적으로 적혈구, 백혈구, 혈소판의 수를 계수하고 혈색소의 농도, 적혈구 용적비, 적혈구의 평균 용적, 평균 혈색소량 등의 혈액 지수 등을 자동으로 계산하여 주기도 한다.

혈구를 계수하는 방법에는 혈구의 전기적 특성을 이용한 방법과 혈구의 광학적 특성을 이용하는 방법이 있다. 이 중에서 대표적인 것의 원리는 전기저항의 변화를 이용하는 것이다. 혈액을 9[%]의 생리식염수에 희석시켜 시험관 벽의 지름 100[㎛]의 미세구멍으로 통과시키면 미세구멍으로 적혈구, 백혈구, 혈소판 등의 혈구가 통과 할 때 부분적으로 전류의 흐름을 막게 되어 전기저항이 증가하게 된다. 한쪽의 압력을 증가시키면 혈구가 미세구멍을 빠져나가게 되는데, 이 때 혈구가 구멍을 통과함에 따른 전기저항의 변화를 시험관벽 양단에 전극을 위치시키고 기록하면, 혈구가 구멍을 통과하는 혈구의 종류에 따라서 다르게 나타나므로, 적당한 범위의 값만 측정하면 원하는 종류의 혈구의 수를 계산 할 수 있게 된다.

1.2 광학적 분석기

광학적 분석기는 혈구 계수기와 함께 생체 시료를 이용하여 검사하는 방법 중 대표적인 생화학 분석기다. 이것은 혈액 내에 포함된 여러 가지 화학 물질의 농도를 검출하는 것으로, 질병의 다양화 및 이에 따른 분석 항목 수의 증가로 크게 발전하였다. 이와 같은 화학 분석에는 분광 광도계를 이용한 광학적 방법이 주로 이용되고 있다.

화학성분의 중요한 특성중의 하나는 색이다. 즉, 화학 물질의 색의 옅고 짙은 정도는 그 물질의 농도를 나타내기 때문에 화학 물질의 특정에 이용될 수 있게 된다. 이것은 화학 성분이 특정 파장의 광선과 부딪힐 때 빛을 투과시키거나 흡수시키는 정도에 의하여 분석된다.

분광 측정법(spectrophotometer)에서는 용액에 흡수된 빛의 양을 측정하기 위하여, 광원에서 특정 파장을 선택한 후 시험관을 투과하기 전과 투과한 후의 에너지의 차이를 측정하여 시험관 내의 화학성분의 농도를 측정하게 된다. 최근에는 여러 종류의 화학성분을 한꺼번에 자동적으로 분석해 줄 수 있는 자동 화학기가 개발되어 임상검사에 효율적으로 사용되고 있다.

1.3 혈액 가스 분석기

혈액 가스 분석기는 혈액 내의 산소(O_2)분압, 이산화탄소(CO_2)분압 및 수소 이온(H^+)의 정도를 측정하기 위한 장치다. 인체는 호흡을 통해서 체 세포 내에 산소를 공급하고 이산화탄소를 배출한다. 이 과정에서 혈액은 산소와 이산화탄소를 운반하는 기능을 하는데 혈액 내의 가스의 농도를 측정하여 환자의 상태를 진단 할 수 있게 된다.

혈액, 가스의 정량적 분석에는 전기 화학 전지를 이용한 전기 화학 분석 방법을 사용한다. 전기 화학 전지는 전해질 용액에 담긴 전극으로 구성되며 산화, 환원을 사용한다. 전기 화학 전지는 전해질 용액에 담긴 전극으로 구성되며 산화, 환원 반응에 의하여 전류를 생성하거나 소모하게 된다. 이 때, 전극에서 일어나는 화학적 반응에 각각의 혈액 가스가 반응하도록 하면 혈액 가스에 비례하는 전류의 양을 측정해낼 수 있다.

1.4 동위원소를 이용한 분석기

동위원소를 이용한 시료의 분석은 혈액 내의 구성 성분 중 특정한 항원 또는 항체의 유무 및 존재의 정도 또는 호르몬의 분비 정도 등을 측정하는 방법으로 동위원소를 이용하여 분석하는 방법이 있다.

혈액에서 혈구를 제외한 혈장을 동위원소가 부착되어 제조된 항체 시약과 반응시키고, 이와 같은 반응의 결과를 동위원소에서 방출되는 감마선을 검출하여 기록하는 것이다. 이와 같은 경우에 특정한 항원 또는 항체 등에만 선택적으로 반응하는 시약에 동위원소를 부착하여 원하는 성분만을 선택적으로 측정할 수 있게 된다.

1.5 기타 분석기

그 밖의 생체 시료의 이용하여 분석하는 방법으로는 생체로부터 조직을 추출하여 조직의 해부학적 병리 상태를 현미경 등을 통해서 관찰하는 방법이 있다. 이와 같은 경우에 생체 조직의 적외선, 가시광선 등에 대한 반사율 및 투과율의 차이에 의하여 관찰된다. 보다 미세한 구조를 파악하기 위해서는 전자현미경 등이 이용되기도 한다.

크로마토그래피는 시료 내의 구성 성분을 분리하여 분석하기 위해서 각 구성 성분의 운동률이 다르다는 특성을 이용하여 분리시키고, 분리된 구성 성분에 대하여 그 양에 비례하는 전기적이 신호를 발생시키는 장치다. 이 장치는 주로 지방산, 스테로이드 아미드산, 핵산 등의 분석에 이용된다.

전기영동 장치는 혈장, 소변, 척수액 등에서 여러 종류의 단백질량 측정, 효소의 분석, 항체의 확인 등에 쓰이는 시료 검사방법 중에 전기영동법이 있다. 분석하고자 하는 시료에 전기장을 걸어 주면 형태 및 크기가 유사한 입자들끼리 비슷한 정도로 이동하여 일정한 구간에 모이게 된다. 이것은 각 입자가 가지고 있는 전하량이 전기장과 반응하여 이동하는 것으로, 전하량의 크기, 사용되는 시료의 용액의 이온 농도, 온도, 시간 등의 영향을 받아 이동되는 거리가 달라진다.

2) 치료기기

2.1 심장율동전환기(Cardioverter, defibrillator, 제세동기)

심장은 많은 근육 세포들이 동기 되어 일시에 수축 될 때 혈액을 뿜어내는 작용을 하게 된다. 그러나 심장계의 질환에 의해 심장의 근육들이 신경계를 통해 전달되어 온 신호에 의하여 수축하지 않고 제각기 불규칙하게 수축하여 전체적으로 혈액 펌프의 작용을 할 수 없게 되는 이른바 심장 마비의 상태가 되는 경우가 있다.

그림 1-10은 심장율동전환기의 전기적회로 구성도를 나타내었다.

이와 같은 경우에 심장에 순간적으로 1~6[A] 정도의 전류를 흘려주어 심장의 근육들이 동시에 충격을 받아 다시 동기적으로 활동을 개시하도록 하는 목적으로 사용하는 것이 심장율동전환기(심장충격기)다. 이 때, 전기적 충격은 흉곽 위에 넓은 면적을 가지는 전극을 부착시켜서 AC 충격기의 경우에는 250[ms] 정도, DC 충격기의 경우에는 10[ms] 정도의 전기적 충격을 가하게 된다. 이 심장충격기에는 대단히 높은 전압의 전류가 흐르게 되어 심장 이외에 다른 부위가 충격 받지 않도록 하여야 하며, 사용자에게 위험을 주지 않도록 설계되어 있어야 한다.

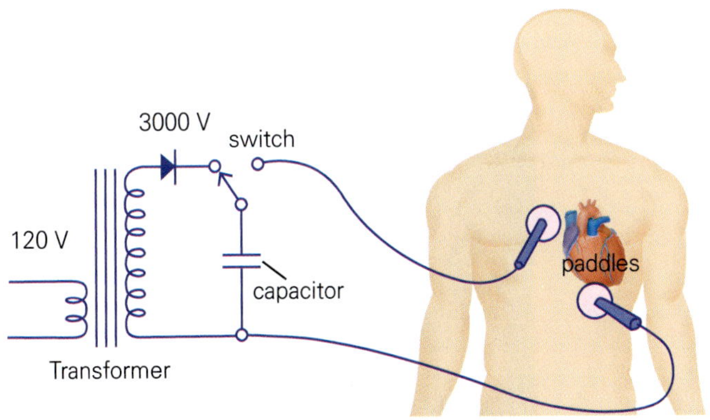

그림 1-10 심장율동전환기의 전기적회로 구성도

2.2 심장박동조율기(Cardiac pacemaker)

일시적으로 정지하거나 박동 주기가 고르지 못한 심장에 정상적인 심장의 주기와 같은 주기를 가지는 적당한 전압의 전기적 펄스를 연속적으로 가하여 자극을 주면, 심장 박동을 정상으로 회복시킬 수 있는 경우가 있다. 이와 같이 전기적 펄스를 발생하여 심장에 가하는 장치를 심장박동조율기(cardiac pacemaker)라 한다.

대표적 방법은 흉벽 위에 전극을 놓고 생체 조직을 통하여 심장에 자극 전류를 흘리는 방법과 생체 외부로부터 생체 조직을 거쳐 심장까지 전극을 통하고, 생체 외부에 있는 펄스 장치로 전극에 자극 전류를 흘리는 방법, 건전지로 작동하는 소형의 펄스 발생장치 전체를 생체 안에 넣는 방법 등이 있다. 또한 직접 유도형 심장페이스메이커 법이라고 하는 피부 표면에 송신 코일을 놓고 이것에 접근한 생체 내부에 수신 코일을 넣어 생체 피부에 있는 펄스 발생장치로 송신 코일의 펄스를 공급하는 방법이 있다.

그리고 특정 주파수에서 공진하는 수신 코일을 체내에 삽입시켜 고주파 펄스 발생장치에서 펄스 변조된 무선 주파 전류로 이 코일을 여진하여 자극하는 방법이다. 페이스메이커는 장기간 환자에 부착시키는 경우가 많으며, 만일 고장이 생길 경우 환자의 생명에 직접 영향을 끼치기 때문에 신뢰성이 특히 높아야 한다.

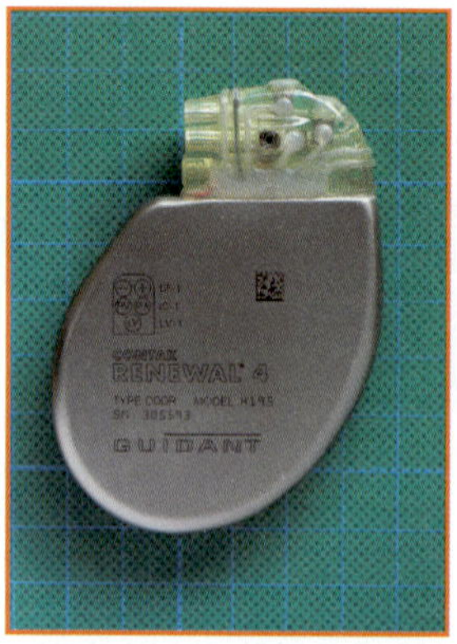

그림 1-11 페이스메이커

2.3 전기 수술기(Electro surgical unit)

인체 내부의 조직이나 기관에 있어서 외과적 수술을 시행하는 경우에는 인체 조직의 일부를 절개하게 된다. 이 때, 인체 조직의 절개와 절개할 때 생기는 출혈을 막기 위하여 사용하는 것이 전기 수술기다. 전기 수술기는 고주파 전류의 한쪽 끝을 넓은 금속판에 연결시켜 인체의 부위에 접촉점에서 아크방진이 일어나도록 한다. 이 때, 가하여 주는 전원의 주파수, 형태, 크기 등을 변화시켜서 사용하게 된다. 저주파의 전력이 낮은 경우에는 아크방전 시 발생하는 열로 조직 내 수분이 증발하여 조직이 굳어지게 되어 출혈을 멈추게 된다.

한편 높은 고주파의 전력을 가하게 되면 순간적으로 많은 열이 발생되며, 열이 집중된 부위의 조직이 수분과 함께 증발하여 조직의 절개 효과를 얻을 수 있다. 이와 같은 경우 조직의 절개와 함께 불필요한 조직이나 종양 등을 제거할 목적으로 주로 많이 이용되고 있다. 보통 100~400[W]의 출력을 이용하고 있다.

그림 1-12는 전기수술기의 회로 구성도이다.

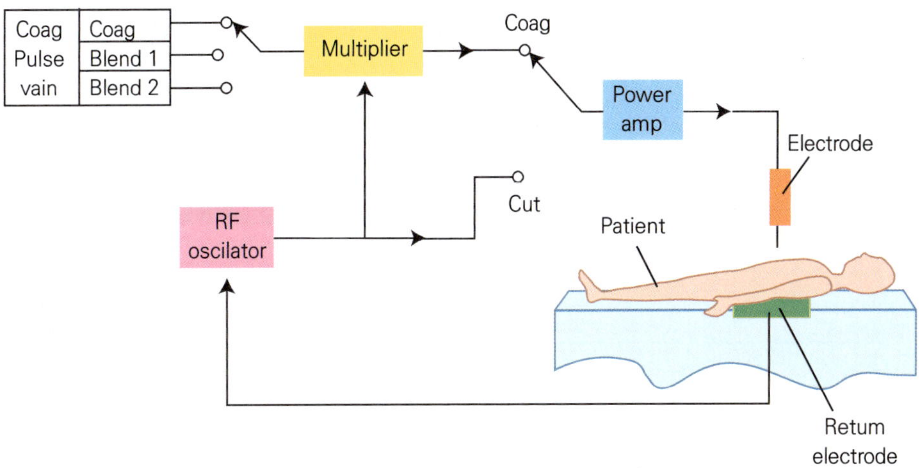

그림 1-12 **전기수술기의 회로 구성도**

2.4 저주파 치료기 (Low-frequency therapeutic apparatus)

그림 1-13은 저주파 치료기의 모습이며 최대 전압 100[V], 최대 전류 25[mA] 정도, 주파수 2~1000[Hz] 정도의 저주파 전류를 생체에 통전하여 신경과 근육의 통증이나 마비를 치료하는 장치를 저주파 치료기라 한다. 이 파형은 급격히 상승하는 구형파 펄스 전류가 이상적이며, 마비 치료에 사용되는 경우는 이 구형파를 다시 1/3~2[Hz]정도의 특수 파형으로 진폭 변조하는 것이 보통이다.

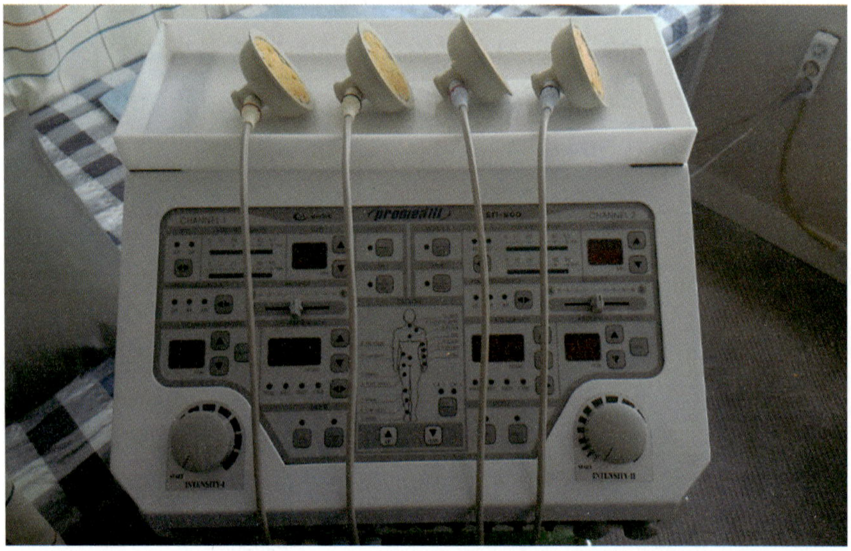

그림 1-13 **저주파 치료기**

2.5 고주파 치료기 (High-frequency therapeutic apparatus)

그림 1-14는 고주파 치료기이며 이것은 고주파 에너지를 생체의 환부에 가하여 주로 고온 열작용에 의하여 혈액 순환을 활발하게 하고 신진대사를 촉진하여 혈액순환장애, 신경통 등을 치료하는 장비이다. 일반적으로 초단파 및 마이크로파가 사용된다.

초단파 치료기는 전열된 두 장의 전극 사이에 환부를 끼워서 콘덴서를 형성시키고, 여기에 초단파 전류를 흐르게 한다. 출력은 100~500[W]가 일반적으로 사용되며, 주파수로서는 13.55[MHz]±0.5[%], 27.12[MHz]±0.06[%], 40.68[MHz]±0.05[%]가 쓰인다.

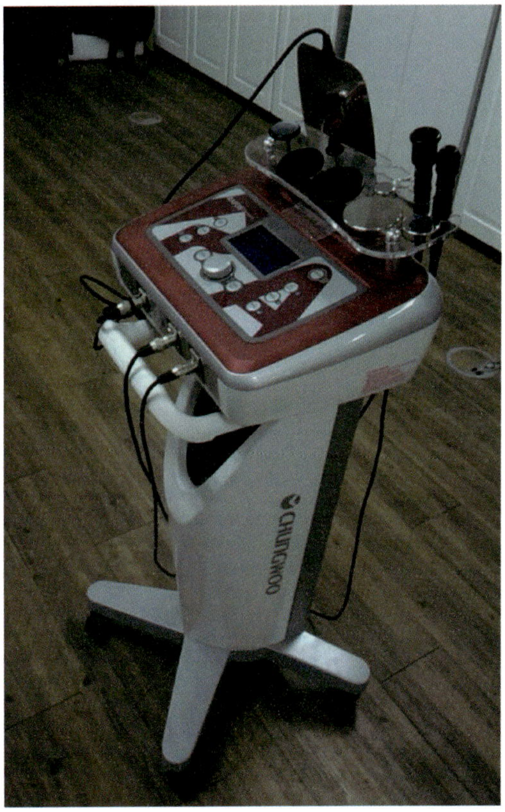

그림 1-14 고주파 치료기

2.6 초음파 온열 치료기

그림 1-15는 초음파 온열 치료기로 초음파를 환부에 조사하여 그 온열 작용에 의하여 관절염, 류머티즘 질환 등의 치료를 하는 장비다. 보통 주파수는 수 100~1 [MHz], 출력은 0.5~3[W/cm^2] 정도의 것이 사용된다.

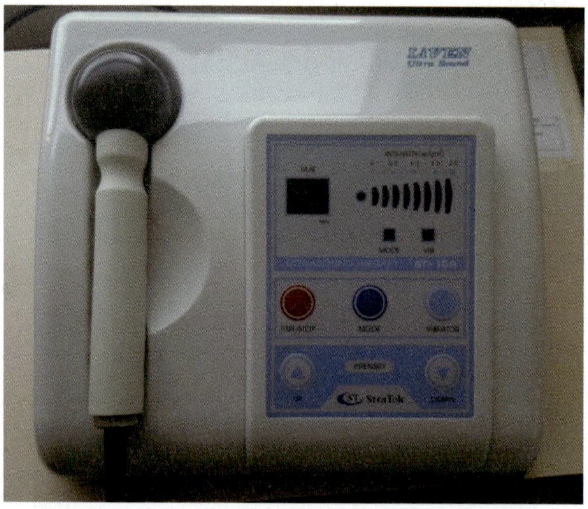

그림 1-15 초음파 온열 치료기

2.7 접속 초음파 장치

초음파를 초음파 렌즈 또는 오목 반사면을 가지는 진동자 등으로 접속하여 초점 부분에 체내의 특정 부분만을 노출시켜서 치료하는 장치를 접속 초음파 장치, 초음파 조직파괴 장치 또는 초음파 메스라고 한다. 이것을 이용하여 뇌와 내장의 장기 등 한정된 국부의 조직만을 파괴 할 수 있다. 혈관은 비교적 초음파에 강하기 때문에 환부 조직을 파괴하여도 혈관에는 상처를 주지 않는 무혈 수술을 할 수 있다.

장치는 초음파 발생기 접속 장치를 가지는 초음파 진동자 생체 고정 장치 등으로 구성되어 있다. 주파수는 1~5[MHz], 초점 부분의 음향 강도는 0.1~10[KW/cm^2] 정도의 것이 쓰인다.

3) 보조기기

3.1 보청기 및 인공 귀

청각 장애자 중에서 청각 신경세포가 남아 있는 경우에는 보청기를 이용하여 음성인식을 보조해 주고 있다. 보청기는 최근 전자 공학의 급속한 발달로 성능이 진보하고 소형화되어 가고 있다. 보청기는 기본적으로 마이크로폰, 증폭기, 수신기(receiver)의 세 부분으로 구성되어 있다. 마이크로폰은 공기를 통해 전달된 진동 에너지를 전기 에너지로 전환시키는 역할을 한다. 보청기용 마이크로폰으로는 크리스탈(crystal)형, 자기(magnetic)형, 세라믹(ceramic)형 등이 있다.

증폭기의 역할은 입력된 음성 신호를 증폭시켜서 출력부에 보내주는 역할을 한다. 최근에는 소형화를 위하여 대부분 IC화된 증폭기를 사용하고 있으며, 사용자의 난청의 특성 등에 맞게 증폭의 정도 및 주파수 특성 등을 조정 할 수 있게 되어 있다.

수신기(receiver)는 증폭된 전기 에너지를 다시 음향 에너지로 전환시켜 주는 역할을 한다. 그 구조와 원리는 일반적인 수신기나 마이크로폰의 원리와 같고, 이 수신기는 귀꽂이(earmold)를 이용하여 귓속으로 전달되게 한다. 보청기는 종류에 따라서 집단용, 휴대용, 탁상용, 특수용 등 여러 가지 형태로 이용되고 있다.

그러나 청각 신경세포가 파손된 환자에게는 보청기와 같은 방법이 소용없다. 이 경우에는 청각 신경세포가 분포되어 있는 귀 속 달팽이관에 직접 전극을 삽입하여 전기적 자극을 주어서 청각 신경세포가 자극되도록 하여 소리를 인식하도록 하는 방법이다. 이와 같은 경우 인공 귀를 사용하는데, 이 인공 귀는 음성 인식부, 신호 및 전력 전달부, 자극부의 세 부분으로 나눌 수 있다. 음성 인식부는 마이크로폰으로 음성을 받아서 이것을 효과적으로 자극할 수 있는 실제의 전기신호의 형태로 처리하여 주는 역할을 한다.

또한 신호 및 전력 전달부는 귓속에 삽입된 자극부에서 필요한 전력과 음성 인식부에서 처리된 음성 신호를 무선으로 전달하여 주는 역할을 한다.

그리고 자극부는 귓속에 삽입되어서 전달되어 오는 신호대로 해당되는 전극을 자극하여 준다. 실제로 사용되는 자극부는 전극의 수가 8~22개 정도의 범위로 되어 있어서 정상인과 비슷한 음성의 인식이 가능하다.

그림 1-16은 쥐에서 복제한 귀의 모습이다.

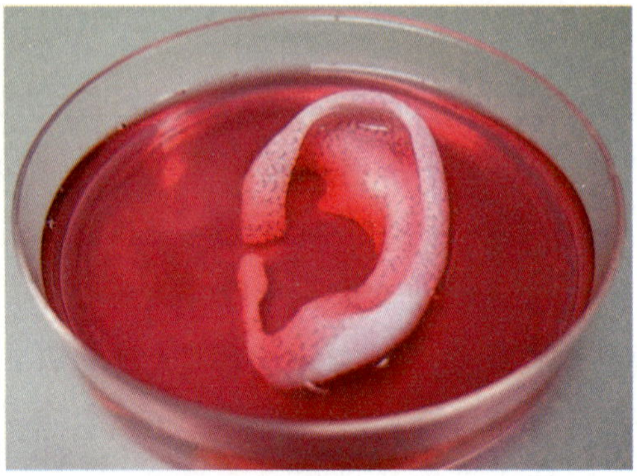

그림 1-16 인공 귀

※ 출처 : 동아사이언스, 2016.02.21, 미국웨이크포레스트의대 재생의학연구소

3.2 인공심장 및 심장 보조장치

심장의 기능이 저하되고, 약물치료 등의 모든 치료적인 방법이 불가능한 환자에 대하여는 심장 기능의 일부 또는 전부를 대신해 주는 심장 보조장치 또는 인공심장을 이용한다. 심장 보조장치는 주로 좌심실의 기능을 보조하기 위하여 신체 내에 삽입하고 환자의 심장을 보조하여 혈액을 순환시켜 주는 역할을 한다. 한편, 인공심장의 경우에는 심장의 기능을 완전히 대체하는 것이며, 기존 심장을 절개하고 심장의 위치에 인공심장을 대체하여 이용하는 것이다.

인공심장은 기존의 심장이 차지할 수 있는 공간 내에 삽입할 수 있을 정도로 소형이어야 하며, 혈압은 정상인과 같이 유지시킬 수 있어야 하고, 내구성이 있어야 하며, 인체 내에 삽입되어 생체적으로 적합성이 유지되어야 하는 등 여러 가지 문제점들을 고려하여 설계되어야 한다.

그림 1-17은 인공심장을 나타내었다.

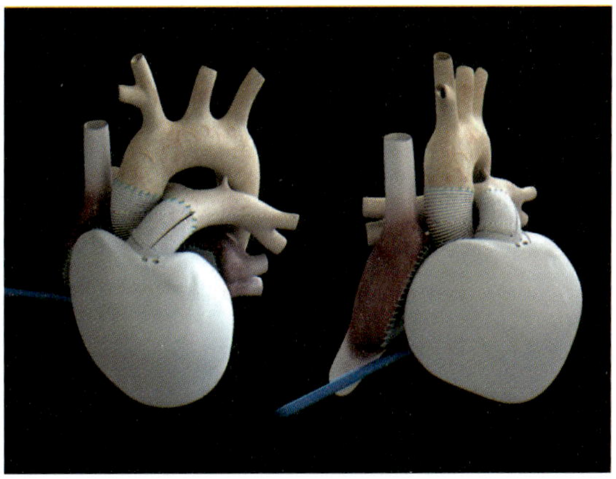

그림 1-17 인공심장

※ 출처 : 프랑스 생체의학 기업 Carmat, Website, Visuels Coeur 부분

3.3 인공신장(Artificial kidney)

신장은 인체 내에서 수액 및 전해질의 균형, 조절 및 대사와 노폐물의 배설 기능을 가진 중요한 기관이다. 신장의 기능이 저하되면 질소, 크레아틴과 같은 물질이 축적되어 인체에 나쁜 영향을 미치고 결국은 생명에 지장을 주게 된다.

인공신장은 혈액 투석의 원리를 이용하는데, 미세한 구멍들로 구성된 반투막을 경계로 한쪽에는 혈액을 흐르게 하고, 다른 한쪽에는 정상인 사람의 혈장과 농도가 같은 전해질로 구성된 투석액을 통과시키면, 반투막 사이에 각 물질의 농도의 차이에 의한 삼투압이 발생하여 혈액 내에 함유되어 있는 노폐물이 투석액 쪽으로 흡수되게 된다. 이때 적혈구, 백혈구 및 혈액 내 단백질 성분은 반투막의 미세한 구멍들을 통과하지 못하게 되어 혈액 내에 유지하게 된다.

인공신장은 이와 같은 원리에 의하여 투석액을 공급해 주는 시스템, 혈액 흐름을 조절하는 시스템 및 전체 시스템을 제어해 주는 부분들로 구성되어 있다.

3.4 인공심폐기(Heart-lung machine)

인공심폐기는 일정 시간 동안 심장 및 폐의 기능을 대행해 주기 위한 장치다. 이 인공심폐기는 심장의 기능을 일시적으로 정지시키고 심장의 기능을 대신해서 혈액을 순환시키며, 동시에 폐에서의 가스교환의 역할도 대신함으로써 신체 내 기관에 신선함을 공급하여 주도록 하기 위한 것이다. 심장에 연결되는 입구인 대정맥에서 혈액을 인체 밖으로 추출하여 이것을 인공심폐기에서 산소를 주입시키고 이산화탄소를 제거시킨 다음, 동맥 혈액에 해당되는 혈액을 다시 심장에 연결되어 있는 대동맥에서 펌핑시켜 준다.

4) 의료 영상진단장치

인체의 이상을 진단하는 방법 중 가장 신뢰성 있게 진단하는 방법은 인체 내의 이상부위를 직접 눈으로 확인 할 수 있도록 하는 것이다. 이러한 관점에서 영상을 이용한 진단 방법이 각광을 받기 시작하였으며, X선을 이용한 영상진단 장비가 출현하게 되었다.

특히, 컴퓨터 공학과 반도체 공학의 발전에 힘입어 의료 장비의 최첨단 기술로 상징되고 있으며, 점차 그 비중이 확대되고 있다.

4.1 진단용 X선 촬영장치

영상진단 장비 중 제일 먼저 이용되기 시작하였으면서, 현재에도 가장 중요한 영상진단 장비의 역할을 담당하고 있다. X선을 이용한 영상진단 장비는 그 종류가 매우 다양하지만, 그 중 가장 일반적인 촬영 장치의 원리는 다음과 같다.

X선은 인체를 투과하여 인체 내 X선이 투과하는 물질의 밀도에 따라 그 투과의 정도가 다르게 되고, 투과되어 온 X선의 양을 검출하여 영상화하면 인체 내의 해부학적인 형태를 파악할 수 있게 된다.

그림 1-18은 진단용 X선 촬영장치의 위치와 설계도를 나타내고 있다.

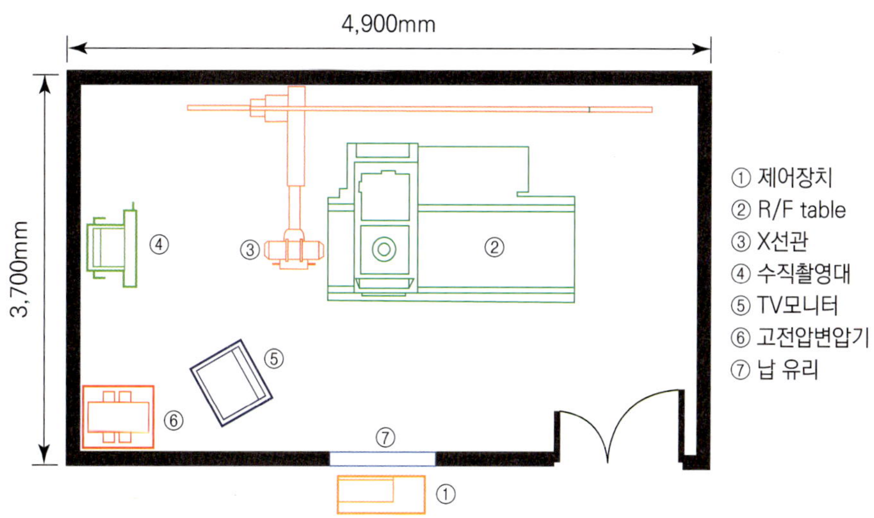

그림 1-18 진단용 X선촬영실의 설계도

4.2 초음파 진단장치

X선을 이용한 영상진단기의 단점은 X선이 인체에 해를 준다는 것이다. 그러나 그림 1-19에서 나타낸 초음파 진단기의 경우 진단의 범위에서는 전혀 해를 주지 않고 있어, 태아의 진단 등에 특히 유용하게 사용되고 있다.

초음파 진단장치는 인체 내로 초음파를 발사하여 인체 내부의 각 조직의 경계면에서 반사되어 돌아오는 초음파를 검출하고 이를 영상으로 변환하여 나타내 주는 것이다. 이때, 반사되는 초음파 신호의 크기는 인체 각 조직의 소리 전달 속도의 차이에 비례하여 나타나게 되므로, 반사되어 돌아오는 초음파 신호의 크기를 측정함으로써 인체 내의 경계면의 특성을 관찰 할 수 있다. 특히, 이와 같은 영상을 실시간으로 구성 할 수 있어 인체 내의 움직이고 있는 부분의 상태를 실시간으로 시간에 따라서 정확하게 관찰 할 수 있다.

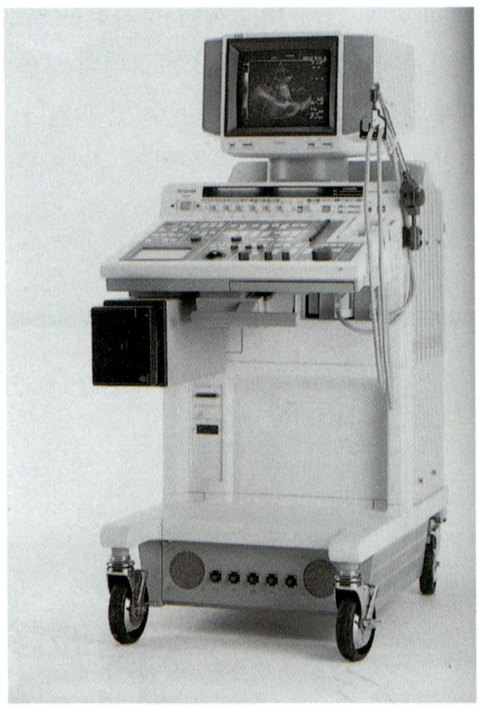

그림 1-19 초음파 진단장치

초음파 진단기의 주요 부분으로는 다음과 같은 것들이 있다.

① 초음파 전환기: 압전 소자를 이용하여 인가된 고전압으로부터 초음파를 발생시켜 주고, 동시에 반사되어 돌아오는 초음파 신호를 전기 신호로 변환시켜 준다. 이 변환기는 초음파의 발생기 역할과 측정기 역할을 스위치에 의해 번갈아 수행하고 있으며 사용되는 초음파의 주파수는 3~10[MHz] 범위에서 이용하고 있다.

② 영상 구성기: X선 촬영기와는 달리 측정된 신호가 순차적으로 들어오므로 이를 위치와 시간에 따라서 처리하여 쉽게 인식 할 수 있는 영상으로 변환시켜 줄 수 있는 부분이다.

③ 영상 표시구: 구성된 영상을 CRT 화면을 이용하여 표시하여 준다. 화면 소자는 64개의 레벨로 구별하여 나타낸다.

이와 같은 초음파 진단기 이외에도 최근에는 초음파의 감약 정도를 나타내 주거나 혈류의 흐름을 나타내 주는 기능을 가지는 초음파 진단기도 사용되고 있다.

4.3 컴퓨터 단층 촬영장치 (CT)

컴퓨터 단층 촬영장치(CT ; Computed Tomography)는 X선 촬영장치와는 달리 인체 내의 한 단면을 촬영하여 주는 진단장치이다. X선 촬영장치의 경우에는 검출된 X선이 투과하여 온 인체 내 부위의 영향을 종합하여 기록하고 있기 때문에 정확하게 어느 부위의 영상인지 인식하기가 어렵다.

즉, 3차원적인 인체를 필름에 2차원적으로 기록하였기 때문에 3차원적인 형태를 정확하게 파악 할 수 없다. 그러나 그림 1-20의 전산화 단층 촬영장치의 원리에서 보듯이 CT는 인체의 축과 수직인 한 단면을 선정하여 그 단면의 영상을 촬영 할 수 있다. 즉, 한 단면의 영상을 촬영하기 위해서는 X선을 반복적으로 회전하면서 발생시키고 이 때 인체 단면을 투과하여 온 X선을 미세한 X선 검출 소자의 배열을 이용하여 검출하는 것이다. 한 단면의 영상을 얻기 위하여서는 2~300개의 방향에서 측정된 신호로부터 선정된 단면의 X선 투과 특성을 역으로 계산해야 한다, 따라서 X선 진단장치의 경우에는 매우 많은 양의 계산이 필요하기 때문에 컴퓨터 기술이 개발된 1970년대 후반부터 비로소 이용되기 시작하였다. CT 진단기를 이용하는 경우에는 인체 각 부위의 위치와 크기를 정확하게 판단할 수 있고 정확한 진단을 가능하게 한다.

그림 1-20은 전산화 단층 촬영장치의 원리를 나타내었으며 그림 1-21은 전산화 단층 촬영장치의 촬영모습을 나타내었다.

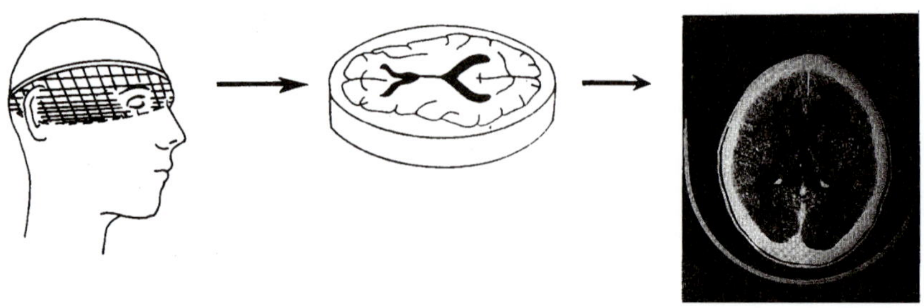

그림 1-20 전산화 단층 촬영장치의 원리

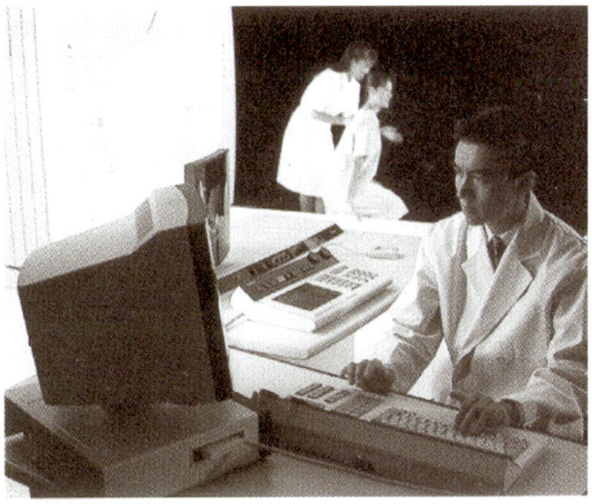

그림 1-21 전산화 단층 촬영장치

4.4 자기공명영상장치(MRI)

자기공명영상장치(MRI ; Magnetic Resonance Imaging Equipment)는 전자공학의 발전으로 출현한 최첨단 의료장비다. 이 MRI는 인체 내에 자기장을 인가하고, 이 자기장에 의하여 공명되는 수소 원자의 분포를 분석해 내는 것이다. 수소 원자의 핵은 공명되어 있다가 원래의 상태로 환원되어 가는 과정에서 전자파를 발생하는데, 이 전자파의 크기를 측정하여 인체 내의 수소 원자의 농도를 측정하는 것이다. 인체 부위에 따라 자기장의 세기가 다르도록 자기장의 세기에 이 변화량을 측정하여 영상화할 수 있다.

이 MRI는 X선을 이용한 CT 진단 장비와는 달리 인체에 해를 주지 않으며, 인체의 횡단면뿐만 아니라, 종단면 및 임의의 원하는 단면의 영상을 얻을 수 있어서 최신의 진단장치로 각광을 받고 있다.

그림 1-22는 자기공명영상장치를 나타내었다.

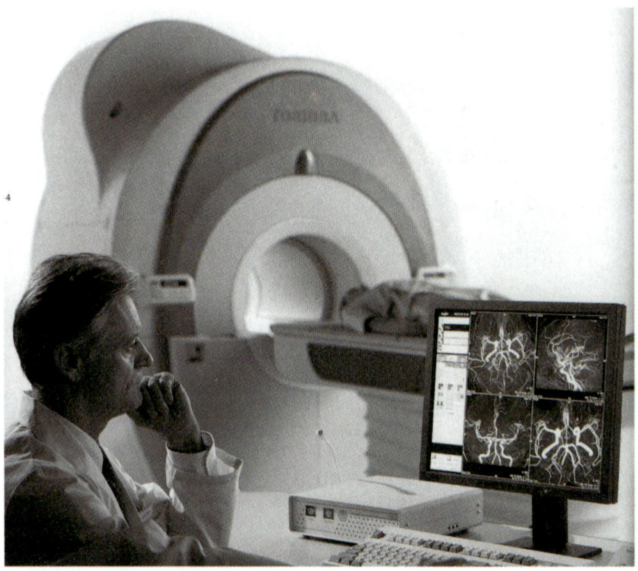

그림 1-22 자기공명영상장치

4.5 감마카메라

그림 1-23에 나타냈듯이 감마카메라는 인체 내에 동위원소를 주입하고, 동위원소가 붕괴하면서 발생하는 감마선을 검출하여 이것을 영상화해 주는 진단장치다. 감마카메라는 인체의 해부학적 구조를 영상화해 주기 때문에 특별한 의미가 있다. 인체의 대사에 관계하는 물질에 동위원소를 부착하면, 인체의 대사과정과 동위원소가 순환하게 되고, 이때 발생하는 감마선을 검출하게 되면 대사의 기능과 상태를 분석할 수 있게 된다.

감마선의 검출은 광증폭관(photo multiplier tube)에 의해 가능하며, 감마카메라에서는 19개 또는 37개 광증폭관을 이용하여 영상화 한다. 한 개의 감마선이 발생하면 발생 위치를 중심으로 주위의 몇 개의 광증폭관에서 출력이 발생되고, 그 양을 계산하면 발생 위치를 추적할 수 있게 된다.

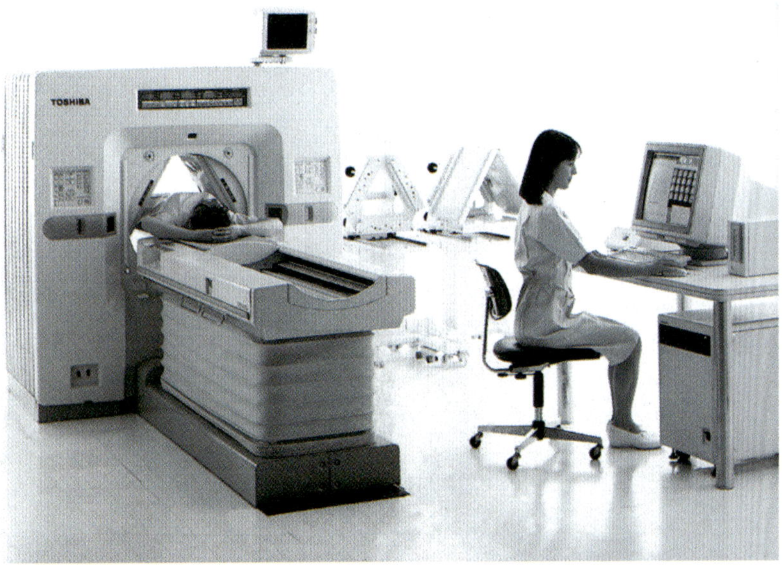

그림 1-23 감마카메라

4.6 내시경 장치

내시경은 위 또는 직장 등 인체 내의 공간을 직접 관찰할 수 있게 한 장치다. 이 경우에 관찰 부분까지 광원을 유도해 주어야 하는 광섬유와 렌즈에 의해 맺혀진 영상을 외부까지 전달해 주어야 하는 광섬유의 두 종류로 구분될 수 있다. 또한 원하는 부위를 관찰 할 수 있도록 외부에서 내시경이 끝 부분을 임의로 조절할 수 있어야 한다.

최근에는 초소형 카메라를 내시경 끝에 부착하여 직접 영상화하는 전자내시경이 개발되어 이용되고 있다.

그림 1-24는 전자내시경을 나타내었다.

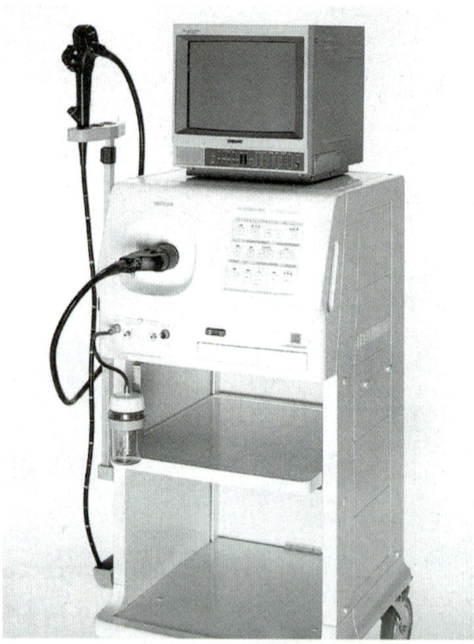

그림 1-24 전자내시경

5) 환자 감시 장치

5.1 개요

환자의 생명을 유지시켜 주기 위해서는 환자에 대하여 보다 집중적인 간호 및 치료를 필요로 하게 된다. 종래에는 간호사 또는 의사 등의 의료진이 환자의 상태를 관찰, 기록하고, 처리하는 일을 담당하였으나 의료용 공학의 발전으로 환자를 간호하기 위해 생체 신호 및 정보를 측정하고 기록하며, 진단해 주는 기능을 전자 의료 장비가 대신해 줄 수 있게 되었다. 환자 감시 장치는 주로 장시간 계속적인 인체 상황 관찰을 요구하는 환자에게 이용하는 장비로, 그 목적 및 생체 정보의 종류에 따라 측정 방법 등이 다르다. 대표적으로 측정하는 생체 정보에는 다음과 같은 것들이 있다.

① 순환계: 심전도, 심박수, 혈류압, 심박출량, 피부 온도, 직장 온도
② 호흡계: 호흡수, 호흡 곡선, 혈액 내 산소 및 이산화탄소 분압
③ 신경계: 뇌파 및 의식 상태

그림 1-25는 태아의 심장 감시장치의 예를 나타내었다.

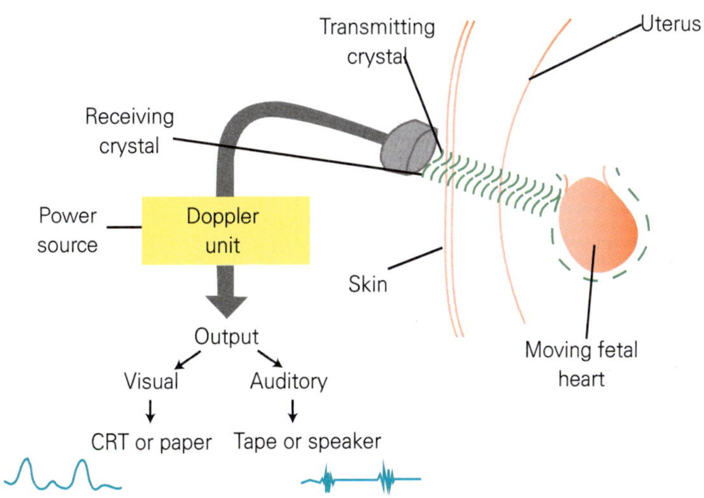

그림 1-25 Fetal monitor

5.2 집중 감시 장치

수술 후의 중환자, 중화상, 급성 약물중독 등 의학적 관점에서 집중적인 간호와 치료가 요구되는 환자들을 한 곳에 모아 놓고 필요한 치료를 제공하는 방법의 효용성이 크게 나타나고 있다. 이러한 경우 치료실 내의 환자는 집중적인 관찰을 요구하므로 환자의 병상 옆에 심전도, 심박수, 호흡수, 체온, 혈압 등 중요한 생체 정보를 측정할 수 있는 종합 관찰대에 연결시켜 놓은 것이다. 간호사와 의사들은 종합 관찰대에서 치료실 내에 있는 여러 명의 환자의 상태를 지속적이며, 신속하게 관찰 할 수 있게 된다. 특히, 측정하는 생체 정보가 일정한 경계 범위를 벗어나게 되면, 경보음을 즉시 울릴 수 있게 되어서 환자의 긴급상태 발생 시에도 신속하게 관찰하여 치료할 수 있게 된다.

5.3 무선 원격 측정 장비

생체 정보의 측정은 보통 인체에 부착된 측정기에 따라 검출되어서 도선에 의해 측정 시스템으로 연결된다. 이와 같은 것은 병상에 누워 있는 경우나 일시적으로 측정하는 환자에게는 크게 문제되지 않으나, 활동할 수 있는 환자에게 장시간 적용하기는 힘들다. 이와 같은 경우에 이용할 수 있는 것이 무선 원격 측정기이다.

환자는 측정기와 측정된 생체 신호를 무선으로 송신할 수 있는 송신기만 부착하고 활동 할 수 있으며, 수신기와 송신기에서 발신되어 오는 생체 정보를 주신하여서 기록하면 된다. 환자는 측정기에 전기 도선으로 연결되어 있지 않아 일정한 반경 내에서 자유롭게 활동할 수 있으며, 수신기에는 지속적으로 환자의 여러 가지 활동에 따른 상태를 정확하게 분석할 수 있게 된다.

이와 같은 무선 원격 측정은 주로 병원 등의 건물 내의 제한된 범위 내에서 주로 사용되고 있으며, 대표적으로 심전도 신호를 전송하는 경우를 들 수 있다.

5.4 휴대용 기록장치

무선 원격 장치의 사용이 주로 병원 등의 건물 내로 제한되기 때문에, 입원한 환자에 대하여 주로 이용되며, 범위가 제한적이다. 정상적으로 활동하는 환자에 대한 상태를 감시하기 위해서는 퇴원 후 장시간 기록을 필요로 하게 되는데, 이와 같은 경우에 사용되는 것이 휴대용 기록장치다. 휴대용 기록장치는 생체정보를 측정할 수 있는 측정기와 이것을 기록할 수 있는 소형 테이프 레코더로 구성되어 있다. 일정한 기간동안 기록된 생체 정보를 기록된 테이프만 병원 등에 있는 분석 장비를 이용하여 관찰하고 분석하여 정상 활동에서 발생할 수 있는 여러 가지 생체 현상의 변동과 이상을 측정할 수 있게 된다. 최근에는 소형 칩을 사용하는 디지털화된 휴대용 기록장치가 주로 사용된다.

심전도 신호를 24시간 이상 휴대하며, 기록하는 장치가 그 중의 대표적인 예이다.

02

영상의학적 기기

Chapter 02 영상의학적 기기

의료공학의 발전과 더불어 가장 획기적인 발전분야는 의료용 방사선장치 분야라고 해도 과언은 아닐 것이다. 방사선장치의 발전은 뢴트겐에 의한 X선의 발견을 시작으로 오늘날 CT, MRI, 영상전송시스템 등 의료장치의 발전에 크게 기여하게 되었다. 여기에는 진단용 X선 촬영장치가 기본이 되었으며, 현재에도 의료 진단영역에서 매우 중요한 역할을 하고 있다.

따라서 제 2장에서는 진단용 X선 촬영장치, 핵의학 검사장치, 방사선치료기 등을 알아본다.

I 진단용 X선 촬영장치

진단용 X선 촬영장치에는 촬영부위에 따라 여러 촬영장치가 있는데, 일반적으로 가장 많이 사용하는 일반촬영장치, 소화관 투시촬영장치, 순환기 진단용장치, 유방촬영장치, 외과용장치 등이 있다. 따라서 제 2장에서는 이러한 장치들의 종류 및 특성과 원리 및 작동법 등을 학습하여 임상에서 적응할 수 있는 실무능력을 배양하는데 주안점을 두었다.

X선 촬영장치는 촬영목적상 여러 가지 형태로 분류할 수 있다. 직접 X선 필름상에 기록하는 직접촬영시스템, X선 TV를 이용하여 X선 영상을 브라운관을 통해 관찰하는 투시시스템, 형광판이나 영상증배관 등에서 변환된 영상을 특수한 카메라로 촬영하는 간접촬영시스템 등으로 분류하였으나, 이와 같은 구분은 오늘날 별다른 의미는 없다.

예를 들어, 심장혈관 조영검사는 투시를 시행하면서 시술되고 모니터에 나타난 영상을 녹화하기도 하며, 컴퓨터에 저장하거나 필요에 따라 직접 촬영도 이루어진다. 따라서 영상을 어떤 방식으로 얻느냐보다는 필요로 하는 진단이나 X선검사를 효과적으로 수행하기위한 목적에 맞추어 시스템이 구성되고 있다. 그러므로 위장관 검사용 X선장치, 흉부진단용 X선장치, 순환기진단용 X선장치, 비뇨기계 검사용 X선장치, 유방촬영용 X선장치, 외과용 X선장치 등과 같이 진단 및 검사목적에 따라 분류하는 것이 합리적이다.

또한 X선영상은 오랜 역사와 의료에서 큰 비중을 차지하고 있는 기본적인 영상진단방법이라 할 수 있다. X선영상을 얻는 방법은 종래부터 이용되고 있는 X선필름법과 컴퓨터를 이용한 DR(Digital Radiography)법이 있다.

X선 필름법은 증감지와 필름을 조합시킨 방법으로 오랫동안 X선촬영의 주류를 이어온 아날로그 방식이다. 이와 같은 방법은 진단정보가 부족할 수 있으나 영상을 진단가치 범위 내에서 디지털화하면 진단의 질을 향상시킬 뿐만 아니라 우리에게 많은 잇점을 가져다 준다.

따라서 아날로그 X선영상을 디지털하기 위하여 새로운 디지털 X선영상시스템이 개발되어 사용되고 있으며 더더욱 발전될 것으로 전망된다. 그 예로서 아래 그림 2-1에 DSA(Digital subtraction angiography) 장치와 그림 2-2의 3D CT 영상을 소개한다.

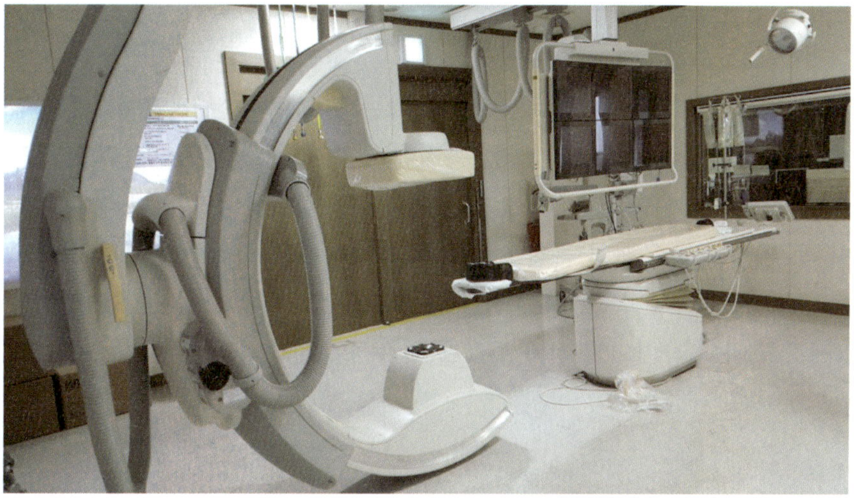

그림 2-1 DSA(Digital subtraction angiography) 장치

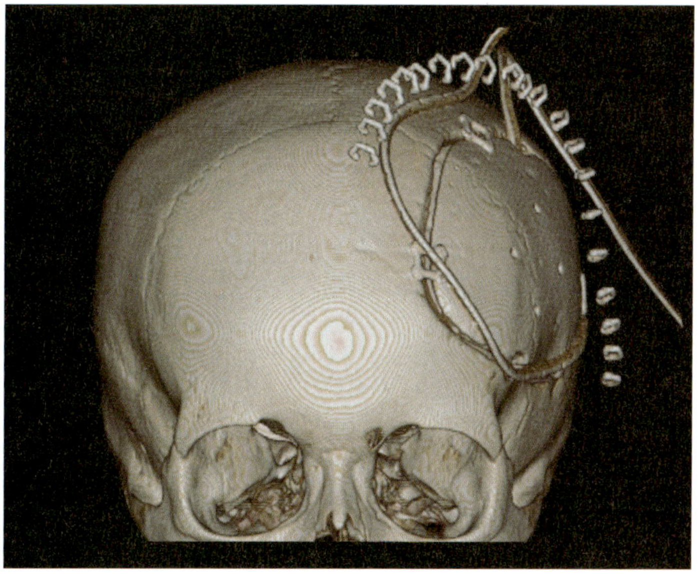

그림 2-2 CT 3D 영상(두개골 수술 후 검사)

Ⅱ X선 촬영장치의 종류

앞서 언급했듯이 X선 촬영장치를 분류할 경우 사용목적에 따른 분류가 적절하다.

즉, 영상을 어떤 방식으로 얻느냐보다는 필요로 하는 진단이나 X선검사를 효과적으로 수행하기 위한 목적에 맞추어 시스템이 구성되고 그것으로 분류되어야 한다. 따라서 가장 대표적인 일반촬영장치, 소화기계 검사 등 투시촬영 목적의 근접조작식, 원격조작식 투시촬영장치, 순환기진단용 X선장치, 유방촬영용 X선장치, 외과용 X선장치, 비뇨기계 검사용 X선장치 등의 장치의 구성과 특성을 학습하기로 한다.

1. 일반촬영용 X선장치 (Radiography X-ray system)

일반적인 X선촬영장치는 인체의 여러 부위를 일정의 방향에서 cassette에 들어있는 필름에 대해 1장씩 직접 촬영하도록 되어 있는데, 이를 위해서는 X선 발생용 전원, 제어장치, X선관 및 그 지지장치와 필름 카세트 유지장치, 환자 유지장치, 산란선 제거장치 등으로 된 촬영대가 필요하다. 주로 팔다리 등 사지촬영, 두부, 복부 등의 일반적인 촬영장치로서 고전압장치는 최근에는 인버터장치가 주로 보급되고 있다. 정격은 100mA 100kV에서 300mA 125kV, 500mA 125kV, 150kV, 600mA, 800mA, 1000mA 등이 있다.

촬영대는 이동그리드가 부착되지 않은 고정촬영대와 이동그리드가 부착된 Bucky 촬영대가 있다. 또한 촬영대의 방향으로 X선을 조사하기 위해서는 X선관과 그 용기를 지지하고, 목적한 부위에 일정한 방향으로 유지하기 위한 장치가 필요하게 된다. 일반적으로 사용되고 있는 것은 바닥 또는 천장에 설치하여 가동성을 갖게 한 지지기구이다. 이상은 대략적인 일반촬영용 X선장치에 대한 설명이었으며, X선발생장치는 앞에서 언급하였으므로 지지장치 등 부속장치에 관하여 설명하기로 한다.

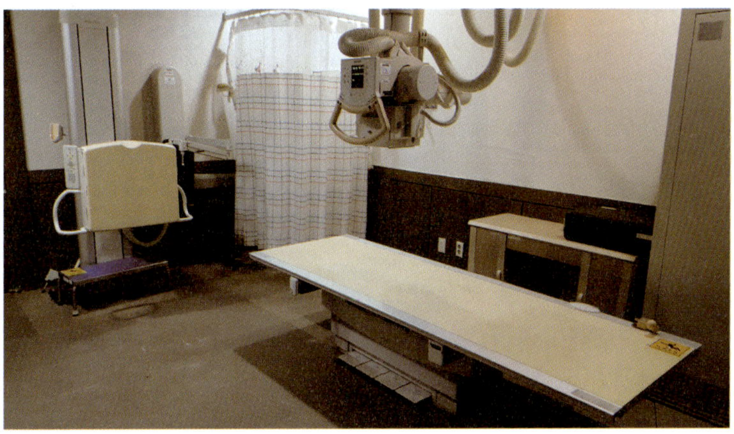

그림 2-3 일반촬영 X선장치

1) Computed Radiography system(CR)

1980년대 초반에 개발된 CR(computed radiography) 기술은 증감지-필름계를 이용한 X선 사진법을 디지털 형태의 영상으로 변화하는 기술의 혁명을 가져왔다.

기본적 개념은 증감지-필름의 조합 사이에 디지털 처리를 가능하게 하는 컴퓨터 시스템을 끼운 것이다. CR에 장착된 X선 센서는 종래의 X선 사진법에 이용되는 형광증감지와 같은 종류의 것이다. 초미립자의 형광체를 도포한 sheet이고 2차원의 X선 에너지 패턴을 그대로 빛으로 증폭·변환하는 analog의 검출기이다.

종래의 X선사진법에서는 이 빛을 그대로 사진 필름에 밀착 노광하지만 CR에서는 이 영상을 디지털 처리하기 때문에 laser scanner로 읽어내어 공간적으로 표본화하고 강도적으로 양자화하여 디지털 신호로 변환하고 있다. CR에 있어서 영상의 표시는 기본적으로 종래의 X선 사진법과 같이 사진 필름상에 표시한다. 이 경우 디지털 영상신호를 필름에 기록하기 위해 레이져 프린터가 이용된다. CR 시스템의 기본설계는 기본화질 성능으로 종래의 X선 사진법과 동등한 것을 유지하는 것이다. 바꾸어 말하면 디지털 처리를 전혀 하지 않고 종래의 X선 사진법과 동등한 진단영상을 얻을 수 있다.

더욱이 컴퓨터를 중심으로 한 디지털 시스템이 제공하는 몇 가지의 신기능을 이용할 수 있게 된다. 예를 들어 새로운 영상처리기술을 응용한 새로운 진단법, 디지털 처리에 의한 영상안정화, 보기 쉬운 영상 만들기, 피폭저감, 영상의 디지털 보존·전송 등에 의한 진단기능의 합리화 등이다.

2) Digital Radiography system(DR)

X선영상은 넓은 범위에 분포하는 X선정보를 한번에 영상화할 수 있는 넓은 시야를 확보해야하며, 또한 더욱더 좋은 해상도를 나타낼 수 있어야만 된다. X선영상을 획득하는 모든 방법들이 갖추어져야 할 요건이지만 DR은 특히 큰 과제이다.

DR에서는 실시간 DR법의 적용대상의 후보를 중심으로 시야와 공간분해능으로부터 구한 1영상당의 화소수와, 매초의 촬영장수, 소위 말하는 촬영속도의 관계가 매우 중요하다.

적용할 만한 대상은 투시, 촬영의 양 기능을 필요로 하는 소화관, 상복부의 순환기, 심장 등과 투시기능을 꼭 필요로 하지 않는 흉부, 골량 등이 있다.

따라서 제2절에서는 실시간 디지털화한 경우의 의료적 경제적 효과가 큰 소화관 분야를 중심으로 알아보기로 한다.

(1) DR 시스템의 원리

실시간 DR장치를 소화관에 적용하기 위해서는 화소수 2000화소 이상, 촬영속도 0.2장/초 이상, 또는 I.I의 입력시야는 소화관진단에 사용되고 있는 12인치 이상이 된다.

그림 2-4에서는 소화관촬영에 이용되는 DR 장치의 구조를 나타내었다. 이 방식에서는 X선발생부와 I.I, 광학 lens계, TV카메라로 구성되는 X선 TV 카메라계를 X선상의 입력면 센서로서 이용하여 그 출력을 A/D 변환부에서 디지털화하는 입력부와 디지털화된 영상 데이터를 처리·기억하는 영상처리부, 처리한 영상 데이터를 D/A변환기로 변환 후 표시하여 의사의 판독에 이용하는 출력표시부와 그들의 영상 데이터를 기록하는 file부로 구성하는 것을 기본으로 한다.

또한 DR은 투시와 촬영의 양 기능을 가지며, 투시에서는 영상을 기록하기 위한 필름을 이용하지 않고 X선조사중의 형광상을 CRT(cathode ray tube) 모니터로 관찰한다.

한 영상당의 선량을 적게 하여 운동상태의 기능적인 판정이나 촬영을 위한 보조수단, 즉 촬영부위, 체위, 조영상태, catheter선단의 삽입상태 등의 관찰에 이용하는 투시상을 얻는다.

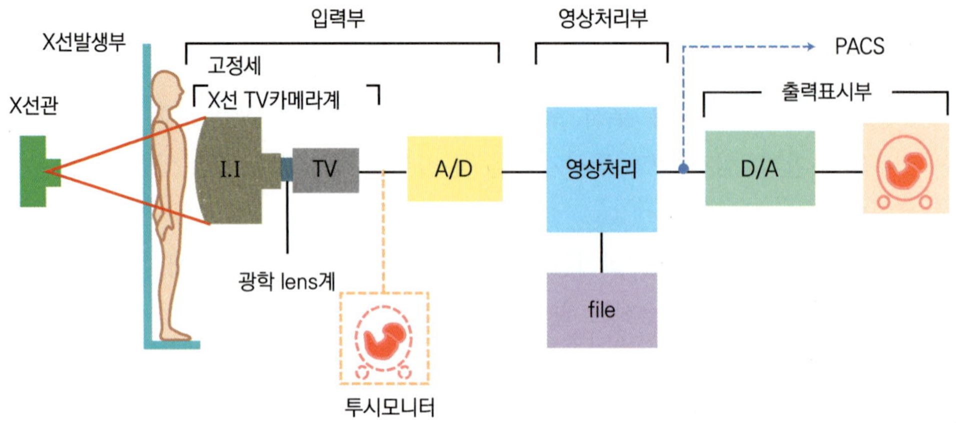

그림 2-4 **소화관촬영 DR 장치의 구조**

한편 촬영에서는 한 영상당의 선량을 늘려 진단능이 우수한 X선상을 고정밀의 CRT 모니터에 표시하여 정밀한 진단으로 판독하기 위해 이용하는 촬영상을 얻는다. 또 촬영상을 필름에 기록하거나 on-line으로 PACS에의 접속도 가능하다.

다음은 실시간 DR법의 특징을 나타낸다.

① 고정밀 I.I.와 1000선 이상의 해상력을 가지는 고정밀 TV 카메라, 영상처리장치, 고정밀모니터 등에 의해 S/F촬영법이나 CR법 보다 고화질의 영상을 얻을 수 있다.

② X선정보의 검출기로서 I.I.와 TV 카메라를 이용한 표준장치에 IC메모리와 CRT 모니터를 이용하기 때문에 real-time으로 촬영상의 관찰을 할 수 있다. 이에 의해 고속촬영이나 동태촬영도 가능해진다.

③ 디지털 영상이기 때문에 contrast나 edge부분의 각종 강조처리를 쉽게 할 수 있는 영상처리 능력이 좋아 진단능력을 향상시킬 수 있다.

④ 자기 디스크, 광 디스크, 또는 광자기 디스크 등의 대용량 파일 장치에 기록보관 할 수 있는 디지털 보관도 가능하며, 필름 없이 PACS와의 접속에도 대응할 수 있다.

실시간 DR용으로서 최근에 등장한 X투시촬영대를 조합시킨 시스템 예를 그림 2-5에 나타낸다. 디지털 X선영상이 형성되는 과정은 다음과 같다. 즉 X선관으로부터 조사된 X선은 투시촬영대상의 피사체를 투과하여 고정밀 X선 I.I.에 의해 고휘도의 광학상으로 변환된다. 이 상은 tandem 광학계인 distributor(DB)에 의해 TV카메라의 촬상관면에 결상되어 비디오신호로 변환된다. 이 비디오 신호는 A/D변환기에 의해 디지털 신호로 변환되고 RAM(random access memory) 디스크에 의한 영상 메모리에 기억됨과 함께 CRT모니터에 표시된다. 영상메모리상의 데이터는 촬영 중 자동적으로 자기 디스크에 기록된다.

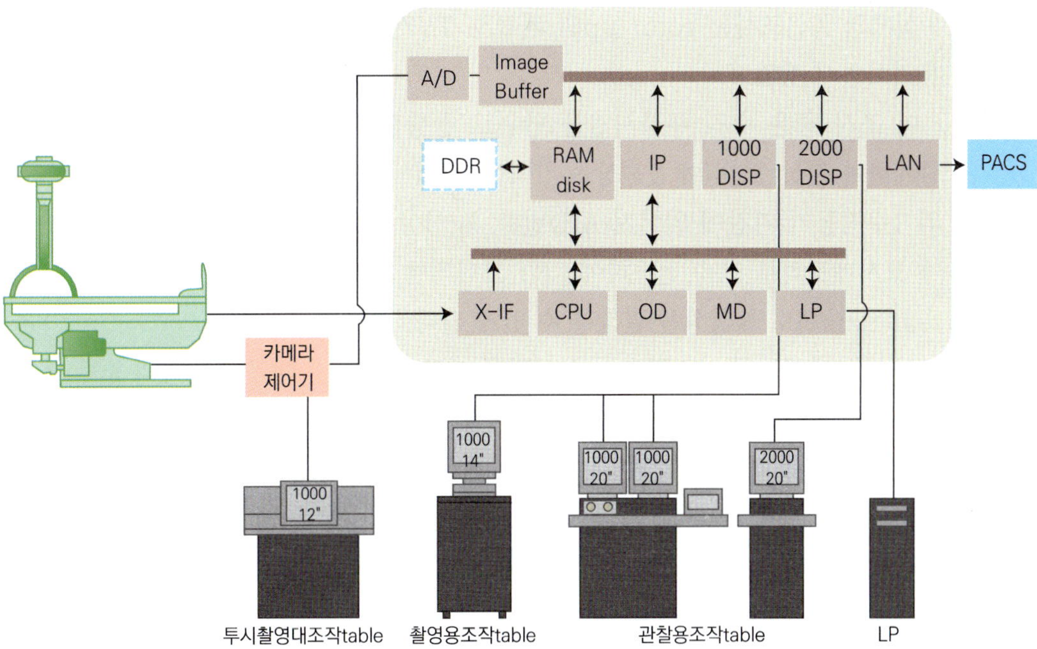

그림 2-5 DR과 연동system의 구성

영상의 기록, 보관은 5인치의 광 디스크에 의해 이루어지며 또한 on-line으로 PACS로의 접속도 가능하다. 진단은 영상을 CRT모니터에 표시하여 행사는 것을 기본으로 하고 있지만 필요에 따라서 laser beam printer나 비디오 프린터 등에 의해 hard copy를 만드는 일도 가능해진다.

실제의 동작에서는 우선 처음 동작 모드를 투시 모드로 하여 피검자에게 미량의 X선을 조사하여 조사 중의 I.I의 형광상을 CRT모니터로 관찰하면서 촬영에 적합한 부위와 시간을 계산하여 조사 스위치를 누른다. 즉 촬영 모드로 전환한다는 뜻이다. 이 경우 TV카메라의 주사는 투시 모드에서는 비월주사로 촬영 모드에서는 순차주사로 되어있다. 촬영 모드에서는 피검자에서 강한 X선을 조사하기 때문에 X선관의 rotor up과 촬상관의 입사광량이 과잉되지 않도록 DB내의 자동광학조리개의 조정이 필요해진다.

실제의 X선조사는 rotor up의 완료후 TV카메라의 주사와 timing을 유지하면서 행한다.

이 조사 중은 수직 주사시간을 단위로 촬상관내의 전자 beam주사를 중지하여 촬상관면상에 X선상을 기억한다. 이 축적된 X선상은 조사 직후의 1수직동기 기간에 읽어져 A/D변환 후 영상 메모리에 기억된다. 동시에 표시메모리로 고속 전송하여 CRT 모니터에 표시한다. 이 동작에 의해 real-time으로 촬영상을 관찰할 수 있게 된다.

이 장치에서는 촬상소자로서 촬상관을 이용하고 있기 때문에 잔상의 소거가 필요하며 읽어낸 후 또한 1수직 동기기간의 소거시간이 필요해진다. Edge강조 등의 영상처리는 image-processor를 이용하여 고속 처리하여 표시한다. 일련의 촬영을 종료하면 촬영영상은 일시기록으로서의 1Gbyte의 자기 디스크 또는 영상기록으로서의 600Gbyte의 5인치 광 디스크 등에 기록, 보존된다.

2. 투시촬영용 X선장치 (Fluorography X-ray system)

1) 투시촬영대

(1) 투시테이블

소화관진단용 투시촬영장치는 진단대상이 되는 장기에 관하여 황산 barium계의 조영제 등을 이용하여 검사한다. 이 조영제의 흐름을 따르면서 환자의 위치결정을 하기 때문에 피검자를 고정시켜서 up-down 및 위치결정 등의 동작을 할 수 있는 기구로 되어있다.

투시촬영대의 하나의 구성요소로 피검자를 고정시키는 곳을 table이라 부르고 있다. 이 table 부에 입위(erect)시에서 피검자를 유지하는 foot rest, 피검자의 손을 잡게 하는 hand grip, 역경사 때에 피검자의 어깨를 지지하는 shoulder rest 등을 설치, 환자의 안전을 확보한다. 진단 시 X선이 이 table을 투과하지 않으면 안 되므로 피검자의 피폭을 저감하는 목적으로 table의 재질은 X선 투과율이 좋은 것을 사용하고 있다.

형상은 평면인 것과 凹면인 것이 있으며 임상목적에 따라서 각각 사용되고 있지만 최근은 평면인 것을 사용하는 장치가 많다.

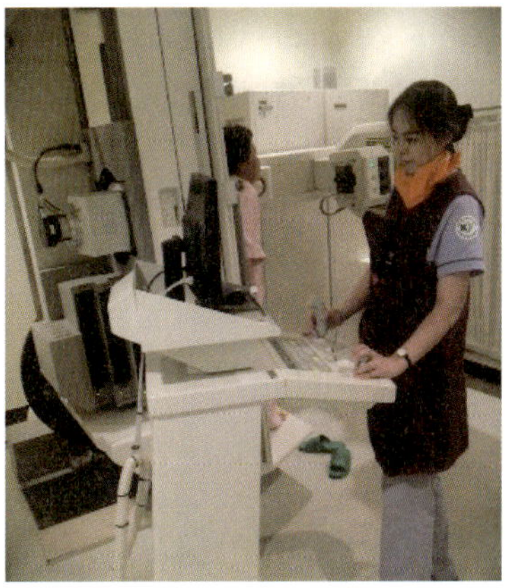

그림 2-6 근접조작식 투시촬영장치

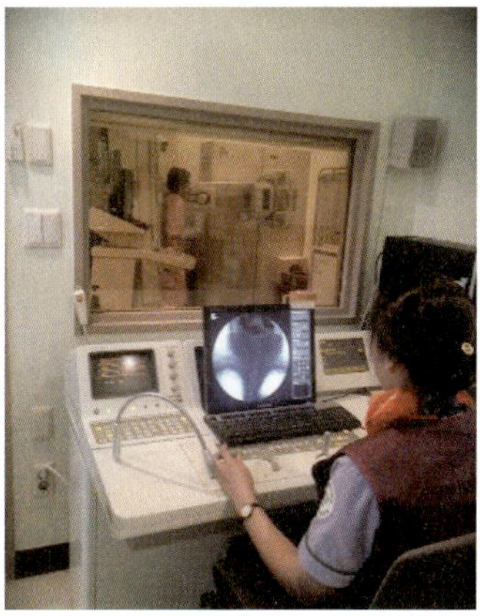

그림 2-7 원격조작식 투시촬영장치

3. 혈관조영장치(Angiography system)

순환기진단용 혈관조영장치는 심혈관을 시작으로 하여 전신의 동정맥, 주로 동맥계가 진단 대상이 된다. 혈관 내에 조영제를 주입하여 혈관을 X선 투과상으로 관찰하여 진단한다. 그 때문에 전신에 대하여 X선에 의한 투시 및 촬영을 할 수 있어야만 한다.

장치의 기본적인 구성은 X선관과 영상증배관(image intensifier), TV 카메라를 포함한 영상장치, 그들을 지지하고 있는 지지장치, catheter table 및 X선고전압장치이다. 혈관조영장치는 전신을 여러 가지 각도에서 투시촬영할 수 있도록 다음의 특징을 갖추고 있다. 즉 지지장치가 C-arm형으로 되어 있으며, catheter table과 조합시킴으로써 피검자를 움직이게 하지 않고 자유로운 각도에서의 투시촬영위치를 취할 수 있다. 피검자는 조영제 주입을 위해 동맥 또는 정맥 혈관을 천자하며 고정상태 그대로에서의 검사가 중요한 조건이 된다.

그림 2-8에 순환기 진단장치의 예를 나타낸다.

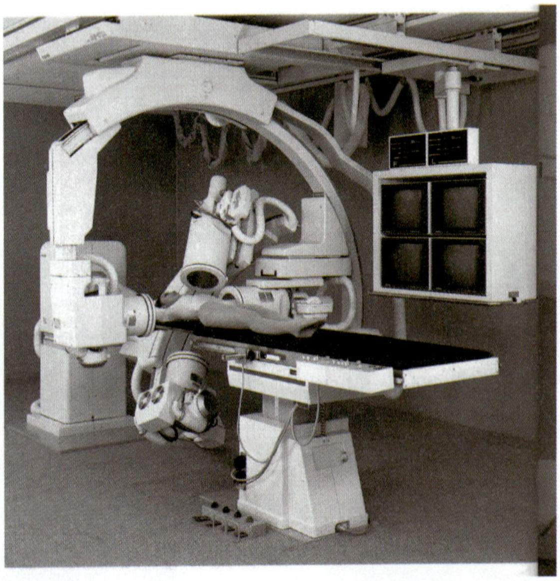

그림 2-8 angiography system

또 하나의 순환기진단장치의 큰 특징은 digital subtraction angiography(DSA) 촬영에 대표되는 디지털 영상처리를 하는 digital fluorography(DF) 장치가 구성되어 있다는 것이다. 혈관조영장치는 이들 각 장치로 하나의 시스템을 구성하고 있지만 최근에는 그 진단부위나 목적에 따라서 각각의 특징을 가진 시스템 구성으로 되어 있다.

4. 유방촬영장치(Mammography system)

유방 X선촬영에는 유방의 조직간 및 병변부와 그 주변의 X선흡수차를 X선 필름 등의 수상기에 기록하는데 효과적인 낮은 X선 에너지가 이용된다. 또 조기유방암의 발견을 위해 영상진단으로서 미소석회화 및 미세 병변부의 방사상음영 등을 나타내는 것이 매우 중요하며, 병변부와 그 주변의 X선흡수차가 매우 작으므로 높은 해상력과 대조도가 요구된다.

진단정보를 많이 포함한 양호한 유방영상을 만들어 내려면 촬영기기의 기능 및 촬영기술력을 종합적으로 충분히 발휘할 수 있고, 양호한 상태를 항상 유지하는 품질관리가 중요하다.

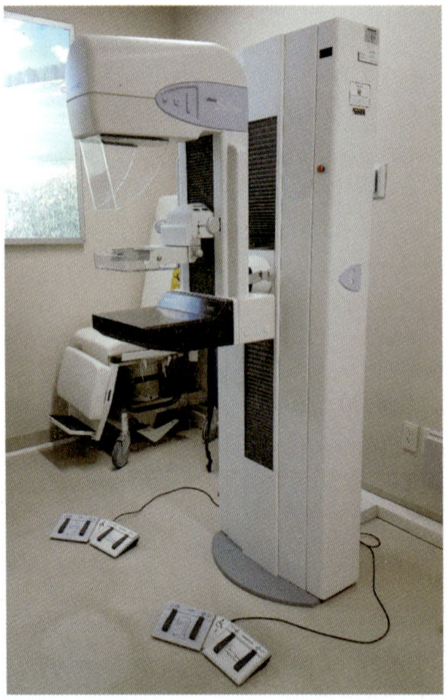

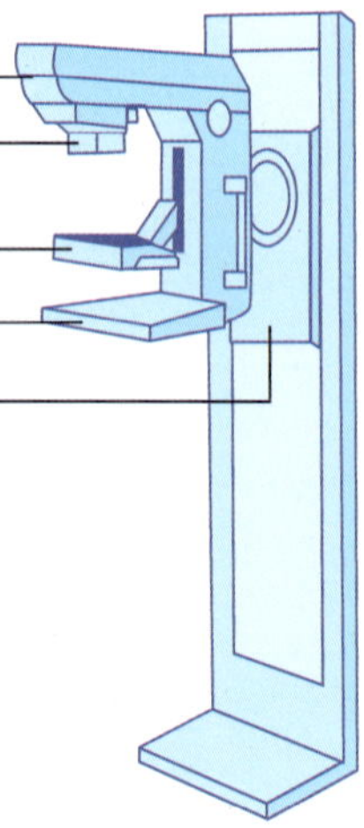

그림 2-9 **유방촬영장치(Mammography system)**

5. 외과용 X선장치(C-arm X-ray system)

외과용 X장치는 수술실에서의 사용을 목적으로 하는 투시 및 촬영 가능한 수술지원을 위한 X선 시스템이다. 외과용 X선장치는 일반적으로 C-arm이라 불리는 반원형의 arm의 한쪽에 X선관장치가 있고 반대 쪽에 I.I 및 TV 카메라가 설치되어 있으며 이들의 중량 balance가 취해져 자유로운 움직임으로 위치결정을 할 수 있는 것으로 이동식의 C-arm장치와 거치형의 천정식 C-arm이 있다. 이동식의 외과용 X선장치의 장치 구분으로서는 의료용 X선장치 기준에서 "외과용 I.I가 붙어있는 투시촬영장치"로, 의료법시행규칙에서는 "이동형 X선장치"에 해당하며 한국산업규격에서는 "C-arm형 X선장치"에 해당한다.

1) 용도

외과용 X선장치는 정형외과영역에서 가장 많이 사용되지만 이동형으로 투시촬영을 할 수 있는 편리성 때문에 여러 영역에서 사용되고 있다.

대표적인 용도는 정형외과 영역에서 골절의 치료, 이물의 탐색, 정형외과 이외의 영역에서 신장, 담낭수술, 비뇨기의 수술, 뇌신경외과수술, CT angio 등과 연계로 사용된다.

2) 구성

외과용 X선장치의 대표적 구성은 그림 3-20과 같이 이동형 본체, X선발생기, X선제어장치, X선조리개, I.I, TV카메라, TV모니터, 모니터car, cassette holder, 투시용 foot switch, 직접촬영용 hand switch가 있으며, 2monitor 시스템의 경우 second monitor, 2모니터용 car, 비디오 메모리 장치(영상의 기억)가 추가 된다. 또한 모니터영상의 일시적인 기억 및 보존을 위해, 비디오 메모리 장치, imager, 프린터 등으로 구성된다.

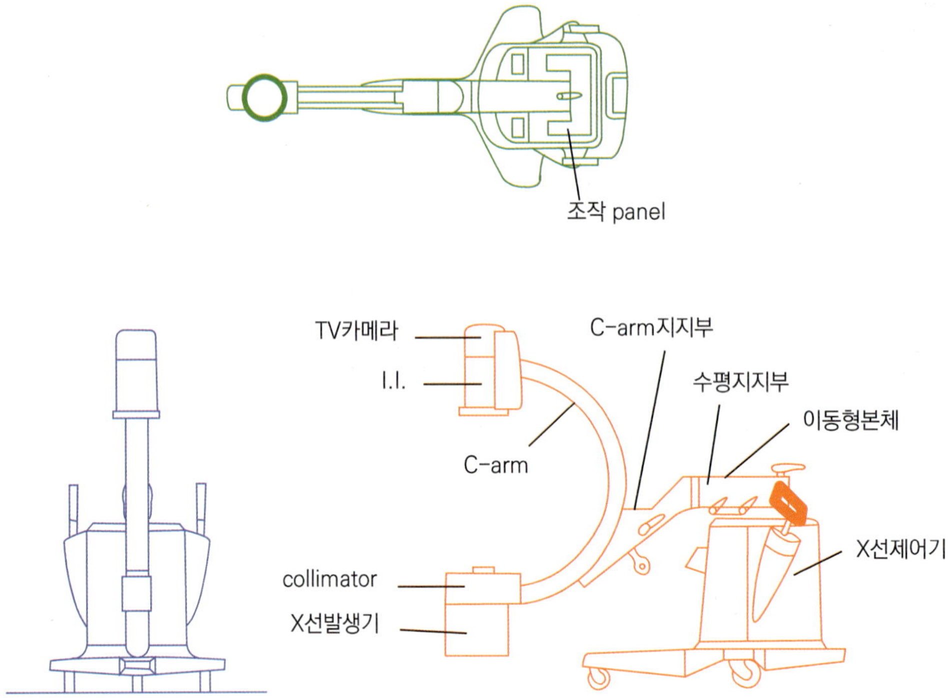

그림 2-10 외과용 X선장치(C-arm)의 구성

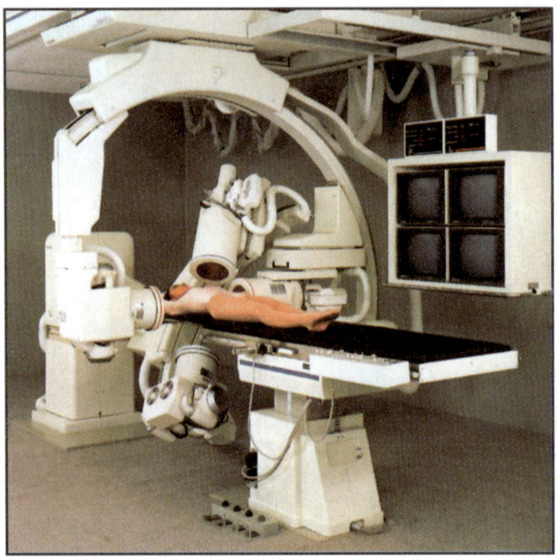

그림 2-11 외과용 X선장치(C-arm)

6. 이동형 X선촬영장치

이동형 X선촬영장치는 주로 방어시설이 갖추어진 촬영실에서 사용하는 일반적인 X선장치에 비해 회진용 X-ray 장치로서 병실이나 수술실, 응급실 등 X선 촬영실로 이동이 불가능한 경우나 의료기관이 아닌 외부에 출장 검진 등에 이용된다. 이처럼 부득이한 경우에는 X선촬영장치를 촬영할 장소로 이동해야 한다. 이 목적에 부합되게 만들어진 것이 이동형 X선촬영장치이다.

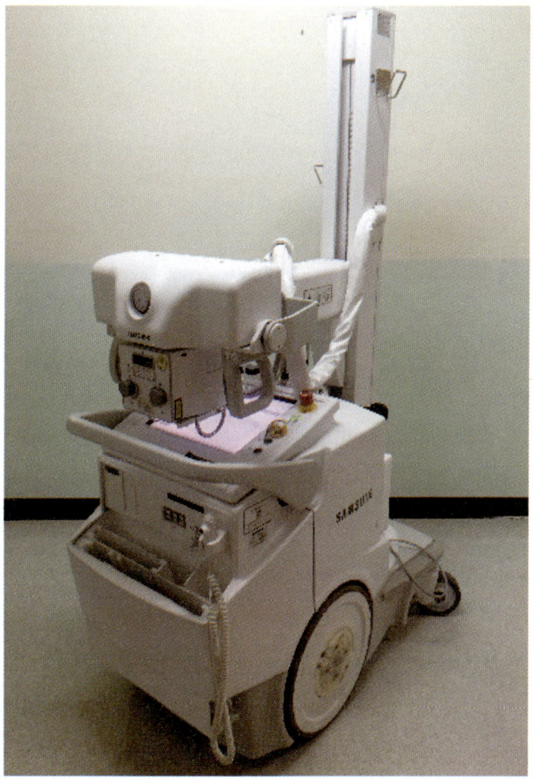

그림 2-12 이동형 X선촬영장치(Portable)

7. 전산화단층촬영장치 (Computed tomography system)

전산화단층촬영(Computed tomography)은 기존 X선 영상기법에 컴퓨터를 결합한 것으로 인체 각 조직의 감약계수 차이를 이용하여 영상화한 것이다. X선 tube를 회전시켜 인체의 횡단면에 투과시키고 감약된 X선을 검출기에서 받아들여 빛과 전기신호로 변환한 후 컴퓨터에서 수학적인 방법을 이용하여 횡단면 영상을 재구성한 후 필요한 영상처리를 통해 모니터에 나타내는 방식이다. 또한 얻어진 횡단면 영상은 다시 2차원적인 영상으로 변형하여 나타내거나 3차원적인 입체영상의 재구성이 가능하다.

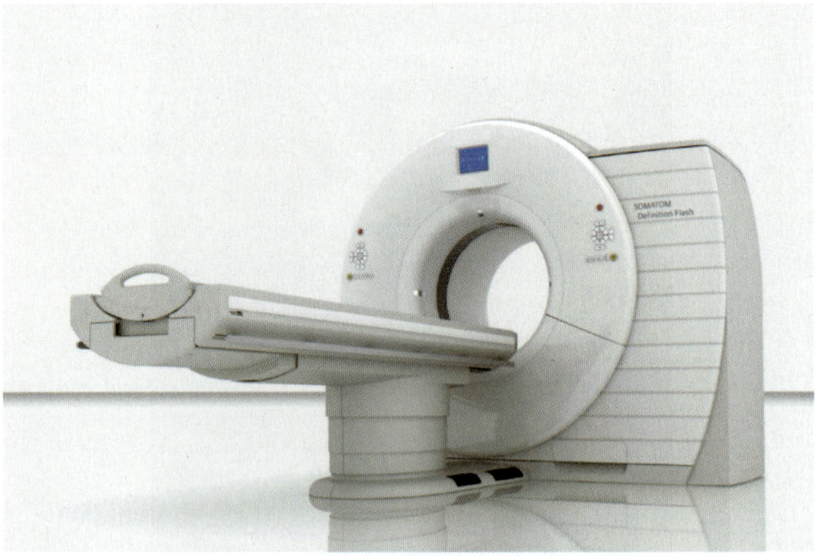

그림 2-13 전산화단층촬영장치(Computed tomography system)

1) CT의 기본 원리

CT는 인체를 여러 각도에서 투과한 X선을 검출하여 인체 단면에 대한 흡수치를 컴퓨터를 이용하여 재구성하는 것으로 X선속이 인체의 횡단면을 통과함으로써 목적하는 횡단면의 상하에 위치한 구조물이 중첩되어 나타나는 문제를 제거하였다. 그리고 콜리메이터(collimator)를 통해 얇은 X선속이 인체의 횡단면만을 통과하므로 산란선의 발생을 최소화하여 영상의 대조도를 향상시킨다. 또한 환자를 투과한 X선속이 환자의 반대편에 위치한 검출기에 도달하는데, 검출기는 조직 대조도의 미세한 차이를 측정할 수 있으며, 검출기의 데이터 신호는 컴퓨터로 보내져 영상으로 재구성되어 모니터에 표시된다.

CT는 고식적인 단층영상에서 사용되는 필름 대신에 검출기를 사용하고, X선관과 검출기의 회전 범위를 넓혀 인체의 장축에 수직방향으로 일정한 두께를 갖는 횡단면 영상을 얻는다. 검출기에서는 인체의 횡단면을 투과한 후 감약된 X선을 획득하여 빛 신호로 변환한다. 이를 전기신호로 바꾸어 디지털 신호화한 후 컴퓨터로 보내어 수학적 알고리즘을 이용하여 영상을 재구성한다. 또한 컴퓨터에서는 조직 간의 미세한 감약 차이를 크게 강조하여 대조도를 향상시키거나 여러 가지의 영상처리를 추가하여 목적하는 구조물의 가시능을 혁신적으로 향상시킬 수 있다.

2) CT장치의 발전

과학기술의 발전과 함께 CT장치는 많은 발전을 거듭해왔으며 크게 4가지 유형으로 구분된다. CT장치는 X선관과 검출기의 운동, 장치의 움직임, 그리고 검출기의 수를 기초로 하여 세대별로 분류하고 있다.

(1) 제1세대 장치

제1세대 CT는 한 개의 직선모양 X선속 발생부와 한 개의 X선 감지기로 이루어져 있다. 따라서 투영 데이터 집합을 다 얻기 위해서는 X선 발생부와 감지부가 일체가 되어 선형 운동 및 원형 운동을 하는 것이 필요하다. 주로 두부전용으로만 사용되었다.

(2) 제2세대 장치

1세대 장치의 결점을 보완하고자 하는 목적으로 개발된 2세대 CT장치는 X선 발생부에서 나오는 X선속의 모양이 부채꼴이고, X선 검출기도 여러 개가 사용된다. 이 방식에서는 동시에 여러 개의 투영 데이터를 얻기 때문에 제1세대에 비해 원형 주사 수를 줄일 수 있으며, 주사 시간을 많이 감축시켰다.

(3) 제3세대 장치

제3세대 방식에서는 부채꼴 모양의 X선속 각도를 크게 해서 X선속이 한번에 촬영 영역을 모두 통과할 수 있도록 했다. 따라서 검출기 수도 많이 늘어나게 되어 보통 500~1.000개의 감지기가 사용된다. 이 방식에서는 더 이상 선형 주사가 필요 없고 원형 주사만 하면 되므로 주사시간이 대폭 감소되었다. 이로 인해 움직임이나 호흡에 의한 인공물 감소를 가능하게 하였다.

(4) 제4세대 장치

제4세대 방식에서는 360° 원주 상에 감지기를 배열해 놓았기 때문에 원형 주사를 위해 검출기를 회전시킬 필요가 없어졌으며, 따라서 X선 발생부만 회전하면 된다. 제4세대 방식은 제3세대에 비해 주사 시간이 대폭 감소되지는 않았지만 검출기의 불안정성에 대한 영향이 적어지는 장점이 있다.

8. 자기공명영상장치 (Magnetic resonance image system, MRI)

자기공명영상은 1946년 미국 하버드 대학교의 Purcell 연구진과 스텐포드 대학교의 Bloch 연구진에 의해 개발된 핵자기공명(Nuclear Magnetic Resonance, NMR) 기술을 바탕으로 하여, 현재 영상의학의 빠른 기술개발로 다른 어느 분야보다 진단가치가 가장 높은 장비로 각광받고 있다.

자기공명영상은 우리 인체에서 가장 풍부한 수소 원자의 핵자기공명 현상을 이용하여 영상을 얻는 기법으로 수소 원자핵의 주파수와 동일한 공명주파수의 전파로 핵을 자극할 때 핵에서 나오는 신호를 측정하는 검사이다. 이러한 에코신호를 측정하는 자기공명영상장치는 환자용 테이블(Couch)과 겐트리(Gantry, Bore)로 구성되어 있으며, gantry는 외부로부터 주자장을 만드는 1차 코일이 있고 그 안쪽으로 정자장을 균일하게 만드는 2차코일인 shim코일, 경사자계 코일, RF(Radio Frequency) 발신 및 수신코일로 이루어져있다.

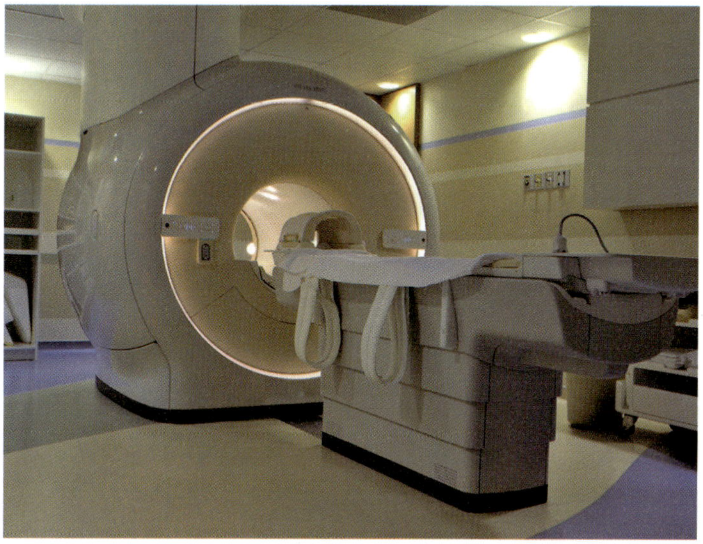

그림 2-14 자기공영영상장치

1) 자장(Magnet)

자기공명영상장치의 중심에는 강하고 균일한 자장이 형성되어 있으며, 이 자장을 이용하여 수소 원자핵의 순자화를 이룬다. 자석은 형태에 따라 영구 자석(Permanent Magnet), 상전도 자석(Resistive Magnet), 초전도 자석(Superconductive Magnet)으로 나눌 수 있다.

영구 자석(Permanent Magnet)은 본래부터 자성을 띠고 있는 물질을 이용하여 자장을 형성하며, 강자성체 세라믹 재료를 벽돌처럼 제작하여 서로 상극으로 나누어 전자장 내에 극을 하전시켜서 자장을 발생시킨다.

상전도 자석(Resistive Magnet)은 솔레노이드의 코일에 직류전류를 흘려 자장을 형성하며 도체의 저항에 의한 전류 손실은 열로 발산된다. 따라서 열을 냉각시키기 위하여 대용량의 냉각수 공급장치가 설치되어야 하고 안정된 전류를 흘리기 위한 직류전원장치가 필요하다.

초전도 자석(Superconductive Magnet)은 모든 도체는 절대온도인 -273°C(0°K)에서 전기저항이 사라지는 초전도체가 되며 이러한 초전도체를 이용하여 자장을 만든다. 초전도 현상을 이루기 위해서는 극저온 상태를 유지해야 하는데, 그러기 위해 액체상태의 온도가 약 -267°C인 액체헬륨을 냉매로 사용한다. 초전도체 코일을 액체헬륨 속에 넣고 전류를 흘리면 전기저항이 없으므로 높은 전류를 흘려 고자장을 발생시킬 수 있으며, 고자장을 이용한 고해상도 영상, 짧은 검사시간, 특수 MRI기법 등이 가능하여 요즘 주로 사용되는 방식이다.

2) 자장 보정(Shimming)

인체 내의 수소 원자를 자회시키는 자장의 크기는 자석내부의 위치에 따라 그 크기가 일정하지 않으면 일정한 공명주파수와 경사자장을 만들 수 없게 된다. 그러나 자석에서 만들어진 자장은 자석의 내부구조와 주변의 여러 자성물질의 영향으로 자장이 불균일한데, 이런 불균일한 자장을 균일한 자장으로 만드는 것을 shimming이라고 한다.

Shimming의 방법에는 수동적인 방법(Passive Shimming)과 능동적인 방법(Active Shimming), 그리고 두 가지 방법을 함께 사용하는 혼용방법(Hybrid Shimming)이 있다. 자장의 세기를 측정하는 가우스(Gauss) 측정기로 자석 내부 자장을 측정한 다음, 컴퓨터로 그 균일도와 보상에 필요한 철편의 양과 위치를 계산하여 얇은 철편을 자석의 내부 벽에 붙여서 균일도를 개선하는 방법이 수동적 shimming이다.

능동적 shimming은 자석내부에 여러 방향으로 코일이 감긴 shim tube를 설치하고 각각의 코일에 매우 안정된 직류전류를 흘려 여러 방향으로 자장을 발생시켜서 주자장의 균일도를 개선하는 방법이다. 일반적으로 이 방법은 단독으로 사용하지는 않고 먼저 수동적 shimming으로 균일도를 개선한 다음 마지막 과정에서 능동적 shimming을 사용하여 마무리하는 혼용 shimming이 일반적으로 사용된다.

3) 경사자장 코일(Gradient coil)

경사자장 코일은 MRI장비와 환자가 움직이지 않는 상태에서 자석에 의한 주자장의 세기를 위치에 따라 일시적인 경사를 만들고 공명주파수를 다르게 하여 위치 정보를 얻을 수 있게 하는 장치이다. 크게 자장 내부의 원통에 감김 X, Y, Z축 세 쌍의 코일과 이 코일에 전류를 흘리는 경사자장 신호 증폭기로 구성된다(그림 2-14).

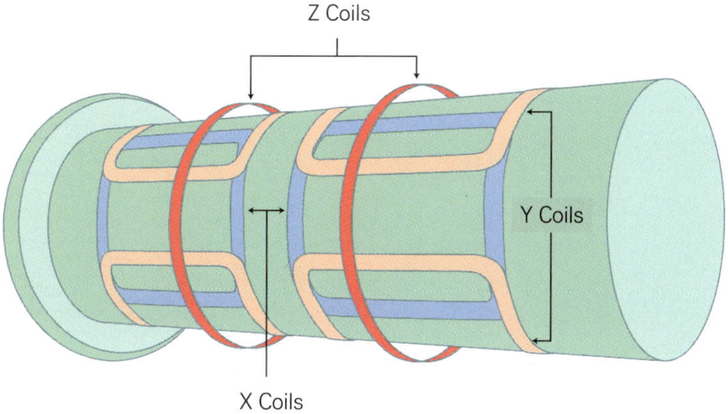

그림 2-15 경사자장 코일

경사자장 코일에 일정 시간동안 전류를 흘리면, 경사자장 코일이 만드는 자장과 같은 극성의 주자장 방향은 자장의 세기가 더욱 커지고, 주자장과 반대극성을 만드는 경사자장 코일쪽의 세기는 감소하여 자석 중심으로 위치에 따라 자장의 세기가 경사진 모양으로 만들어진다. 즉 경사자장이 만들어지며 이때 공명주파수는 경사자장의 크기에 따라 크거나 작게 변화된다.

4) 고주파 코일(Radio frequency coil)

자석이 만든 외부자장에 자화되어 세차주파수로 회전하는 수소 원자핵에 동일한 주파수의 전자기파를 인가하면 공명현상이 일어나면서 수소 원자핵은 신호를 방출하게 된다. 이때 고주파 코일은 RF Pulse를 인가하고 원자핵으로부터 나오는 신호를 받는 안테나 역할을 하게 된다.

RF Coil은 사용하는 부위에 따라 여러 가지 모양으로 만들어지며, 피부와 근접한 인체에 대해 높은 고해상도 영상을 얻기 위해 사용하는 Surface Coil과 넓은 부위를 촬영하기 위해 수신코일을 크게 만들고 가능한 촬영부위에 근접시켜 사용하는 Array Coil이 있다.

9. 초음파장치(Ultrasound system)

음파(Sound wave)는 전자파와 마찬가지로 에너지를 공간적으로 이동시키는 파동의 일종이다. 그러나 전자파는 진공에서도 잘 진행하지만 음파는 반드시 매질이 있어야 진행한다는 차이가 있다. 초음파는 주파수가 높아서 사람이 들을 수 없는 음파를 일컫는데, 일반적인 사람은 대체로 20kHz 이상의 음파를 들을 수 없다. 그러나 초음파도 사람이 들을 수 있는 가청 음파와 마찬가지로 반사, 투과, 감쇠, 회절, 산란 등의 물리적 현상이 있다.

초음파장치는 인체 내부에 초음파 펄스를 인가한 뒤 인체 내부에서 반사되어 돌아오는 반향파(echo)를 감지하여 영상을 구성한다.

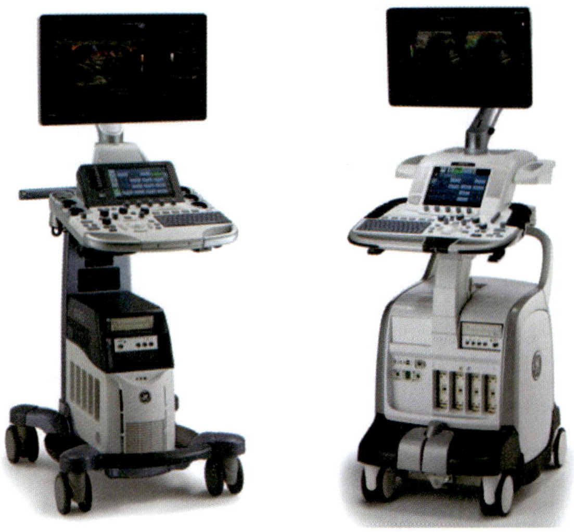

그림 2-16 **초음파장치(Ultrasound system)**

1) 초음파 촬영 방식

초음파로 진단하는 방식은 A-mode, M-mode, 그리고 B-mode로 분류되며, 다음과 같이 설명된다.

(1) A-mode(Amplitude-mode)

A-mode는 단일 초음파 펄스를 매질에 인가한 뒤 음향 임피던스 불연속면에서 반사되어 돌아오는 반향파 신호를 수평축을 시간축으로 하여 도시하는 것을 말한다. 초음파 트랜스듀서에서 발생된 초음파 펄스를 인체에 인가하면 초음파 펄스는 인체 내부를 진행하게 된다. 초음파 펄스는 진행하면서 음향 임피던스 불연속면을 만나게 되면 반사되고, 반사된 펄스는 다시 초음파 트랜스듀서로 되돌아와 전기신호로 변환된다. 전기신호로 변환된 반향파 신호의 크기는 수평축을 시간축으로 하여 그래프로 그려지게 된다. 불연속면에서 반사되는 반향파 신호의 크기는 불연속면에 인접한 두 매질의 음향 임피던스 차이에 의해 결정되고, 반향파가 돌아오는 시간은 초음파 탐촉자로부터 불연속면까지의 거리에 의해 결정된다.

(2) M-mode(Motion-mode)

M-mode는 인체 내 움직이는 장기의 시간적 변화를 관찰하여 검사하는데 쓰이는 방식이다. M-mode에서도 A-mode와 마찬가지로 초음파 펄스를 인체 내부에 인가한 뒤 반사되어 되돌아오는 반향파의 수평축을 시간축으로 표시한다. 다만 표시 방법에 있어 A-mode에서와 같이 그래프로 하지 않고 휘도로 나타낸다.

M-mode에서는 초음파 펄스를 일정한 간격을 두고 송신하고 초음파 펄스마다 되돌아오는 반향파 신호를 화면 상에 순차적으로 나타냄으로써 움직이는 장기의 운동 상태를 관찰할 수 있게 된다.

(3) B-mode(Brightness-mode)

B-mode는 인체 내부의 단면상을 영상으로 보여 주는 방식이다. 초음파 탐촉자로부터 나오는 초음파 빔의 모양은 근사적으로 1차원 직선 모양인체 이를 가지고 2차원 영상을 만들기 위해서는 초음파 빔을 2차원적으로 주사해야 한다. B-mode 방식은 일반적인 초음파 탐촉자에서 나오는 음속 빔의 모양과 이를 선형적으로 움직여 영상을 얻는 원리이다. 즉 음파의 속도는 연부조직에서는 거의 일정하므로 어느 한 방향으로 초음파 펄스를 보내고 반향되어 돌아오는 음파의 크기를 휘도 신호로, 그리고 음파가 돌아오는 시간을 모니터 상의 위치로 대응시켜 주면 B-mode 영상을 얻게 된다.

2) 초음파 탐촉자(Ultrasound probe)

초음파 검사 장비의 탐촉자(probe) 앞부분에는 압전물질(piezoelectric materials)로 구성되어 있으며, 압전물질은 진동하여 음파의 펄스를 발생시켜 인체 내로 송신을 하기도 하고 반사된 에코를 수신하여 전기적 신호를 바꾸는 두 가지 역할을 한다.

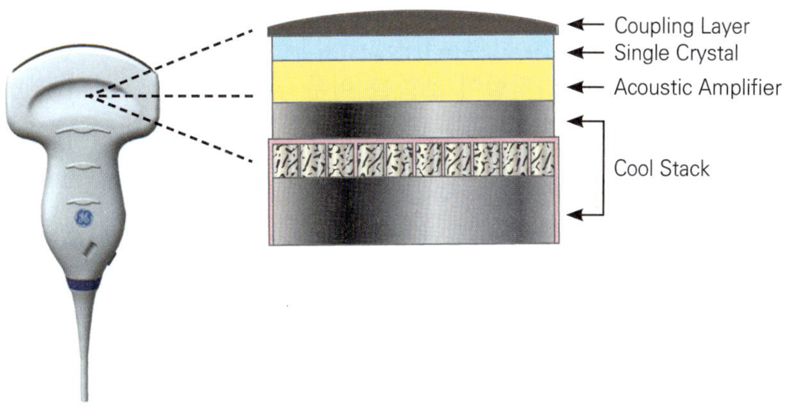

그림 2-17 초음파 탐촉자(probe)의 구조

탐촉자에서 나오는 초음파를 인체 내로 보내게 되면 밀도가 다른 연부 조직의 경계면에서 반사 에코가 발생한다. 반사된 에코는 탐촉자로 되돌아오고 초음파 장비는 수신된 에코의 강도 차이를 해석하고 처리하여 점의 밝기로 나타내어 영상을 만든다. 단일 압전물질로 구성된 비집속형 탐촉자의 주요 구성은 수정(crystal), 전기적차폐(electric shield), 결합층(matching layer), 흡음층(backing layer), 음향절연체(acoustic insulator) 등을 포함한다.

3) 펄스 에코 장비(Pulse echo instruments)

(1) 펄스의 특성

일반적으로 의료용 초음파의 출력형태는 연속파(continuous wave)와 펄스파(pulsed wave)로 나누어진다. 펄스파는 전달될 수 있는 분리된 작은 초음파 덩어리로 탐촉자에서 아주 짧은 시간에 빔을 방출하고 반사된 에코가 되돌아오는 것을 기다린다.

진단용은 짧은 펄스파를 이용한다. 연속파는 초음파를 연속적으로 송수신하므로 탐촉자 내에 송신부와 수신부로 구분된 두 개의 압전물질 그룹을 이용한다. 연속파는 치료 및 혈류 도플러검사에 이용된다.

(2) 영상 데이터 획득

초음파장비는 급속한 디지털화로 진화하고 있으며, 현재 사용 중인 장비들은 아날로그와 디지털이 조화를 이룬 장비들이다. 초음파 진단장치는 초음파 펄스를 인체의 장기에 보내고 반사체로부터 반사파를 수신하여 진단에 필요한 영상을 구성한다. 이때 수신된 신호는 매질에 의해 수신 신호의 감쇠와 탐촉자에 의한 변환효율 등에 의해 수신 신호의 강도는 약해지고 잡음이 발생한다. 초음파 검사자는 수신 신호의 적절한 조절에 의해 고해상도의 영상을 얻을 수 있다.

초음파 진단장치의 구성은 전기적 신호를 탐촉자에 인가하는 펄스(pulse), 전기적 신호를 기계적 신호로 변환하는 탐촉자(probe), 반사되어 돌아온 신호를 구성하는 수신기(receiver), 영상으로 표시하는 TV 모니터 등으로 나누어진다. 일반적으로 탐촉자를 통해 수신된 반사신호는 수신기로 입력되고 수신기에서 증폭, 보상, 압축, 복조(demodulation), 제거를 거쳐 모니터에 표시된다.

10. 핵의학 영상장치(Nuclear medicine system)

핵의학 분야는 방사성핵종의 특이한 성질을 이용하여 인체의 해부학적, 생리학적 상태를 진단, 평가하는 최첨단 영상분야이다. 방사선을 기반으로 하는 영상진단장비는 장비에서 발생되는 방사선이 인체를 투과하여 감약이 된 방사선을 검출기로 수집하여 영상을 만드는 영상기법이다.

그러나 핵의학 영상장치는 일반적인 방사선기반 영상장치와는 영상의 묘출이 다르다. 즉 환자에게 방사선을 방출하는 방사성의약품을 투여하면 각 장기의 집적기전에 따라 특정장기에 방사성의약품이 모이게 된다. 특정장기에 모인 방사성의약품에서 나오는 감마선(Gamma ray)을 핵의학 장치로 검출하여 영상화 하는 장비이다. 핵의학 영상장치는 감마선을 검출하여 영상화 하는 장비이기 때문에 일반적으로 핵의학 영장장치를 감마카메라(Gamma camera)로 불리운다. 이런 핵의학 영상장치로 얻어지는 핵의학 영상은 각 장기의 생화학전 반응을 영상화 하는 기법이기 때문에 질병의 진단과 치료예후 판정에 유용하게 이용이 되는 영상기법이다.

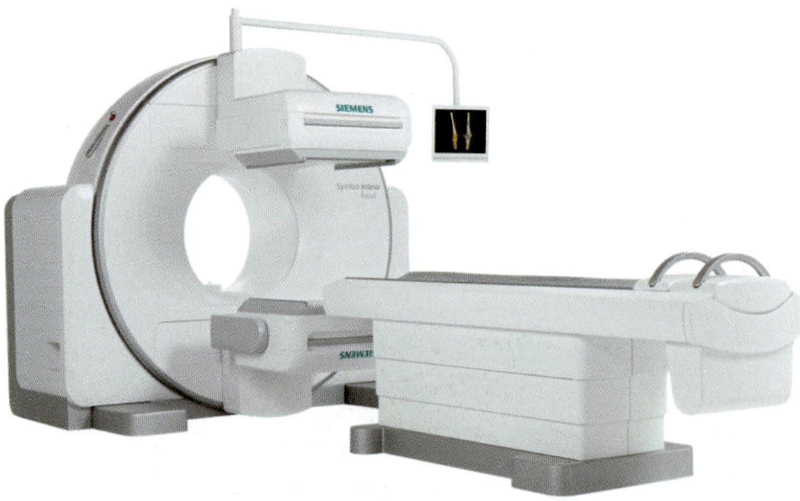

그림 2-18 감마카메라

1) Gamma camera의 기본 원리

환자에게 투여 된 방사성의약품에서 나오는 감마선은 감마카메라의 콜리메터(Collimator)에서 일단 영상에 필요한 직선의 감마선만을 감마카메라에 유도하게 한다. 유도된 감마선은 형광체(Scintillator)라는 부분에서 감마선과 상호작용으로 인해 빛이 발생이 된다. 발생 된 빛은 광전자 증배관(Photomultiplier Tube)에서 증폭을 시킨 다음 증폭기(Amplifier)에서 발생 된 전기펄스를 증폭과 정형을 시킨다. 이후 파고분석기(Pulse Height Analyzer)에서 영상에 필요한 신호를 선택하여 산란선을 제외시킨 후 위치회로를 통해 영상을 구성하게 된다.

(1) 콜리메터(Collimator)

점선원에서 방출되는 방사선원은 등방형으로 방출되기 때문에 검출기의 모든 면에 검출되어 위치정보를 파악할 수 없다. 따라서 점선원에서 방출되는 감마선의 기하학적인 성분을 제한함으로써 필요한 부위에서 나오는 감마선을 섬광체와 반응하도록 하는 기능을 한다. 아울러 산란선과 배후방사선을 차단함으로써 분해능을 향상시키는 기능을 한다.

콜리메터의 성분은 감마선의 차폐가 우수한 납(Pb)나 텅스텐(W)이 이용할 수 있는데 가격이나 가공적인 면의 우수성을 볼 때 납을 사용한다. 납으로 된 금속판에 구멍을 뚫어 놓은 형태로 되어 있고 격자(Septa)와 홀(Hole)로 구성이 되어 있다. 격자에서는 직선속 이외의 감마선을 흡수하는 역할을 담당하며 직선속의 감마선만 홀로 유도되도록 배열이 되어 있다.

콜리메터는 홀의 수와 격자의 두께, 길이, 각도에 따라 결정이 되어진다. 일반적으로 임상에서 주로 사용되는 콜리메터의 종류에는 평행다공형 콜리메터(Parallel hole collimator), 핀홀형 콜리메터(Pin hole collimator), 팬빔형 콜리메터(Fan beam hole collimator) 등이 있다. 이런 콜리메터의 종류에 따라서 영상에서의 감도와 분해능이 변화한다. 영상의 화질이 우수한 특성을 나타내는 콜리메터를 사용하면 검사시간이 길어지고 검사시간이 짧아지는 콜리메터를 사용하면 영상의 화질은 저하된다.

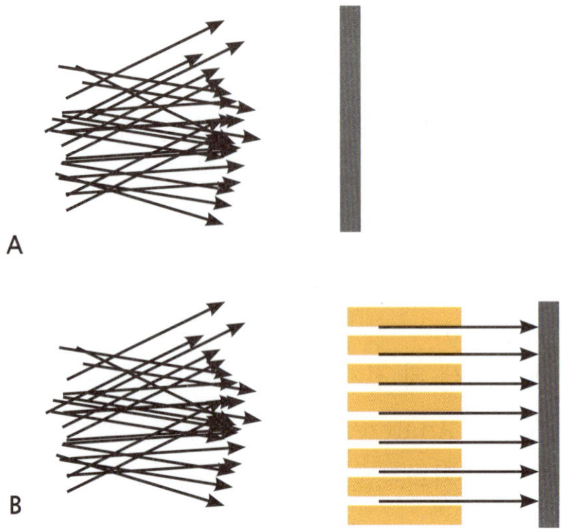

그림 2-19 콜리메터의 기능

A. 콜리메터가 없을 경우 B. 콜리메터가 있는 경우

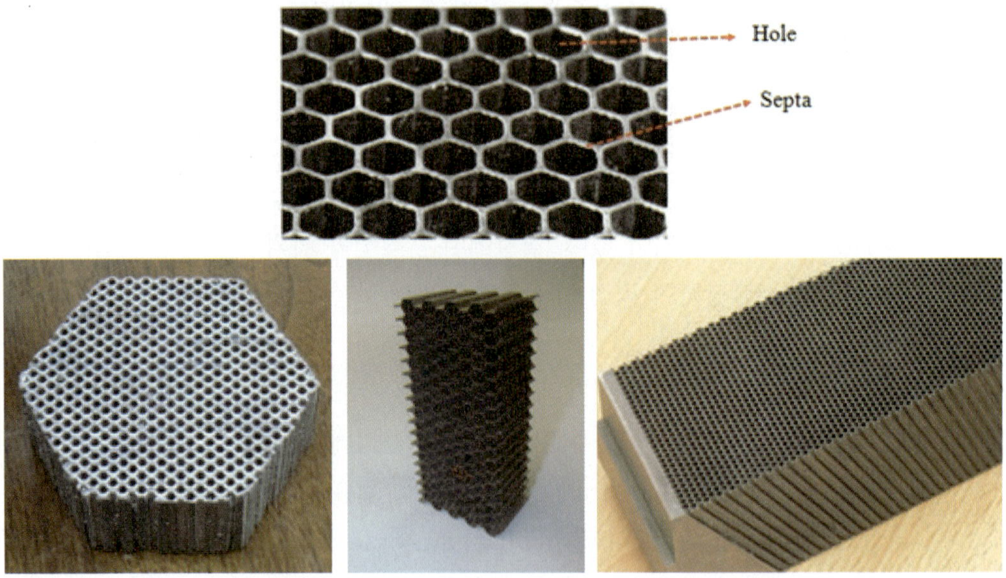

그림 2-20 콜리메터의 구조

02

(2) 섬광체(Scintillator)

섬광체는 콜리메터에서 유도된 직선의 감마선(Gamma ray)과 섬광체와의 상호작용을 통해 방사선에너지를 빛으로 변환하는 물질이다. 섬광체와 충돌하는 감마선은 광전효과와 컴퓨턴 산란 등의 상호작용을 일으킨 후 감마선에너지에 상응하는 빛을 발생하게 된다.

섬광체의 조성으로는 안트라센(anthracene), 나프탈렌(naphthalene), 각종 플라스틱(plastics), 고체, 액체 형태가 사용되나 Gamma camera에서는 고체 형태의 섬광체를 사용한다.

섬광체로는 Sodium iodine(NaI)에 활성제인 Tl을 첨가한 NaI(Tl)을 사용한다. 일반적으로 두께는 3/8 ~ 4 inch를 사용한다. 감마선의 흡수율이 좋고 섬광 발생율이 높아 방사선의 에너지에 비례한 섬광이 발생하는 장점이 있다.

섬광체의 두께가 증가할수록 빛 전환율은 우수해지나 분해능이 저하되는 문제점이 발생하기 때문에 적당한 두께의 섬광체를 사용한다. 만약 두꺼운 섬광체를 사용할 경우 고에너지 Gamma ray에 대한 검출효율은 증가하지만 컴퓨턴 산란에 의한 산란선 증가로 영상의 공간분해능 저하를 초래한다. 또한 에너지가 작을 경우 섬광체 내에서 발생한 빛이 발생된 부위로부터 광전자증배관까지의 거리가 증가되어 전달효율이 떨어진다.

감마선 흡수율이 우수하고 섬광 발생율이 높아 방사선의 에너지에 비례한 섬광이 발생하나 충격, 온도, 습도에 민감하여 주변환경이 불량할 경우 섬광체의 특성이 변한다.

(3) 광전자 증배관(Photomultiplier Tube)

광전자 증배관은 형광체에서 감마선과 상호작용으로 발생 된 형광빛이 전자로 바뀌는 부분이다. 이후 각 전극에 전압으로 달리하여 배열된 다이노드(Dynode)에서 전압의 차이로 인해 전자가 가속되면서 증폭을 하게 된다. 섬광체 후방에 직경 5~7.6cm의 PMT가 37~150여 개가 같은 간격으로 배치가 되어 있다. 광전자 증배관의 직경에 따라 영상의 분해능에 영향을 준다.

형광체의 두께와 광전자 증배관의 수에 따라 영상의 분해능은 변화한다. 형광체의 두께가 동일할 경우 광전자 증배관의 수가 많을수록 영상의 분해능은 증가한다. 광전자 증배관의 수가 동일할 경우 형광체의 두께가 얇을수록 영상의 분해능은 증가한다.

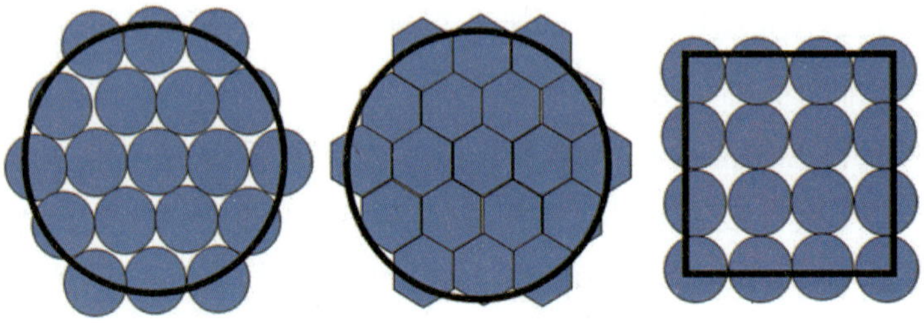

그림 2-21 광전자 증배관의 배열 모식도

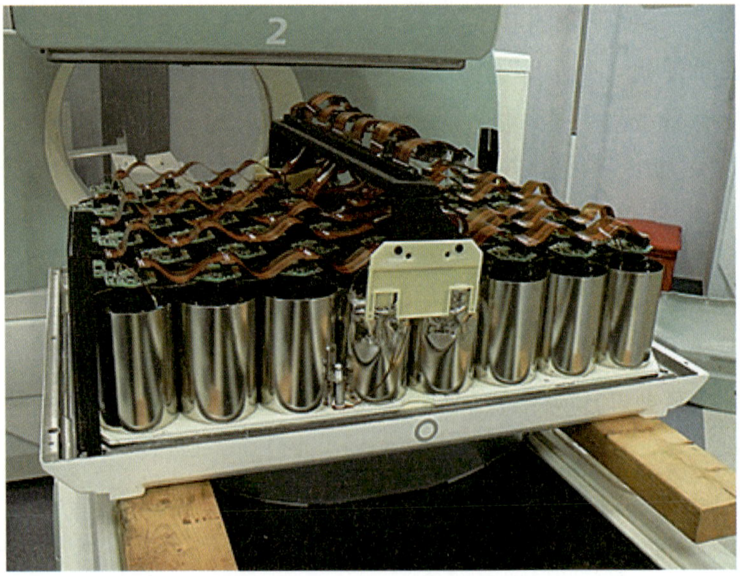

그림 2-22 광전자 증배관의 배열

(4) 증폭기(Amplifier)

광전자 증배관에서 증폭된 전자를 증폭하여 증폭기에 전달을 하는 역할을 한다. 광전자 증배관과 증폭기 사이의 전기적 impedance를 조절하고 분해시간을 줄이기 위해서 증폭기에 전달되는 신호를 pulse의 형태로 변환을 시켜준다.

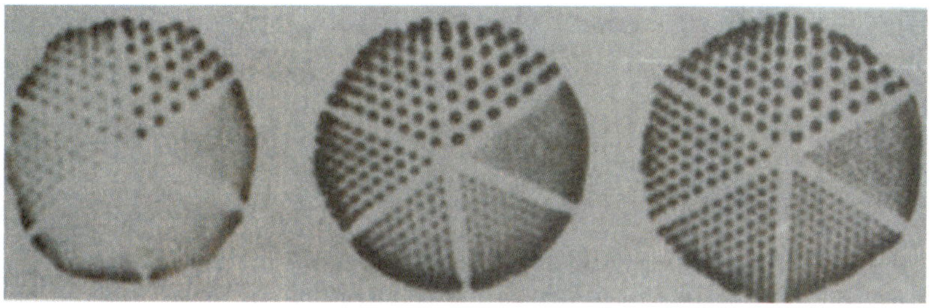

19개 PMT 12.7mm Crystal | 37개 PMT 12.7mm Crystal | 37개 PMT 6.35mm Crystal

그림 2-23 섬광체의 두께와 PMT의 수에 따른 영상의 변화

2) 단일광자전산화단층촬영 (Single Photon Emission Computed Tomography : SPECT)

Gamma camera를 몸 주위로 360도 회전시키면서 여러 방향의 2차원 투사상을 획득하여 이를 사이노 그램 형태로 변환한 후 영상재구성 기법을 적용하여 단면영상을 획득하는 영상방식을 말한다. 일반적인 Gamma camera에서 알기 어려운 선원의 깊이에 대한 정보를 알수 있기 때문에 Gamma camera영상(모든 깊이에서 발생한 방사선을 중첩한 영상) 보다 대조도 및 해상력이 우수한 영상을 획득 할 수 있다. 영상획득은 보통 64×64, 128×128 영상으로 저장을 한다.

Detector의 수에 따라서 회전하는 각도가 달라지는데 Detector가 1개인 경우는 360도회전, Detector가 2개인 경우는 180도회전, Detector가 3개인 경우는 120도회전하여 영상을 획득하게 된다. 카메라의 성능, 콜리메터의 종류, 검사의 종류에 따라서 검사시간이 다르지만 보통 Frame당 20~30초가 소요가 된다.

영상획득 시 여러가지 조건을 입력하는데 입력하는 사항을 보면 조준기의 선택, Detector의 회전각도, Frame당 scan시간, 영상의 Matrix size, 에너지 선택 등을 입력하게 된다.

영상획득 후 SPECT영상은 환자몸안에서 감쇠가 일어나기 때문에 보정이 필요한데 이때 시행하는 보정이 Chang's attenuation이라 불리운다. 영상을 획득 한 후 재구성의 항목으로는 감약보정, 필터보정 등의 작업을 통해 영상보정을 실시한다. SPECT검사가 가능한 부위는 방사성의약품이 장기 내에서 통과나 배설, 소실이 되지 않는 경우는 거의 시행이 가능하다. 주로 시행하는 검사는 Brain SPECT, Cardiac SPECT, Bone SPECT, Lung SPECT, Kidney SPECT, Liver SPECT를 시행한다.

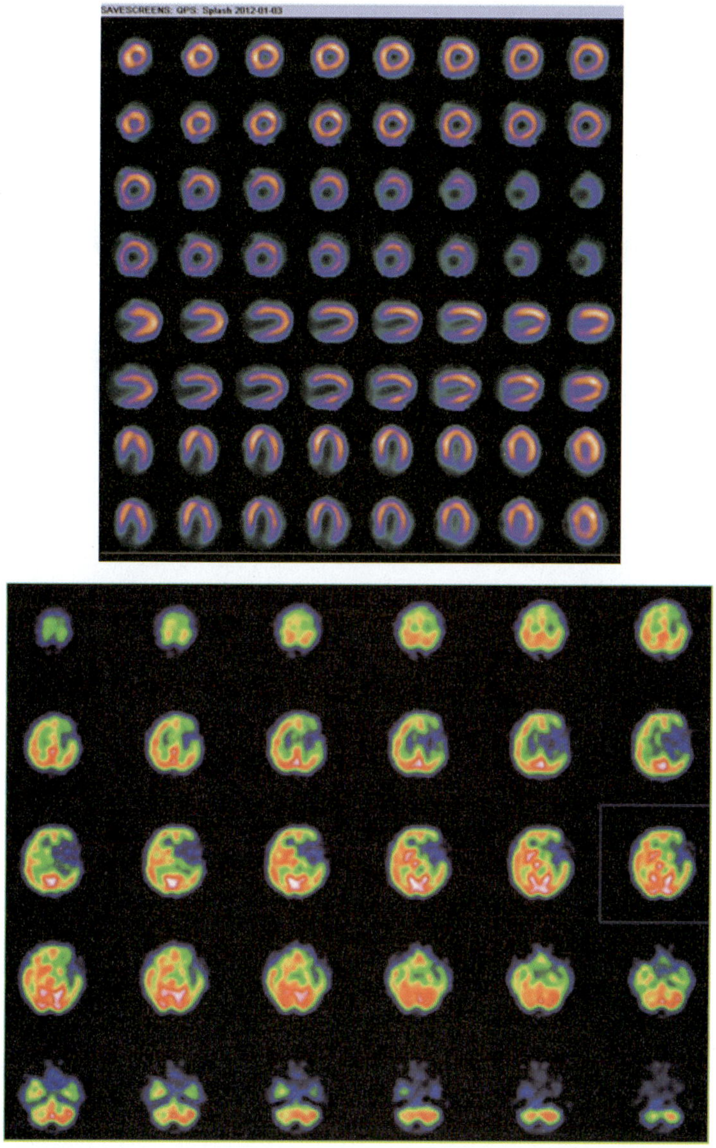

그림 2-24 심장과 뇌 SPECT 영상

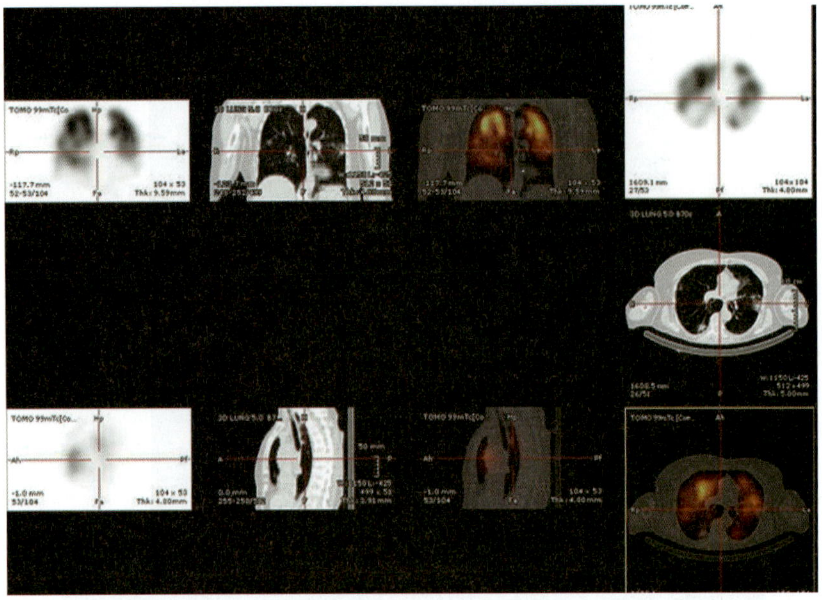

그림 2-25 폐 SPECT/CT 영상

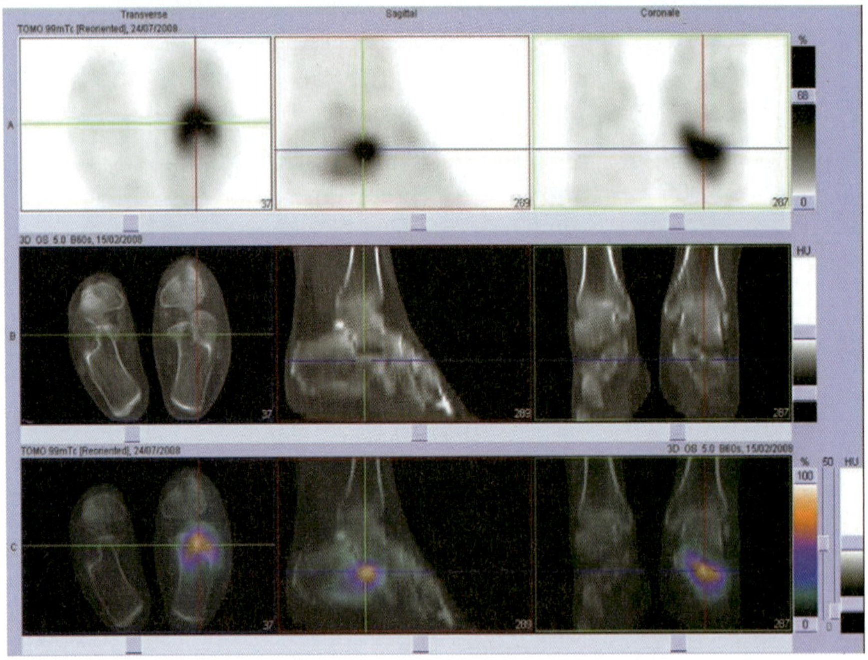

그림 2-26 뼈 SPECT/CT 영상

3) 양전자방출 단층촬영 (Positron Emission Tomography Computed Tomography : PET-CT)

Cyclotron에서 생성된 β^+ decay로 붕괴하는 단반감기 핵종 ^{11}C, ^{13}N, ^{15}O, ^{18}F를 이용하는 영상기법으로 붕괴 후 방출된 양전자가 일정거리를 진행하다 원자 주변의 전자와 만나 소멸이 되고 전자의 정지질량에 해당하는 511keV의 에너지를 갖는 2개의 감마선을 방출한다. 이때 방출되는 2개의 감마선은 거의 180도 방향을 유지하기 때문에 방출되는 감마선을 동시에 검출하여 위치정보를 기록하는 방식을 말한다.

PET은 콜리메터가 필요가 없어 민감도와 해상도가 SPECT보다 뛰어나고 빠른 영상의 획득이 가능하다. 또한 방사선추적자의 동태를 실시간에 기록을 할 수 있고 각종 생리 및 화학적변수를 정량화 할 수 있다.

PET/CT는 현재까지 알려진 암의 영상진단 방법 중 가장 초기에 암을 찾아내는 최첨단 검사방법이다. CT, MRI, 초음파 등은 인체의 해부학적 이상소견을 영상화하여 진단을 하지만 PET/CT는 인체의 신진대사의 정도를 영상화 하기 때문에 조기에 암의 진단이 가능하다. 또한 동시에 발생한 다른 암의 발견, 악성 및 양성의 감별, 병기결정 및 치료 후 경과 관찰 등에 유용하게 이용된다.

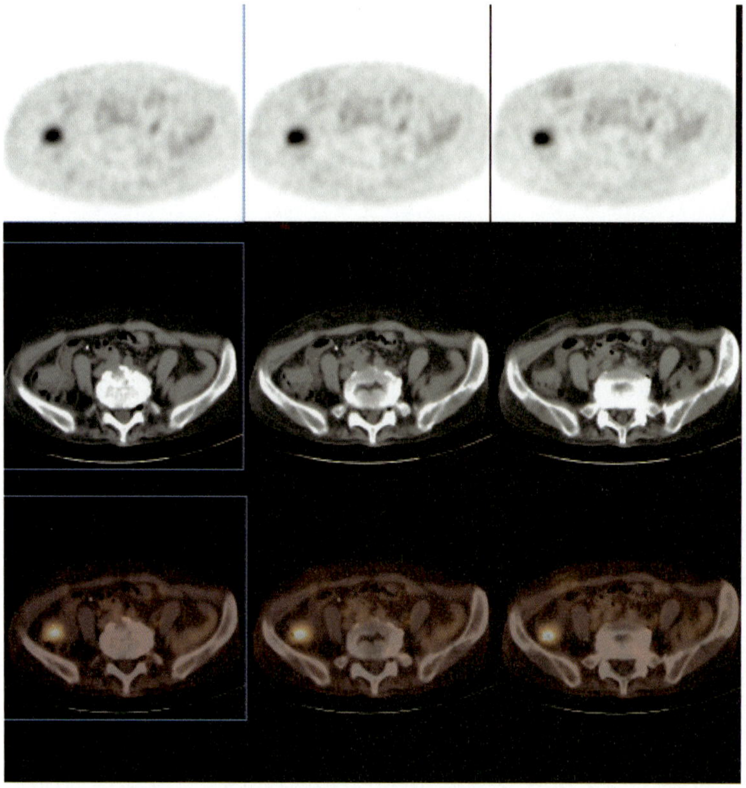

그림 2-27 대장암 PET/CT 영상

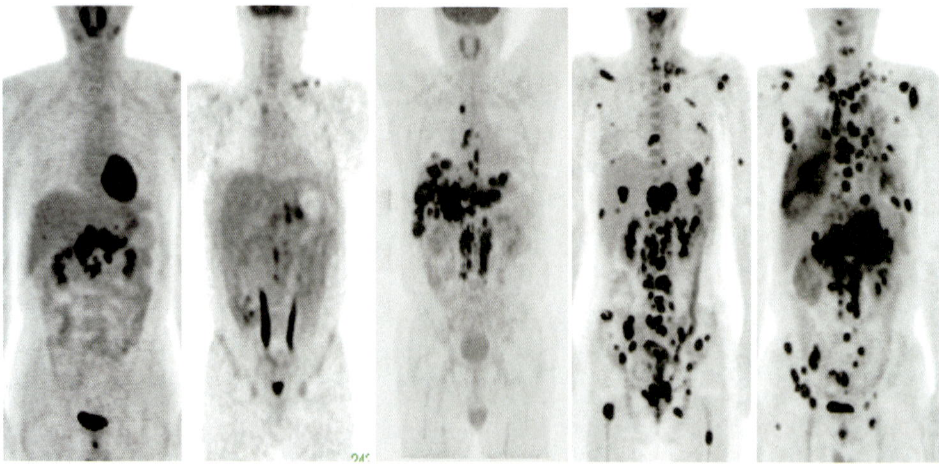

그림 2-28 위암의 병기별 PET/CT 영상

11. 방사선 치료장치(Radiation Therapy system)

방사선 치료장치는 수술 전 종양의 크기를 줄이거나 수술 후 잔여 종양의 제거를 목적으로 고에너지의 방사선을 종양조직에 조사하는 장비를 말한다. 이런 방사선 치료장비를 이용한 치료 시 병적조직과 정상조직과의 방사선 효과비를 최대한으로 하여 암세포를 파괴하는데 체내에서의 공간적 선량분포, 치료기간에 이루어지는 시간적 선량분포, 방사선 종류의 선택, 방사선 증감제 병용 등 여러 방법이 이용된다. 이때 사용이 되는 방사선 치료장비를 선형가속장치(Linear accelerator)라 하며, 이는 에너지가 다양한 광자선이나 전자선을 발생하여 암을 치료하는 장비이다.

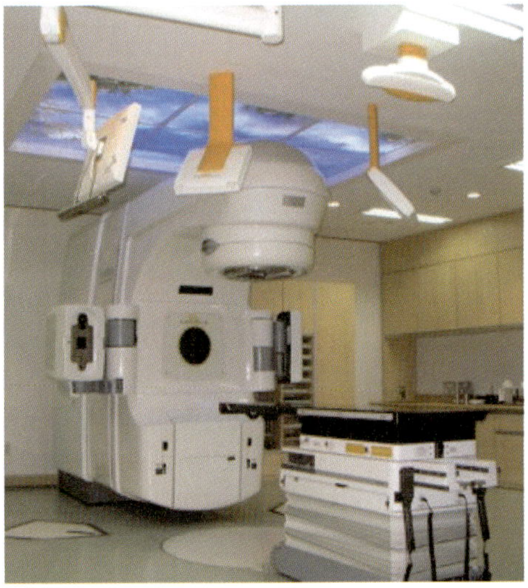

Novialis-tx

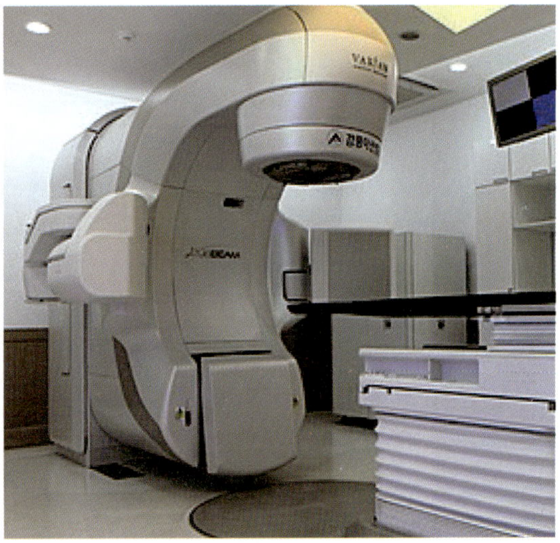

Truebeam

그림 2-29 각종 방사선 치료장치

1) 모의치료

모의치료란 암환자의 방사선치료 전 자세 및 고정기구를 결정하고 치료 부위의 정확한 위치 및 중심점, 조사야 등을 설정하는 과정으로 목적에 따라 명칭이 구별된다. 모의치료 장비구성은 방사선치료기, 치료계획장비, 투시 모의치료기, 전산화단층 모의치료기의 구성을 기본으로 하고 있다.

치료계획장비의 경우에는 방사선치료기에 맞는 치료계획장비를 구성하고 있으며, 선형가속기의 경우 다엽콜리메이터의 부착이 되어있는 경우에는 Inverse plan이 가능한 기능을 추가하며, 호흡제어 및 호흡동조 부속기구가 있을 경우에는 Real-time Positioning Management 기능을 추가하게 된다. 투시 모의치료장비의 경우에는 환자의 자세 및 고정기구 적용, Skin marking, 조사야 확인 등이 가능한 장비이며, 전산화단층 모의치료장비의 경우에는 단층영상을 획득하여 3차원입체조형치료계획을 가능하게 하는 장비이다.

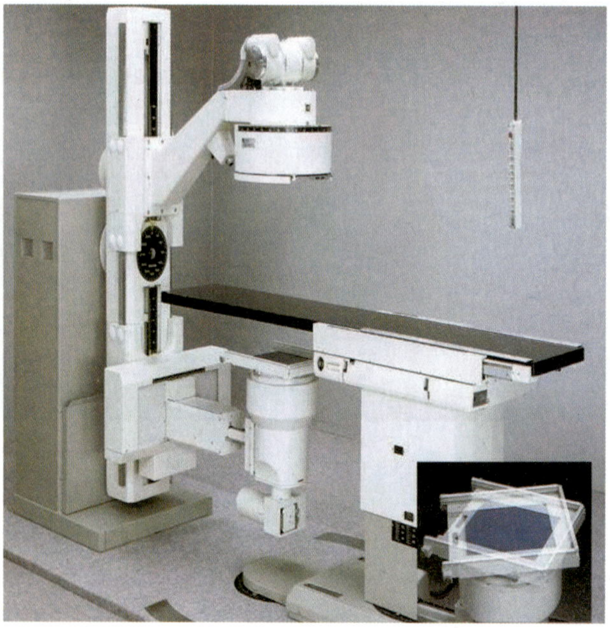

그림 2-30 2D 모의치료기

2) CT 모의치료

CT모의치료기의 경우 진단용 CT장비와 많은 차이점은 없다. 구조적인 부분을 보면, 진단용 CT장비의 경우에는 환자의 자세유지를 위해 테이블이 둥근형태로 움푹 파여져 있어 환자의 좌우 움직임에 대해 안정성이 높다. 그리고 자세잡이는 True AP position을 유도하지만 별도의 자세잡이용 laser pointer가 필요없다. 마지막으로 진단률을 높이기 위해 인공음영을 줄이고 해상도를 높이기 위해 CT 내경의 크기를 최소한으로 하게 된다. 즉, 내경의 크기가 작을수록 해상도가 높아지는 이점이 발생하게 되는 것이다.

이에 비해 CT모의치료기의 경우에는 치료기와 동일한 조건을 위해 테이블이 둥근형태가 아닌 평평한 형태를 갖추게 된다. 즉, 고정기구 등의 사용이 치료기와 동일하게 적용하기 위해 치료기의 테이블과 동일한 형태를 적용하게 되는 것이다. 그리고 치료 시 자세잡이를 위한 표식선이 필요하며, 그 표식선의 기준이 되는 것이 CT모의치료과정에서 결정된다. 그러므로 CT모의치료장비가 설치된 모의치료실에서는 치료기와 동일한 laser pointer가 설치되어야 하며, 치료기와 마찬가지로 주기적으로 검정을 해야만 한다.

마지막으로 CT모의치료 촬영은 치료에 적용될 환자의 자세 및 고정기구를 그대로 이용하여 실시하게 되므로 내경의 크기가 작을 경우 환자의 자세 및 고정기구의 선택 폭이 매우 좁게 된다.

또한 CT모의치료의 목적은 진단이 아닌 치료실의 조건과 동일하게 하여 치료부위의 CT영상을 치료계획컴퓨터로 전달하는 것에 있으므로 해상도에 대한 부분보다는 환자의 자세 및 고정기구의 적용에 중점을 둔다고 할 수 있다.

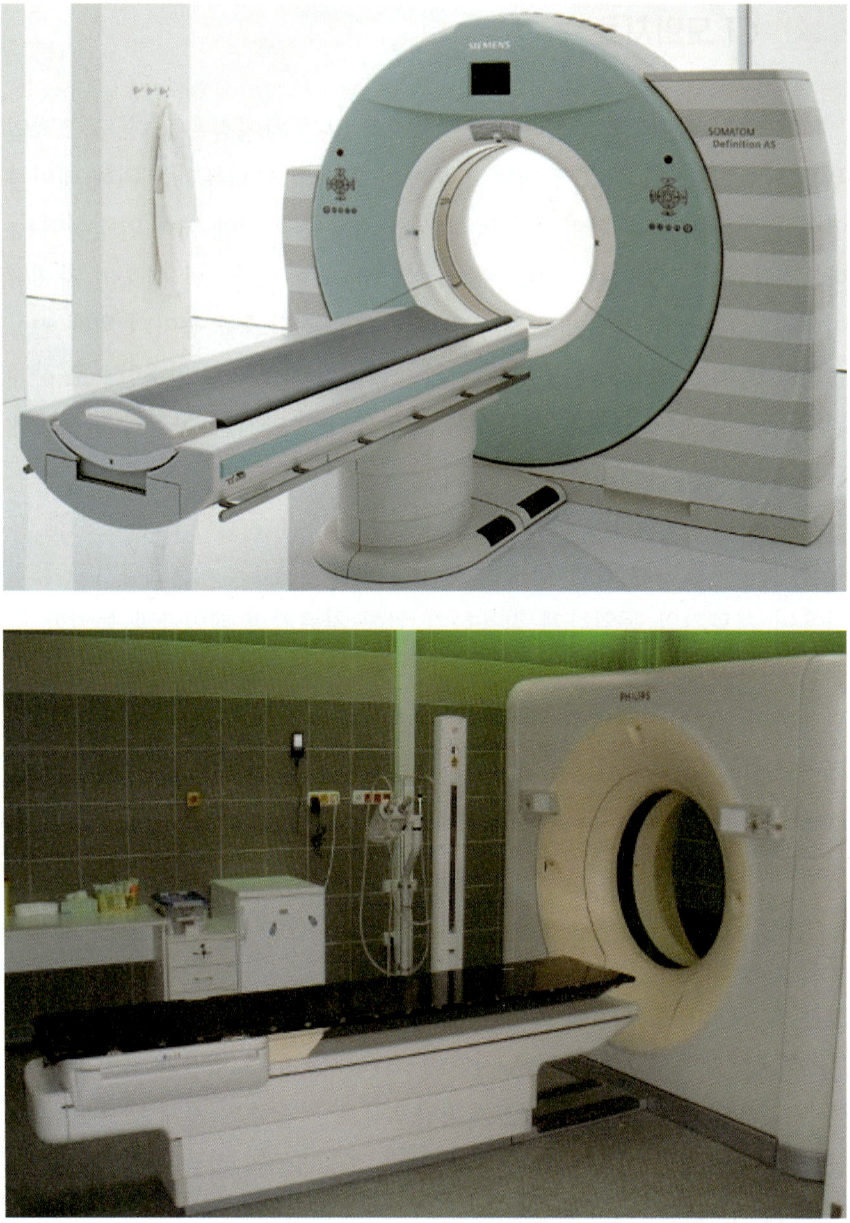

그림 2-31 진단용(위)과 치료계획용(아래) CT장비의 비교

3) 전자선 치료(Electron beam therapy)

전자선 치료는 1문조사로 시행되는 치료법으로 광자선치료에 비해 부속기구가 틀리다. 일반적으로 전자선 치료는 전자선의 특성으로 인해 콜리메이터에서 1차적으로 조사범위를 정하여도 체표면에 도달하기 전에 확산이 되므로 체표면 직전에 다시 한번 정형화시켜야 한다. 때문에 전자선 치료에서는 전자선용 콘을 장착하여야 하며, 이 전자선용 콘은 회전중심축과 5cm의 간격을 가지게 된다.

이러한 간격이 가지는 의미는 전자선 치료 시 SSD법을 이용하여 치료하게 되는데 SSD를 95cm 이하가 될 경우에는 전자선 콘이 장착되지 않거나 환자의 자세가 설정되지 않는다는 것이다.

물론 5cm의 갭은 환자의 굴곡면을 고려하거나 혹은 air gap기법을 고려하여 유지하게 되므로 전자선 치료는 기본적으로 SSD 100cm를 유지하게 되는 것이며, 부득이한 경우에는 확장 SSD법을 적용하여 치료하는 경우도 있다. 이처럼 전자서 치료는 체표면에 중심축을 두어 치료하는 SSD법을 적용하여 치료하며, 전자선용 콘을 적용하는 차이점이 있다.

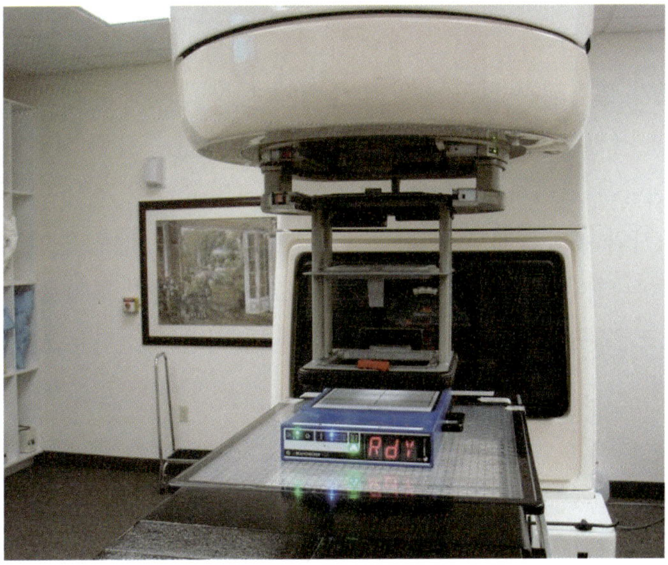

그림 2-32 전자선용 콘

4) 광자선 치료

이에 비해 광자선의 경우에는 SSD법과 SAD법 모두 적용이 가능하다. 하지만 SSD법의 경우 환자 자세의 설정이 번거로우므로 광자선 1문조사에서만 국한적으로 적용된다. 광자선 1문조사의 경우는 치료계획에서 기술한 바와 같이 표재성 치료 시 적용되지만 전자선 치료의 짧은 비정에 비해 종양의 크기가 클 경우 혹은 전자선 치료에 적용하기에는 깊은 경우에 적용되는 기법으로 주로 척추뼈암의 단순모의치료용 치료계획의 치료에 적용되는 기법이다.

대향 2문조사는 식도암 혹은 종격동암 등과 같이 양측에 주요 정상장기가 위치하거나 종양의 위치가 선속의 입사부와 출사부에 길게 걸쳐있는 경우에 적용되는 기법으로 주변 장기에 방사선 피폭의 거의 없으며, 선속 내 선량분포가 균등한 장점이 있다. 비대향 2문조사는 종양이 한 쪽으로 편중되어있는 경우에 많이 적용되는 기법으로 주로 직교 2문조사를 들 수 있다. 이러한 직교 2문조사는 쐐기필터를 적용하는 경우가 많은데 그 이유는 직교에 따른 선량분포가 불균형을 보이게 되므로 이러한 불균형을 보정하기 위해 적용된다. 일반적으로 직교 2문조사에서 쐐기필터의 적용각도는 45도 쐐기필터를 사용하지만 종양의 형태에 따라 적용되는 쐐기필터의 각도는 달라질 수 있다.

3문조사는 가장 기본적으로 Y형 조사를 들 수 있다. Y형 조사는 체내 선량분포가 밀집되지 않고 종양의 중심에 선량이 집중되는 형태를 보이게 되지만 저선량 영역이 넓게 퍼지는 단점이 있어 주요 정상장기의 위치 및 한계선량을 고려하여 적용하여야 한다. 그리고 Y형 조사 이외에도 직교 2문조사와 유사하게 선속의 방향을 120도 혹은 180도 안에 분포하도록 설정하는 경우도 있다. 이는 직교 2문조사와 유사한 특징을 가지고 있으며, 직교 2문조사에 비해 저선량 영역은 높지만 고선량분포가 낮은 특징이 있다.

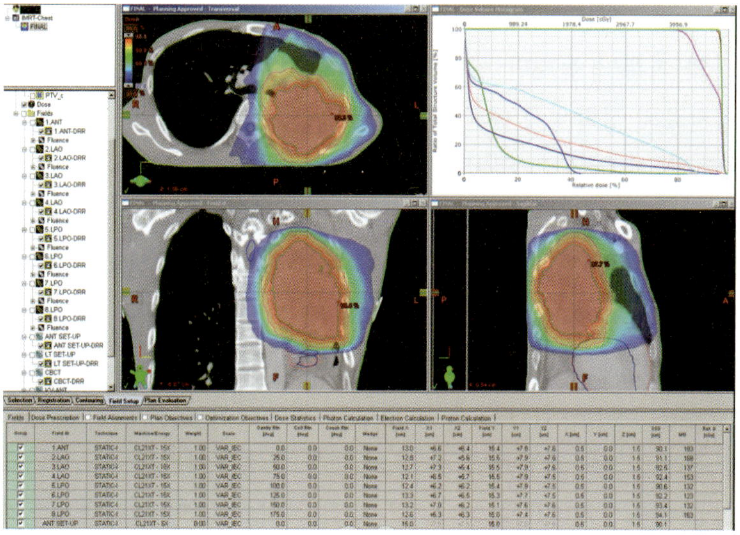

그림 2-33 광자선 치료계획

5) 영상유도 방사선 치료

보고자 하는 영상의 종류에 따라 OBI, CBCT, EPID로 나뉘어진다. OBI는 kV에너지를 이용하여 중심점을 기준으로 원하는 각도의 영상을 획득하여 치료계획의 CT영상을 재구성한 DRR영상과 비교하게 되는 것이다. 이때 OBI영상은 2차원적인 영상으로 1개 혹은 2개 각도의 영상을 이용하여 비교하게 된다. 이러한 OBI영상은 영상의 획득 및 비교평가는 비교적 간단하지만 2차원적인 영상이므로 2가지 각도의 영상이 서로의 확대율 영향은 주지 못하게 되어 위치조정 후 재촬영이 반드시 진행되어야 하는 단점이 있다.

CBCT는 치료계획에 적용된 CT영상을 기준으로 하여 치료실에서 OBI를 이용하여 각도별 영상을 획득한 후 3차원적인 영상으로 재구성한 CT영상인 CBCT를 모니터로 겹쳐 비교하는 것이다. 이때 CT영상은 관상면, 시상면, 횡단면의 3가지 축에 대해 비교하는 것으로 좌표의 움직임에 대해 3가지 영상이 모두 변화하므로 OBI와는 상대적으로 확대율을 고려할 필요는 없다.

EPID의 경우에는 MeV단위의 에너지를 사용하여 영상의 선예도가 낮고 환자의 피폭이 높지만 실제 조사되는 조사면을 실시간으로 확인하기 때문에 치료의 정확성에 대한 평가가 쉬운 장점이 있다.

이러한 OBI, CBCT, EPID는 다시 세부적으로 나누어지는데, OBI의 경우 선속방향과는 상관없이 전후영상과 측면영상 2가지 방향을 통해 검증하는 방법과 각 선속방향에 대해 단일 혹은 다면의 영상을 획득하여 검증하는 방법이 있다.

그리고 CBCT의 경우에는 단일방법이지만 체부가 좁은 두부, 사지 등의 경우에는 180도 회전을 통해 영상을 획득하여 신속성을 증가시키게 되지만 흉부, 복부, 골반부와 같이 큰 범위의 경우에는 360도 회전을 통해 영상을 획득해야하므로 상대적으로 영상획득시간이 늘어나게 된다.

마지막으로 EPID의 경우 단순조사와 이중조사로 나뉘어지며, 단순조사는 조사되는 면만 보여주지만, 이중조사의 경우 조사되는 면과 조사면을 넓혀 한번 더 조사하기 때문에 주위장기의 묘사도 같이 보여줘 위치 및 조사범위의 정확성도 같이 검증할 수 있다. 그리고 조사시기도 치료 전 조사 혹은 치료 중 조사, 그리고 치료 후 조사로 나뉘어 선택할 수 있다.

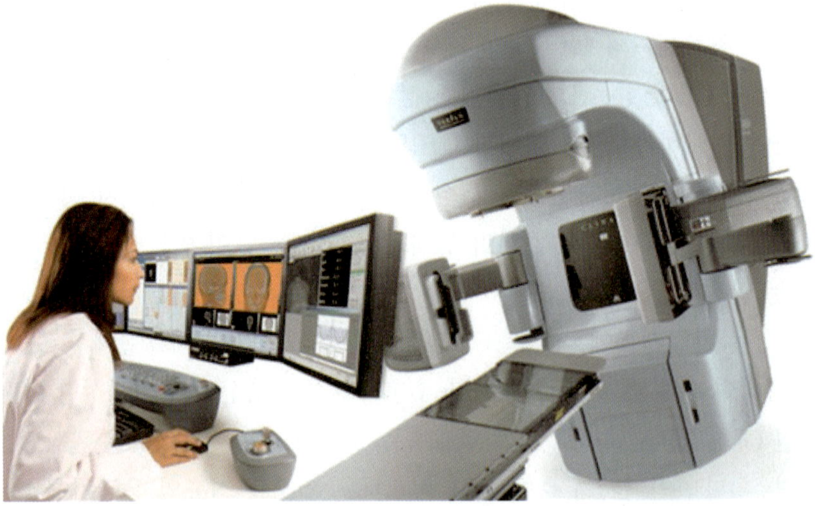

그림 2-34 **영상유도 방사선 치료**

6) 호흡주기동조 방사선 치료

호흡주기동조 방사선 치료는 호흡주기동조 방사선 치료계획에서 도출된 결과를 이용하여 방사선치료를 실시하는 것이다. 이때 호흡주기동조 방사선 치료의 준비과정이 필요하다. 4D CT 모의치료 촬영 시 적용하였던 호흡패턴 표식용 마커와 마커를 인식하는 카메라를 치료실에서도 동일한 위치에 설치하여 적용하여야 한다. 환자의 체표면에 표시된 마커 위치에 마커를 올려놓고 카메라를 통해 마커의 움직임을 확인한다. 그리고 마커의 움직임이 조종실의 컴퓨터에 호흡패턴으로 표시가 되면 치료계획에서 설정된 호흡패턴 그룹을 다시 한번 확인하여 오차발생을 방지한다. 호흡패턴을 모니터링하면서 안정화될 때까지 확인한 후 치료를 시작하여야 한다. 환자는 치료 시작 전 긴장을 하게 되므로 이로 인해 호흡패턴이 틀려지므로 안정될 때까지 모니터링 하여야 한다. 그리고 치료 시작 후에도 환자가 다른 인자로 인해 호흡패턴이 달라질 수 있으므로 지속적으로 모니터링하여야 하며, 호흡패턴뿐만 아니라 치료기의 작동에 대한 모니터링까지 하여야 한다.

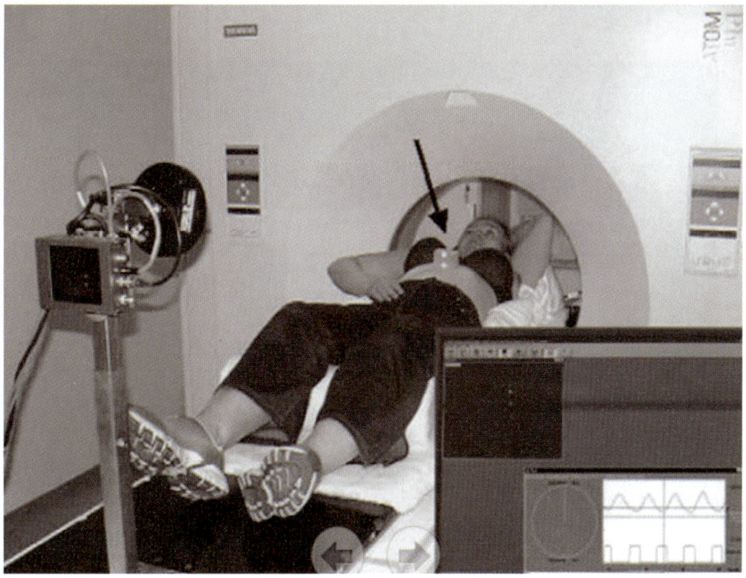

그림 2-35 **호흡주기동조 방사선 치료**

7) 수술 중 방사선 치료

수술 중 방사선 치료는 기존의 외부조사의 단점을 보완한 치료법이다. 외부조사의 경우 체외에서 조사된 방사선이 종양을 투과하면서 종양의 치사를 유도하는 방법이지만 선속 내에 위치한 정상장기의 피폭이 동반된다. 이 정상장기의 부작용을 줄이기 위해 여러방향에서 조사를 하게 되지만 경증의 부작용은 동반될 수 밖에 없다. 또한 체내에 위치한 종양의 위치를 간접적으로 확인하기 위해 체표면에 표식을 하며, 자세확인 촬영 등을 실시하게 되지만 실제 조사 시 정확성에 대한 부분은 미지수이다. 이를 개선하기 위해 종양제거 수술을 함과 동시에 종양제거 조직에 대해 병리학적 수준의 암세포를 대상으로 방사선 조사를 실시하게 된다.

외부조사의 경우 체내 심부에 위치할 경우 선량이 심부까지 전달되도록 광자선을 적용하게 되지만 수술중 방사선 치료의 경우에는 개복된 상태에서 치료부위를 외부도 노출시키므로 광자선이 아닌 전자선을 이용하여 조사를 하며, 조사부위 후방에는 차폐체를 위치시켜 정상장기의 피폭이 전혀 일어나지 않도록 한다.

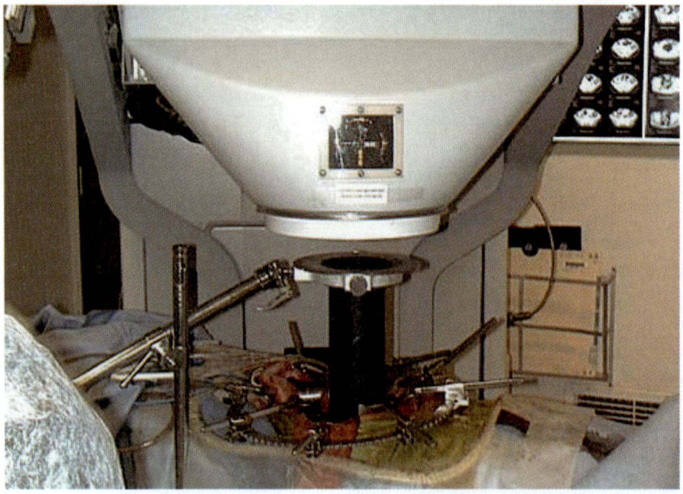

그림 2-36 수술 중 방사선 치료

이러한 방법은 수술 시 1회에 한해서 실시하게 되므로 조사량은 1회 조사에 대한 BED를 계산하여 선량을 결정하게 된다. 그리고 전자선 사용 시 기존의 전자선용 콘을 사용하지 않고 별도의 전자선용 원통형 콘을 사용하여 불필요한 피폭은 피하게 한다.

수술 중 방사선 치료는 앞서 기술한 바와 같이 정상장기의 피폭이 전혀 없고, 종양에만 필요한 선량을 조사하고, 1회 조사로 마무리되는 장점이 있지만 실제 운용 시 수술 실에 수술 중 방사선 치료용 선형가속기를 설치하기에는 경제적인 비효율성이 높아 문제가 된다.

때문에 선형가속기 방사선 치료실을 무균상태로 만들어 치료실 내에서 수술을 실시하게 되는데 이때 준비과정이 매우 복잡하고 까다로워 실제 운용에 문제가 많다. 더군다나 실제 적용 시에도 치료실을 무균상태로 만든다고 하여도 실제 수술중 방사선 치료로 인해 감염의 우려가 높게 된다. 실제로도 이러한 감염의 위험 때문에 수술 중 방사선 치료는 많이 시행되지 않고 있는 실정이다.

8) 토모테라피(Tomotherapy)

토모테라피는 선형가속기와 전산화 단층촬영장치가 합쳐진 장치라고 할 수 있다. 전산화 단층촬영장치와 동일하게 테이블이 피치값을 가지면서 이동하고 내부에 장착된 선형가속기에서 6MV광자선이 회전을 하면서 조사하게 된다. 이때 불필요한 조사를 피하기 위해 조사 선속 내에 다엽콜리메이터를 장착하여 조사 선속의 범위를 조절하게 된다. 그리고 부채꼴 형태의 조사 선속을 나타내게 되므로 선속평탄 여과판이 불필요하게 되어 선형가속기와 다른 선량분포를 가지게 된다.

토모테라피의 특징은 장치 내에 2가지 에너지를 방출할 수 있도록 하여 3.5MV 에너지를 이용하여 환자의 자세 및 치료계획을 실시하고 실제 치료에는 6MV의 에너지를 이용하게 된다. 이러한 장비는 다른 방사선치료기에 비해 체내 전체를 지나가면서 필요한 부위에 조사를 시행하게 되므로 큰 종양이나 여러 종양의 방사선치료에 유용하다고 할 수 있다. 특히, 선형가속기로 치료하였던 전신 림프절 조사, 전신조사(TBI), 뇌척수 조사와 같이 특수기법을 적용하여야만 했던 조사영역을 토모테라피를 이용하여 보다 효율적으로 치료할 수 있게 되었다.

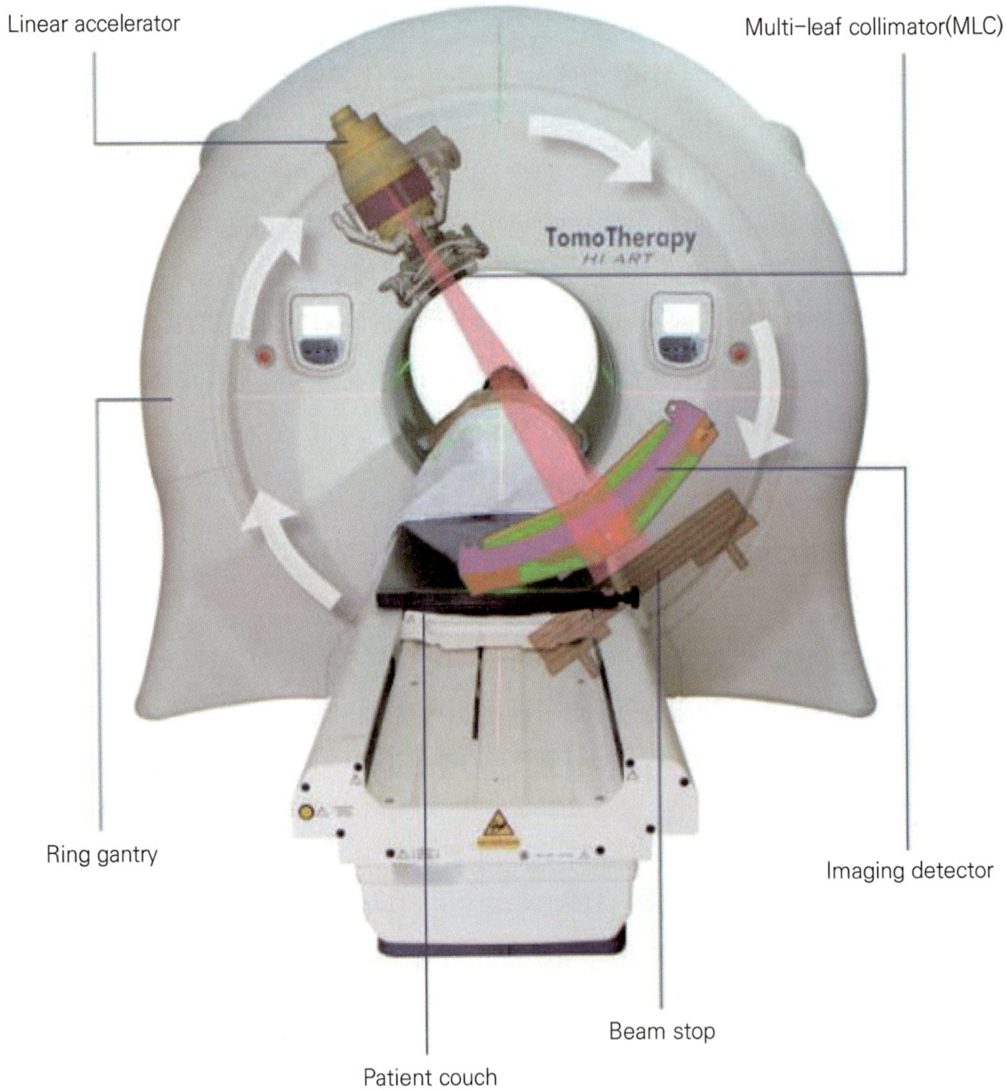
Linear accelerator
Multi-leaf collimator(MLC)
TomoTherapy
Ring gantry
Imaging detector
Beam stop
Patient couch

그림 2-37 토모테라피

9) 사이버 나이프(Cyberknife)

사이버 나이프는 로봇팔에 선형가속기를 부착시킨 형태로 정위적 방사선 수술의 대표적인 치료기라고 할 수 있다. 로봇팔은 6개의 관절로 이루어져 있어 다양한 방향의 조사가 가능하며, 조사선속은 원형 콜리메이터를 이용하여 최소 7.5mm에서 최대 60mm의 조사범위를 가지고 조사한다. 조사선속의 수는 약 1200개 이상의 방향을 선택하여 적용하게 된다. 그리고 6 degree 카우치의 적용으로 방사선사가 치료 중 자세가 틀어질 경우 치료실 내로 들어가서 조정하지 않고 외부에서 카우치의 전후, 좌우, 상하 뿐만 아니라 pitch, yaw, roll 방향으로 보정하여 치료할 수 있다.

그리고 체부의 정위적 방사선 수술을 위해 선형가속기와는 다른 tracking 기법을 적용하여 종양의 움직임을 호흡 패턴에 따라서 추적치료하는 기법을 적용하게 되었다. 이를 통해 사이버 나이프 치료기는 정위적 방사선 치료기에서 빼놓을 수 없는 장치가 되었다. 뿐만 아니라 최근에는 사이버 나이프 치료기의 조사 선속을 원통형 콘이 아니라 다엽콜리메이터를 부착하여 더욱 다양한 변화요소를 가질 수 있게 되었다.

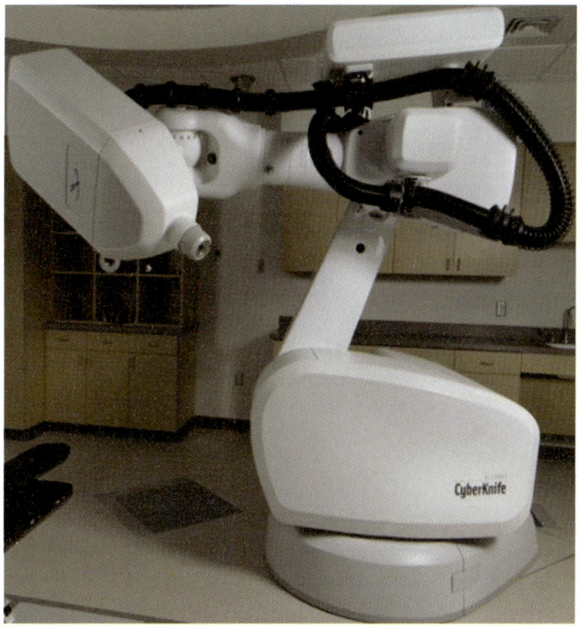

그림 2-38 사이버 나이프

10) 양성자 치료기

양성자 치료기는 기존의 선형가속기와는 다르게 전자를 가속시키지 않고 양성자를 가속시켜 조사하는 장치이다. 이러한 양성자 치료기는 Bragg peak를 이용하는 치료기법으로 아래의 그림과 같이 일정 깊이 이전까지는 저선량이 분포하고 일정 깊이에서 고선량이 분포한 후 선량 지속이 없어져 버린다. 이러한 특징은 종양에는 적절한 선량을 주고 정상장기에는 최소한의 선량을 주는 방사선치료의 최종 목적과 같다고 할 수 있다.

양성자 치료기의 적용 시 종양의 두께 및 깊이 등을 고려하여 선속의 변화를 유도하거나 겹쳐 치료에 적용된다. 즉 이러한 적용은 심부종양에 적절한 선량을 주기 위해 심부종양 이전에 위치한 정상장기에 어느 정도의 선량이 전달될 수 밖에 없다. 하지만 이러한 점이 있더라도 선형가속기의 일반적인 치료에 비해 매우 우수한 선량분포를 보이고 있다는 것은 명백하다.

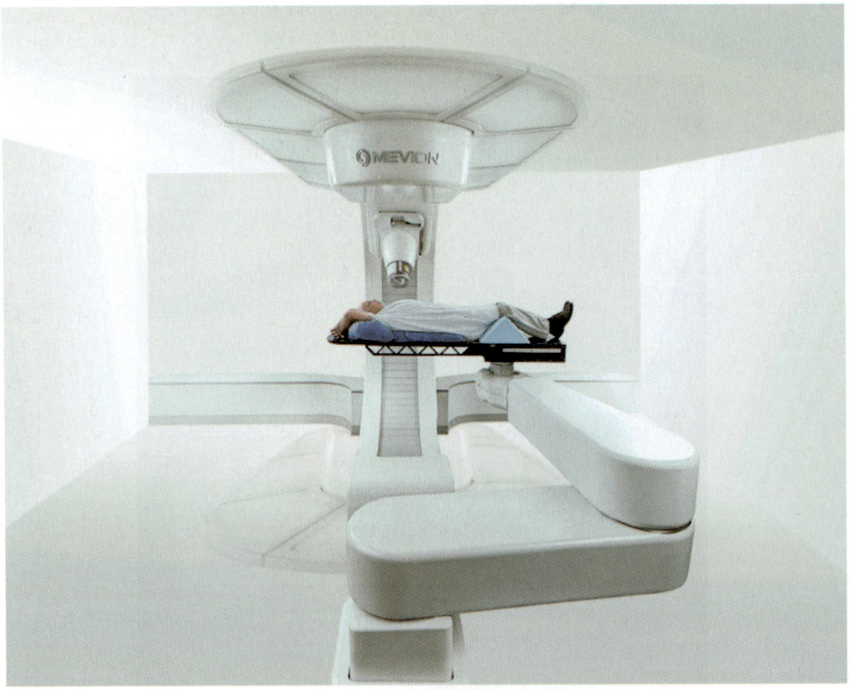

그림 2-39 양성자치료기

11) 3D 전신 촬영기(EOS)

우리나라에서 신의료기술로 2016년 2월 인정받은 장비이며, 노벨 물리학상을 받은 기술로 단 한 번의 촬영으로 전신 근골격 정보를 세계 최저 방사선피폭 기술로 입체적으로 얻을 수 있는 기술이다. 환자 자신의 체중을 실은 상태에서 척추, 골반, 하지 정렬 정보를 정확히 반영하므로 진단적 가치를 한층 높였다. 2016년 하반기에 국내에 처음 도입될 예정이다.

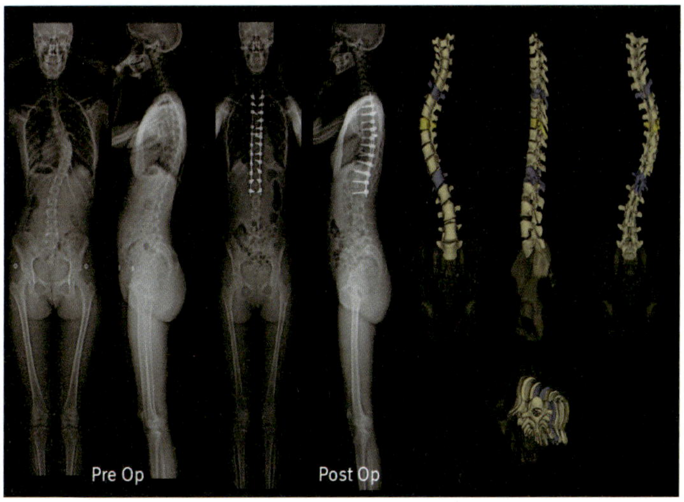

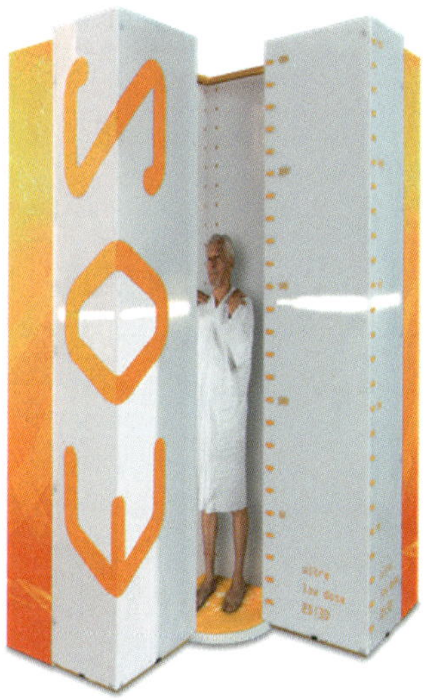

그림 2-40 EOS

03

진단검사의학 기기

Chapter 03 진단검사의학 기기

1. 진단검사의학의 개요

환자로부터 분리한 혈액, 조직, 체액 등을 화학, 물리, 생물학적인 방법을 이용하여 질병의 진단과 치료에 결정적인 정보를 얻어 제공하는 것은 물론, 그에 필요한 이론과 실기를 종합적으로 다루는 학문이다. 새로운 의학의 한 분야로서, 골수와 혈액 안의 혈구에 대한 연구를 목적으로 하는 혈액학과 간 기능, 신장 기능, 심장 질환, 당뇨병 등의 진단과 치료에 필요한 혈액과 체액을 검사하는 임상화학, 세균·바이러스·기생충 등 미생물을 다루는 임상미생물학, 채취한 조직을 통해 표본제작과 조직 내 구성 성분을 연구하는 조직병리학 등이 주를 이룬다.

그밖에 기생충학, 진단세포학, 요화학, 인체생리학, 임상면역학, 임상혈청학 등이 포함되며 주로 환자의 혈액·소변·체액·조직 등의 검체를 사용해 질병의 진단·경과·치료효과·예후 등의 추정 판단에 필요한 검사의 적용 선택, 검사 결과의 판독·해석 등을 이끌어내는 학문이다.

한편, 진단검사의학의 한 분야로 최근 생리학적 검사가 다양화 되고 있는데 이는 인체 기관의 전기적인 활성(activity)을 인체 내.외로 유도하여 이를 기록, 분석, 평가 후 질병의 진단, 예후 관찰 및 추적검사가 가능하다.

2. 진단검사기기의 이용

1) 생리기능검사

임상생리학적 검사의 업무영역은 순환기계 검사로 심전도검사(ECG), 심음도검사(PCG) 등이 있으며 신경기능검사로 뇌파검사(EEG), 근전도 검사(NCV), 뇌유발전위검사(EP), 뇌혈류검사(TCD), 다원생체기능검사 등이 있다. 폐기능 검사로는 환기기능검사, 폐포기능검사, 폐순환검사, 기타 알러지검사 등이 있으며 기타생리학적 검사로 전기와우검사, 안구 전위검사, 망막전위검사, 화상검사, 감각기능검사, 전정기능검사, 청력검사 등이 있다.

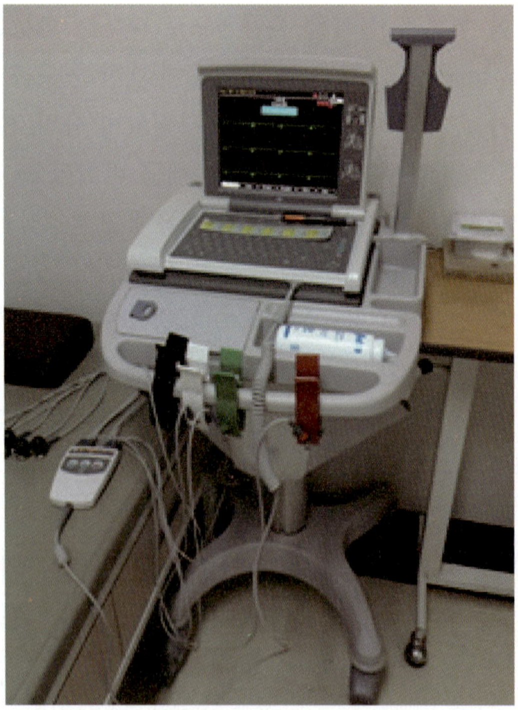

그림 3-1 심근세포에 발생하는 전기적 변화를 측정하는 심전도 기기

(1) 심전도(ECG) 검사

① 심전도(Electrocardiogram ; ECG)

심근세포에서 발생되는 전기적 변화를 심전계를 이용하여 그래프로 기록하는 파형을 말한다.

② 임상적 의의

부정맥, 허혈성심질환, 심방 및 심실비대, 심막염 등의 진단에 도움이 된다.

(2) 부하심전도(Treadmill test)

① 운동부하 검사

전동으로 회전하는 벨트 위를 보행시켜 부하(Bruce의 protocol 방법)를 주면서 운동 중의 심전도 및 혈압을 관찰하는 검사이다.

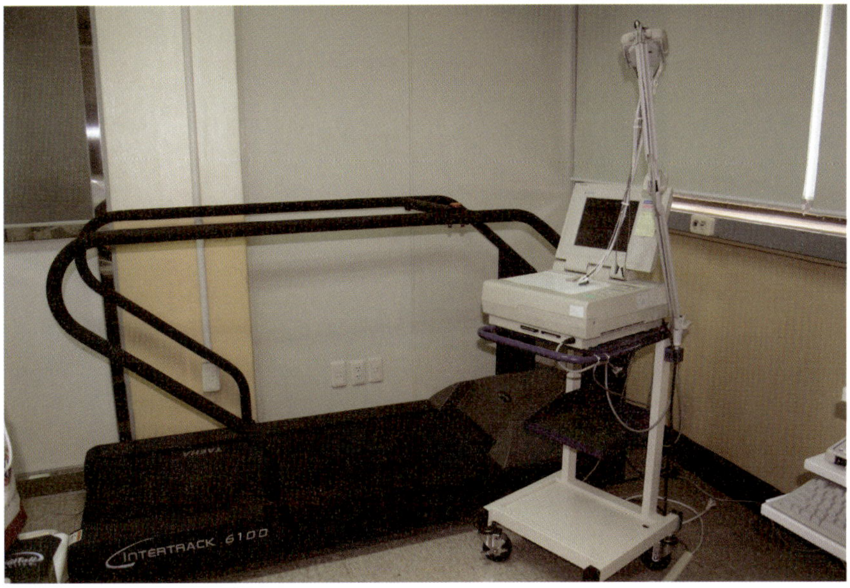

그림 3-2 부하심전도를 측정하는 12채널 장비

② 임상적의의

관상동맥질환에서 필수적인 검사, 인체의 운동능력을 평가, 순환기 질환의 치료 등의 진단에 활용 된다.

(3) 24시간 심전도(24hr Holter ECG)

환자가 일상생활을 하면서 활동 중에 심전도를 기록하는 방법이다. 검사의 의의는 간헐성 부정맥의 진단, 부정맥과 일상생활과의 연관성 유무, 인공심박동조율기의 기능을 평가하고자 할 때, 허혈성 심장병이 있거나 의심이 될 때 ST분절 변화를 관찰하고자 할 때 등에 이용된다.

환자가 24시간 Holter 장비를 달고 하루를 지내며 증상이 있을 시 버튼을 누르고 기록한다. 24시간이 지난 후에 장비를 떼고 검사자가 장비 낸 오류와 부정맥 등의 이상 파형을 잡지 못한 것을 올바르게 교정하는 작업을 거친 뒤 의사에 전달한다.

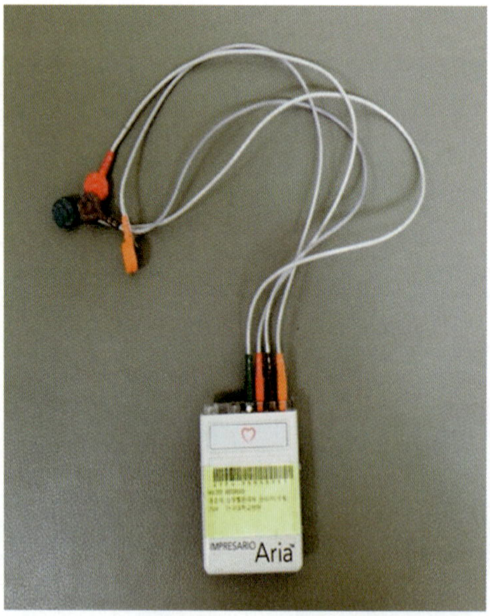

그림 3-3 24시간 심전도(24hr Holter ECG)

(4) 뇌파(Electroencephalogram) 검사

① 뇌파검사

대뇌피질에서 일어나는 뇌 세포 활동의 전기적 전위라 하며 뇌파검사를 측정함으로 환자의 전기 생리학적 이상 유무를 판단하고 질병의 진단과 치료, 예후 관찰과 추적 검사이다.

② 임상적 의의

간질, 경련성질환, 두통, 뇌종양, 뇌혈관질환, 의식장애의 유무나 정도, 뇌막염, 뇌사판정 등의 진단에 활용된다.

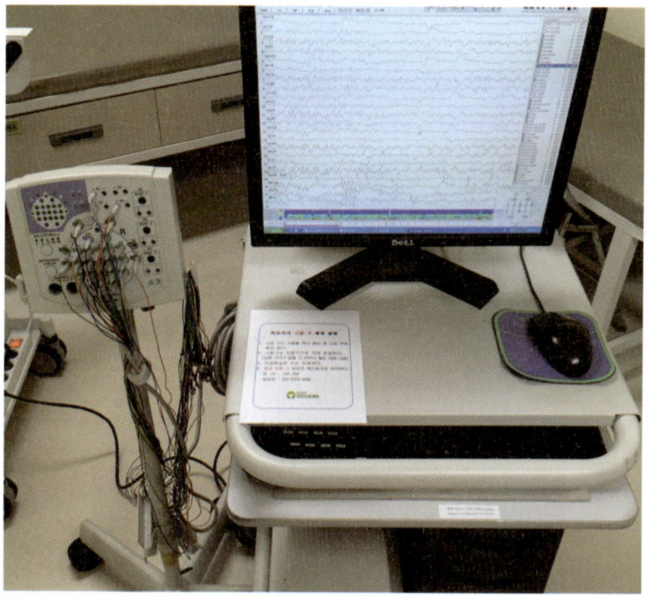

그림 3-4 **뇌파 검사기기(EEG 9200)**

(5) 뇌혈류기(Transcranial Doppler Ultrasonography ; TCD)

① 뇌혈류검사

Doppler 효과를 이용하여 비침습적인 방법으로 두개강 내 혈류의 속도와 방향 등을 측정하여 두개강 내 혈류 역학적인 변화를 평가하는 검사이다.

② 임상적의의

경동맥계, 추골기저동맥계, 정상측부순환로 등의 질환 진단에 도움이 된다.

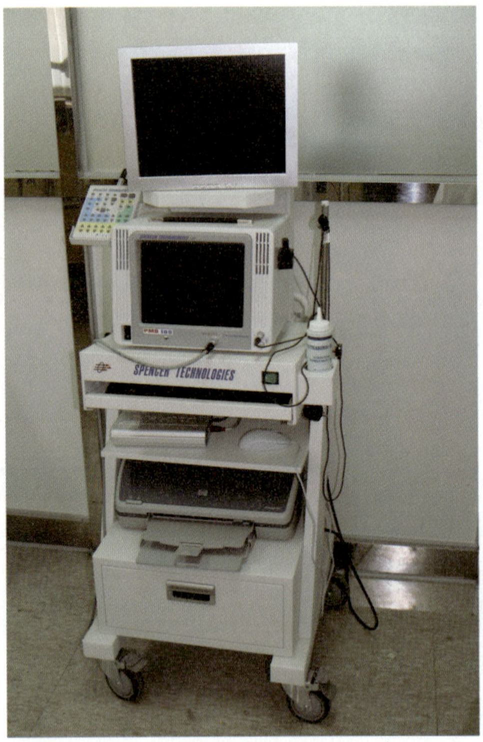

그림 3-5 도플러 효과를 이용한 뇌혈류 측정기기(TCD100M)

(6) 유발전위(Evoked potential)검사

① 유발전위 검사

유발전위는 특히 Time locked signals 이라 하여 신경계의 각 감각부위를 자극 한 후 일정한 시간대에 비교적 일정한 형태의 신호가 나타나는데 걸리는 시간이 지연되었는지 판단하여 해당 감각기관계의 신경학적 이상을 평가하게 된다.

② 임상적 의의

시각유발 전위, 청각유발전위, 감각신경 유발전위 등의 진단에 도움이 된다.

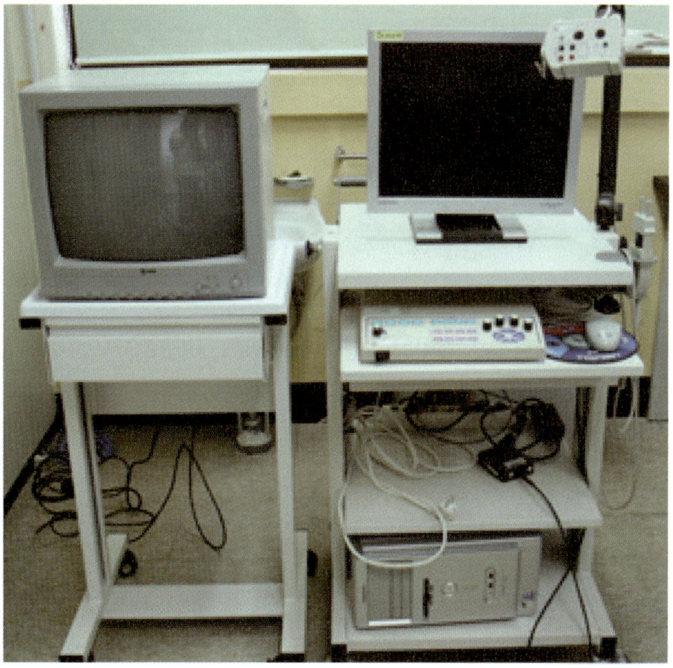

그림 3-6 신경학적 이상을 측정하는 유발전위검사 기기

(7) 폐활량기(Electronic spirometer)

① 폐기능검사(pulmonary function test)

폐포와 혈액사이의 산소 및 이산화탄소 교환율 검사와 폐확산 능력검사 등을 검사한다.

② 임상적 의의

환기기능검사, 폐용량검사, 호흡저항검사, 폐내가스 분포검사, 폐탄성 검사 등을 할 수 있다.

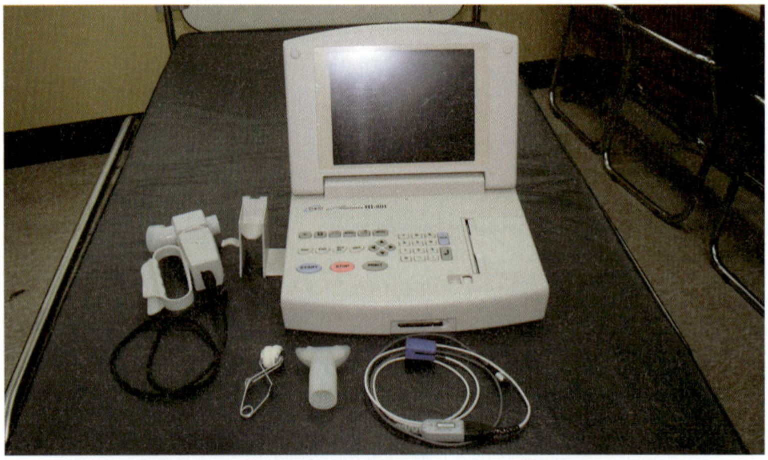

그림 3-7 폐활량 측정기기(HI-601, HI-801)

(8) 동맥경화도 검사

동맥경화란 주로 혈관 내막에 콜레스테롤이 침착하고 세포증식이 일어나 혈관이 좁아지는 것을 말한다. 팔 다리의 혈압과 혈류 속도 등을 비교하여 주요 동맥 혈관의 경화도를 측정하고 혈관의 노화도 및 혈관 나이를 평가한다. ABI(ankle brachial index)는 발목과 팔의 혈압차를 통해 혈관의 병변으로 인한 혈관의 협착 정도를 알게 해주는 지수이며 PWV(pulse wave relocity)는 맥파 전파속도 측정을 통해 혈관의 경화 정도를 알게 해 주는 지수이다.

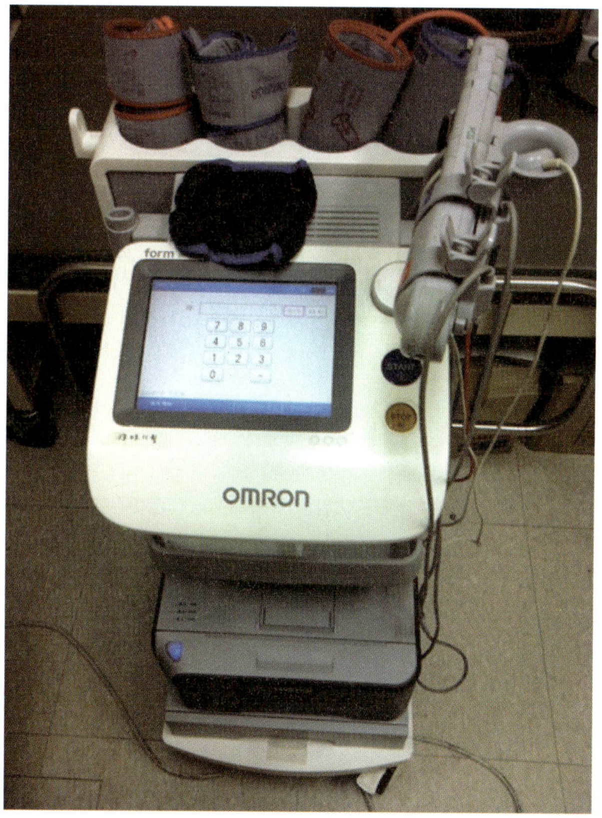

그림 3-8 동맥경화도 검사기기

2) 조직병리검사

(1) 임상적 의의

생검(biopsy)과 부검(autopsy), 수술시료(surgical specimen), 탈락세포(exfoliative cell) 등의 검체를 대상으로 조직세포의 형태와 배열을 관찰하여 질병의 상태와 원인, 예후를 판단하고 질병과의 유연관계를 연구하는 학문이다.

따라서 조직검사는 생체의 일부에서 얻은 조직으로 신속하게 현미경 표본을 만들고 그 표본을 병리전문의가 관찰하여 병변에 따라 병리조직학적 진단을 얻는 검사로 최종 확정 진단의 의미가 있기 때문에 임상의는 치료방침을 결정하여 환자를 치료하게 된다. 응급 조직검사 시 사용하는 장비로 검사하고자 하는 조직을 -50℃로 얼린 후 조직을 10㎛로 박절 한다. 부속장비로는 열추출기, 냉각판, 절편신전판, 조직재물대 등이 있다.

(2) 자동침투기

조직 표본 제작 시 조직에 파라핀을 자동을 침투시키는 장비이다. 즉 탈수, 투명, 침투과정을 자동으로 처리하는 장비이다.

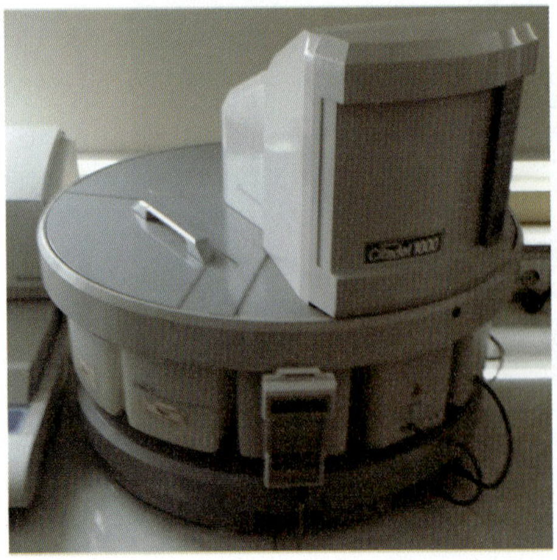

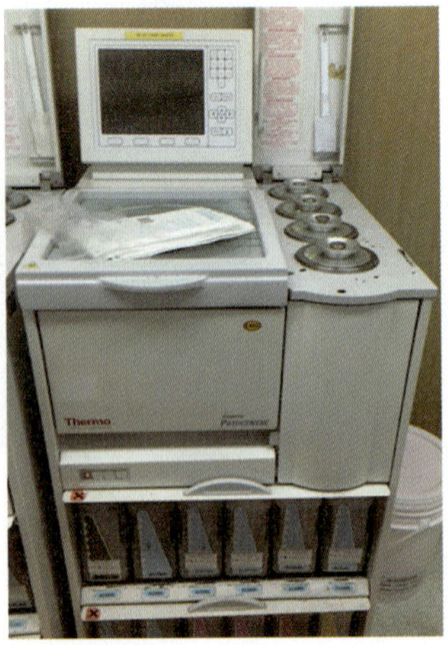

그림 3-9 조직 포매를 위한 파라핀 자동침투기

파라핀이 침투된 조직 블록을 4~6㎛로 박절하는 장비이다. 종류는 활주식 박절기와 회전형 박절기가 있으며 그림은 회전형 박절기이다. 회전형 박절기는 연속 절편을 만들 수 있으며 검사건수가 많은 병원검사실에서 많이 사용된다.

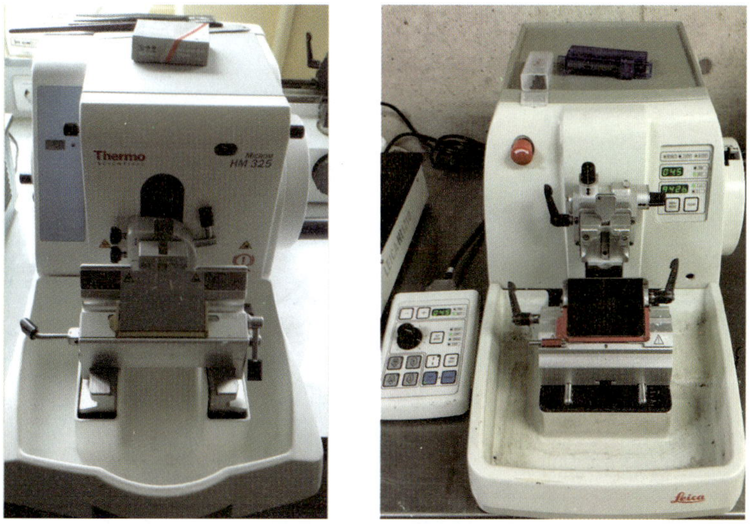

그림 3-10 **회전식 박절기(microtome)**

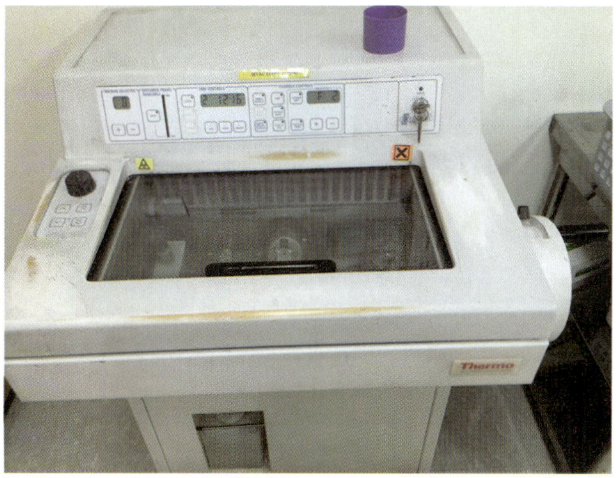

그림 3-11 **응급 조직검사에 많이 이용되는 냉동미세절단기(cryostat)**

(3) 자동 염색기(autostainer)

파란핀이 침투된 조직을 박절한 후 조직 염색 시 사용되는 자동화 장비이다. 염색 시 핵은 헤마톡실린에 의해 청자색으로, 세포질은 에오진에 의해 붉은색으로 염색이 된다. 이 장비는 탈파라핀 과정부터 시작하여 조직 염색 후 봉입 전 투명 과정까지 자동 진행한다.

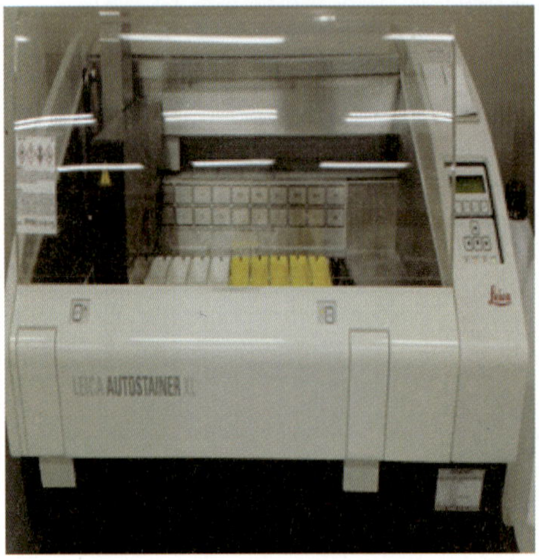

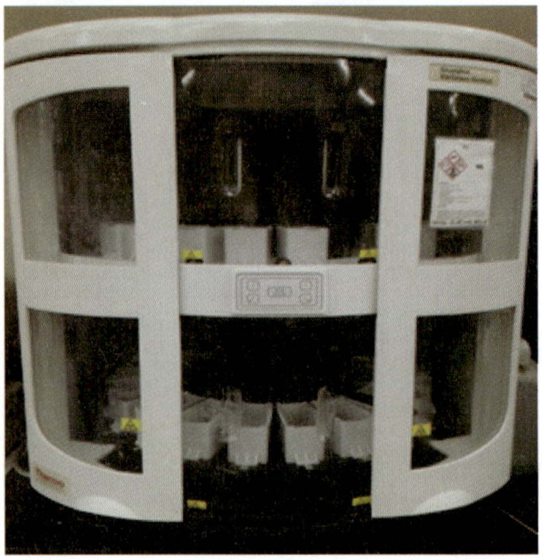

그림 3-12 작은 조직(좌)과 큰 조직 Hematoxylin-Eosin 염색에 이용하는 자동염색기

(4) 액상세포 검사기기

진단하고자 하는 신체 부위의 탈락세포를 보존액으로 처리해 변질과 변형이 없게 한 뒤 자동으로 여과, 단층화 함으로써 공기압 등으로 슬라이드에 잘 붙도록 해 정확한 판독이 가능하도록 한 장치이며, 자궁암, 두경부암, 갑상선암, 유방암, 피부암, 악성 림프종, 신장암, 위암 등 주요 암 진단에 사용한다.

검사방법

① 임상의사가 솔(brush)로 비정상 세포를 채취

② 비정상 세포가 포함된 검체를 thinprep vial에 수거

③ 세포는 즉시 보존처리 되어 병리과로 이송

④ 필터처리과정을 통해 세포를 균일하게 분산

⑤ 대표성이 높고 깨끗하고 얇은 도말층 형성

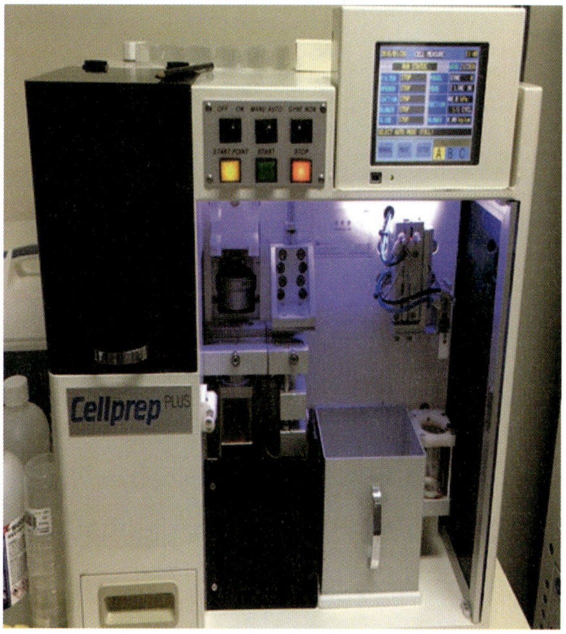

그림 3-13 액상세포 검사기기 cellprep plus

3) 임상미생물 검사

임상미생물학(clinical microbiology)은 진단검사의학의 한 분야로 미생물감염이 의심되는 환자로부터 유래된 검체에 미생물에 감염 여부와 만약 감염이 되어 있다면 그 미생물이 어떤 미생물인지에 대한 정보를 제공하고 동정(identification)이 된 미생물이 어떤 항균제에 감수성이 있는지를 확인하여 정보를 제공하는 학문이다. 만약 감염이 의심되면, 감염 부위와 증상에 따라 소변배양, 대변배양, 체액배양, 객담배양, 혈액배양 등을 실행하며 배양 전 세균 염색은 동정과 사전 치료 등에 상당한 도움이 된다.

미생물 분류학(taxonomy)는 미생물을 다양한 연구를 통하여 정열 또는 정리하여 그룹으로 나누는 학문이며 미생물의 형태, 생리, 유전 등의 모든 면을 연구하고 이들을 종합적으로 해석한다. 일반적으로 분류학을 분류, 명명, 동정 3가지로 나눈다. 분류(Classification)는 여러 미생물을 몇 개의 그룹(taxon이라고 함)으로 나누는 과정이며 가장 기본적인 단위 그룹은 종(Species)이다. 명명법(Nomenclature)은 국제적으로 인정된 방식으로 taxon에 이름을 부여하며, 동정(Identification)은 모르는 미생물을 연구, 조사하여 기존에 분류된 taxon에 속하는 지를 밝히는 과정이다.

(1) 염색 및 현미경 검사

미생물의 염색은 세균의 편모, 아포, 협막과 세균의 특성 등에 따라 방법이 달라질 수 있다. 가장 많이 이용되는 미생물 염색 검사는 그람염색(gram stain)이며, 검체 내에 그람 양성균, 그람 음성균, 알균과 막대균의 구분을 빠른 시간 내에 할 수 있다. 특히 그람 염색은 배양검사가 나오기 전에 미생물의 유무에 대해 미리 알 수 있는 장점이 있지만 단정하기는 어려운 단점이 있다. 결핵의 경우 Ziehl-Neelsen 항산성 염색을 함으로써 결핵균과 비결핵 미코박테리움(mycobacterium) 균의 존재 여부를 추정할 수 있다.

① Gram stain(Hucker변법) 검사

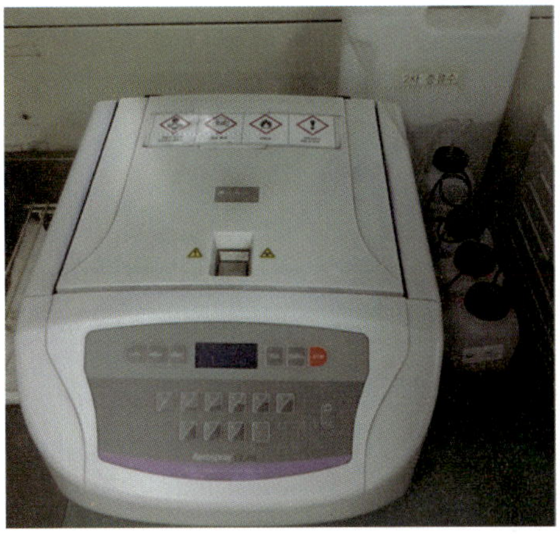

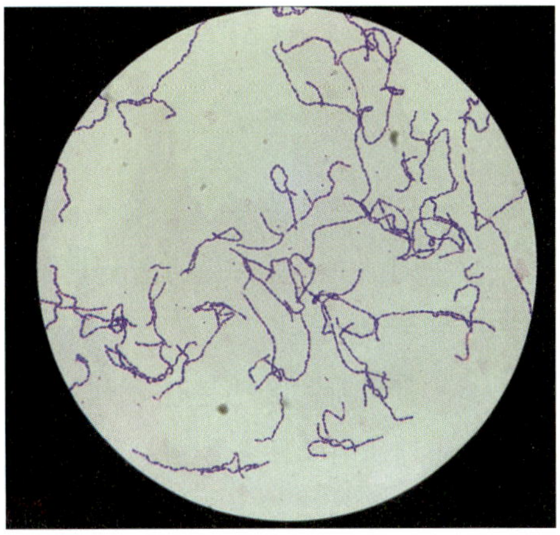

그림 3-14 자동화 염색장비 및 염색된 그람양성 사슬알균의 모습

가. 임상적인 의미 및 목적

검체가 적당한지, 염증이 있는지, 감염세균이 있는지, 혼합 감염인 경우 어느 세균이 가장 많은지(predominant) 알 수 있다. 배지선택에 도움이 되고 검사결과에 따라 항균제 선택을 할 수 있으므로 환자의 치료에 도움을 줄 수 있다. 임상 검사물을 도말, 염색 하여 검사결과를 즉시 알 수 있으며 세균의 종류와 수, 농세포 등을 볼 수 있다.

② Rhodamine auramine 항산성

가. 목적 및 원리

임상에서는 결핵의 원인체인 Mycobacterium tuberculosis(결핵균)이나 나병의 원인균인 M. leprae(나병균)의 검출을 위해 사용된다. 250~400배의 확대로 찾으므로 단시간에 넓은 시야를 조사할 수 있다. 의심되는 세균이 관찰 되면 강 확대로 확인해야 한다.

Carbofuchsin 염색과 마찬가지로 형광색소(fluorochrome dye)도 항산성균의 세포벽에 있는 mycolic acid를 선택적으로 염색해서 형광현미경으로 관찰하면 노란색으로 보인다.

나. 염색방법

- 도말표본을 만들고 열로 고정한다.
- Rhodamine auramine액을 떨어뜨리고 15분간 염색한다. 말라서는 안 된다.
- 탈색제로 2~3분간 탈색한다. 슬라이드는 분홍색 빛을 띤다.
- 대조염색으로 3~4분간 염색한다. 말라서는 안 된다.
- 증류수로 충분히 씻고 슬라이드를 세워서 말린다.
- 형광현미경으로 관찰한다.

다. 결과

배경은 녹색이고, 항산성균은 황등색으로 보인다. 선별은 400배로 하고 확인은 1000배로 한다. Rhodamine auramine 항산성 염색에서 양성으로 보이면 탈색하여 다시 Ziehl-Neelsen 항산성 염색으로 확인 검사하여야 한다.

(2) 세균배양검사(culture test)

세균배양은 임상 검체에 있는 세균을 증식시키는 과정이며, 배양된 균을 분리하여 병원성세균과 정상 균무리(normal flora)을 나누고 세균의 감염을 진단하기 위해 시행한다.

한 개의 세균에서 유래된 충분한 양의 순수배양균을 얻어 집락의 형태학적 특징, 생화학적 성상, 염색성 및 혈청학적 반응으로 균종을 동정하고 항균제 감수성 시험을 시행한다.

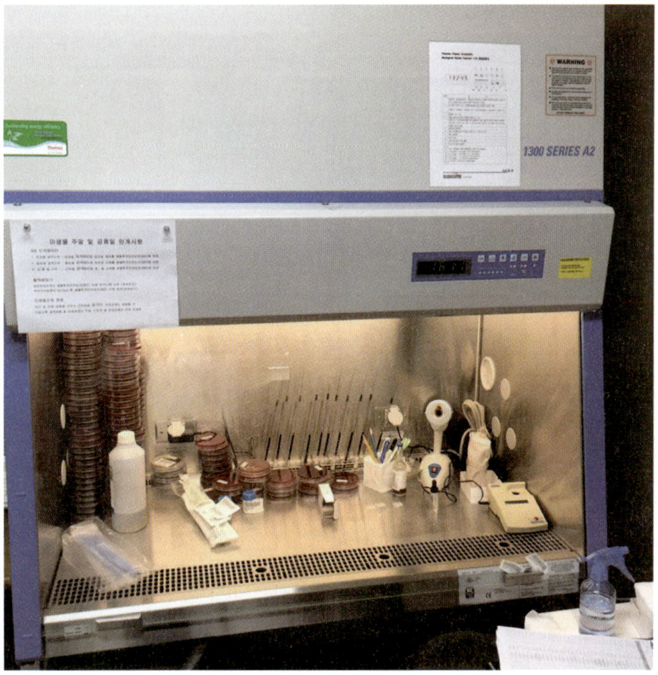

그림 3-15 미생물 배양용 안전실험대

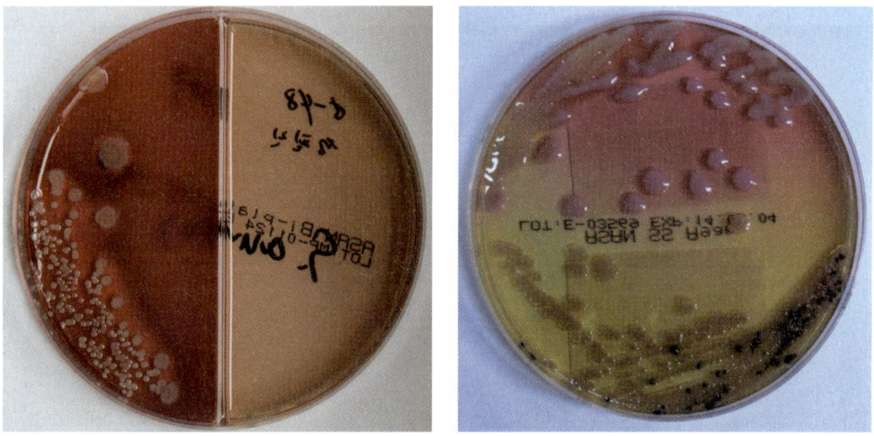

그림 3-16 배지에 따라 배양 여부, 균에 따라 집락의 점도와 황화수소 생성여부가 달라진다.

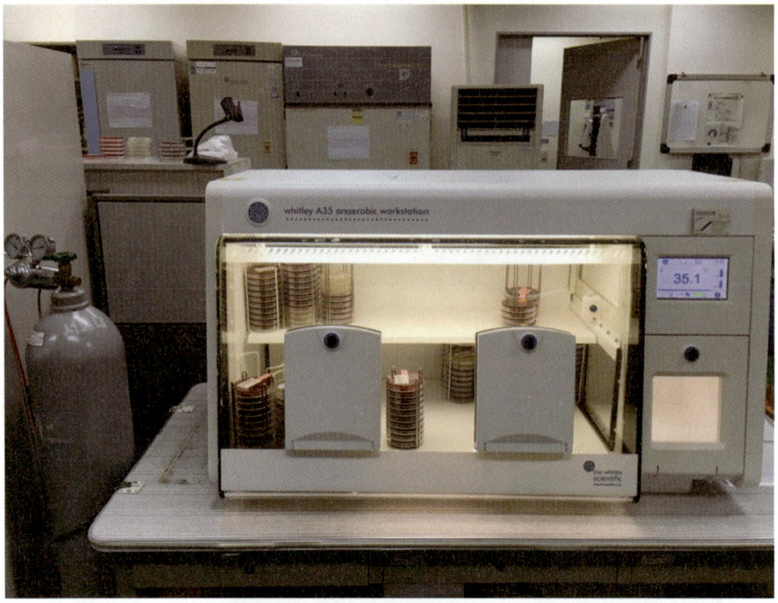

그림 3-17 무산소성 세균배양기와 가스(수소, 질소, 이산화탄소)

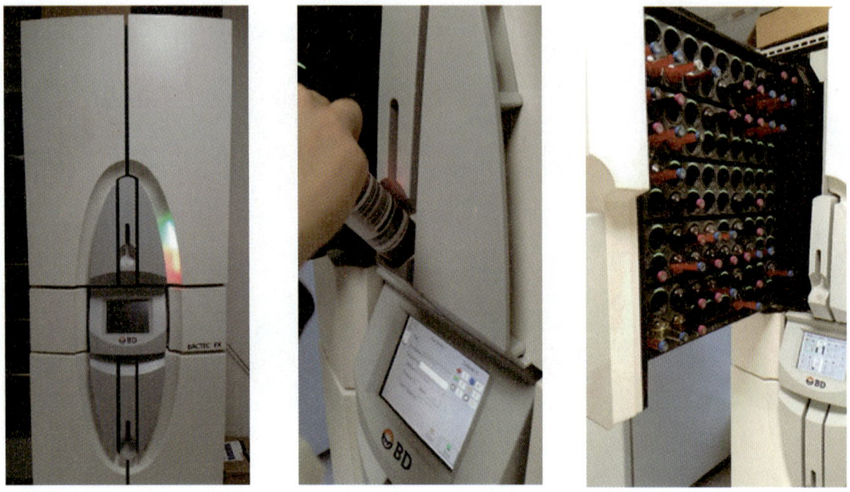

그림 3-18 BACTEC 자동화 혈액배양기

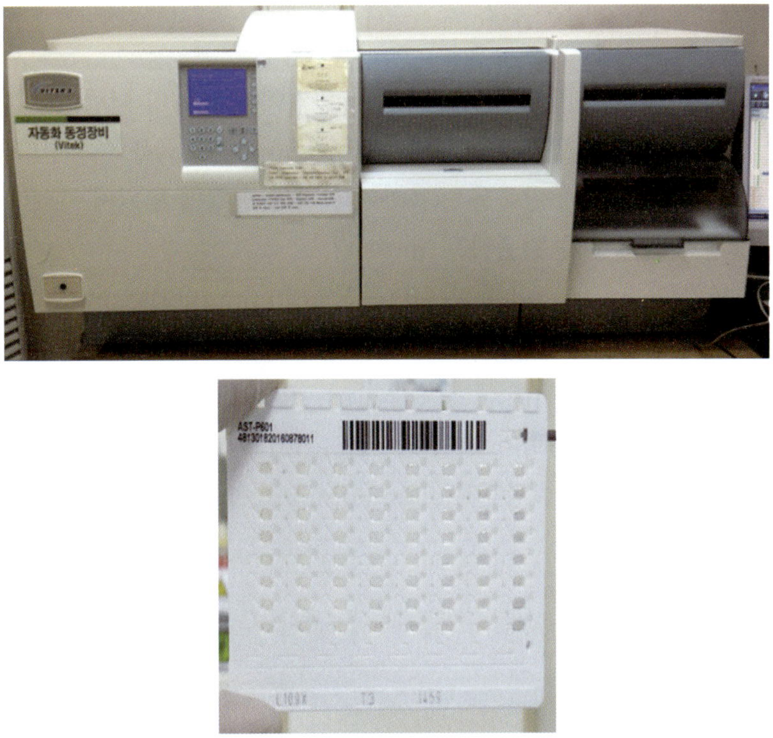

그림 3-19 자동 세균동정 및 항균제 감수성이 가능한 Vitek 장비 및 카드

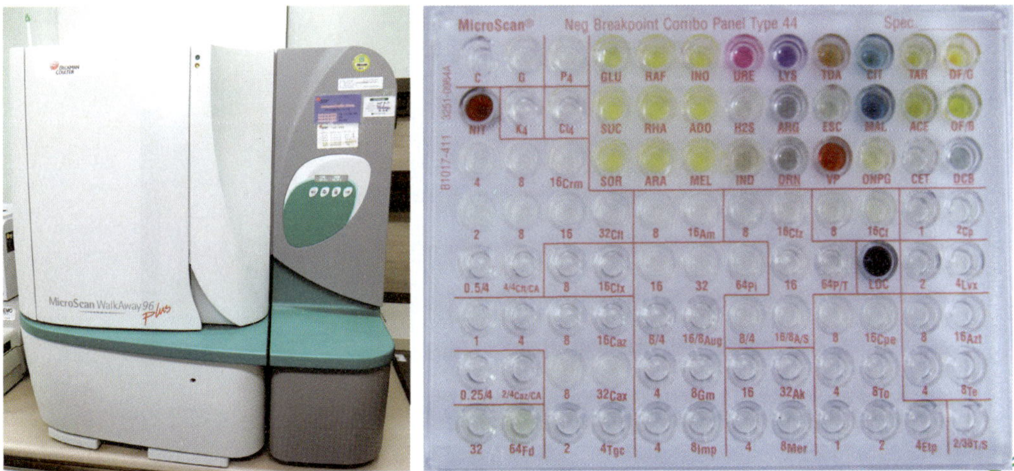

그림 3-20 자동 세균동정 및 항균제 감수성이 가능한 마이크로 스캔 장비 및 판넬

(3) 혈청검사(serological test)

미생물 유무의 진단은 배양 및 동정이 원칙이나 배양이 어렵거나 빠른 진단을 원하는 경우 등에는 면역측정법(immunoassay)을 이용한다. 면역측정법은 항원-항체 반응을 이용하여 환자의 혈청에 병원체 특이 항원 또는 항체가 있는 것을 검출하는 방법이다.

현재 민감도(sensitivity)가 낮은 면역침전법(immunoprecipitation)부터, 라텍스응집법(latex agglutination), 혈구응집법(hemagglutination), 보체고정법(complement fixation), 입자면역분석법(particle immunoassay), 자동화가 가능한 ELISA(Enzyme Linked Immuno Sorbent Assay), 화학발광검사(chemiluminescence) 등이 시행되고 있다.

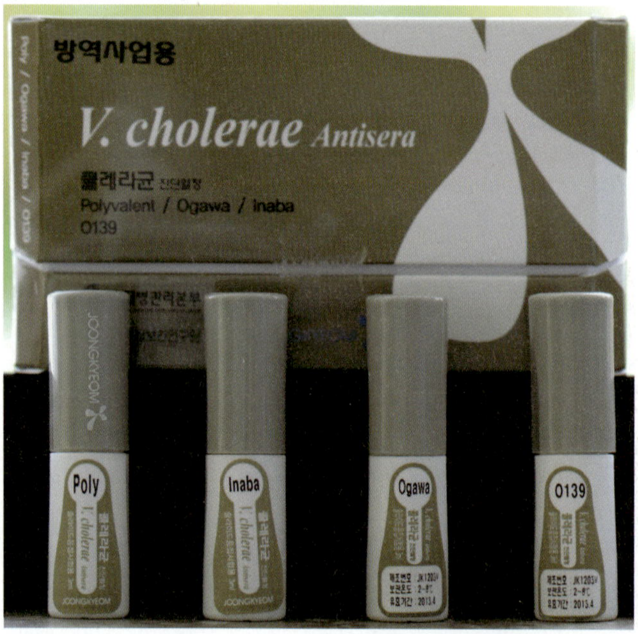

그림 3-21 혈청학적 방법을 이용하여 미생물을 진단할 수 있는 콜레라 진단키트

(4) 분자진단검사(molecular diagnostic test)

분자진단검사는 이제 진단검사의학 영역에서 일상적으로 사용되고 있다. 분자진단검사는 임상미생물 분야에서는 감염질환을 진단하거나, 전통적 방법으로 동정하기 어려운 균주의 동정, 항균제 치료의 방향을 제시하는 이외에도 역학조사나 감염관리에도 쓰이는 등 여러 가지로 이용되고 있다.

분자진단검사의 장점은 기존에 사용되던 배양법보다 신속하게 결과를 확인할 수 있고, 통상적인 방법으로는 검출이나 동정이 어려운 병원체를 다룰 수 있다는 점이다. 또 혈청검사 등의 기존에 사용되던 방법과 함께 사용할 때 여러 병원체를 보다 빠르고 정확하게 확인할 수 있다.

단점으로는 장비가 필요하며, 기존의 방법에 비해 비교적 고가라는 점, 그리고 검사자의 숙련이 더 요구된다는 점 등을 들 수 있다.

4) 면역혈청 검사

(1) 종양 표지자 검사

PSA, CA19-9, CA125, CEA, AFP, SCC, Ferritin, CA13-3, TG

(2) 호르몬검사

TSH, FSH, LH, Prolactin, Testosterone, T3, T4, free T4, β-HCG, 종양 표지자 검사를 통해 간암, 췌장암, 자궁암 등과 같은 여러 가지 종양들의 유무를 알 수 있다. 호르몬 검사는 free T4, T3와 TSH를 통하여 갑상선의 기능을 검사하며, TSH, FSH, LH, Prolactin, testosterone 등을 통하여 여성의 난소기능검사나 남성의 여유증 등을 검사한다.

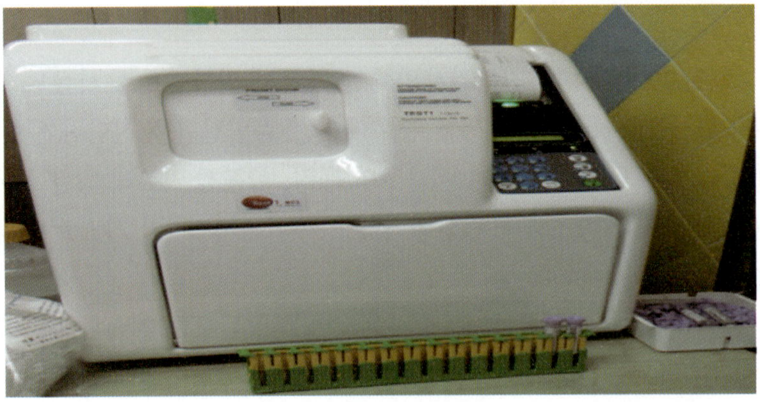

그림 3-22 PIVKAII는 간암표지자인 알파태아단백(AFP)을 측정하는 장비

(3) Allergy 검사(MAST test)

검사목적은 특이 항원 혈청 검사와 알레르겐을 예측하기 어렵거나 다수의 알레르겐에 감작되어 있을 가능성이 있는 경우 원인 알레르겐을 확인하는 스크리닝 검사를 실시하는 것이다.

검사방법은 총 IgE와 42개의 알레르기 항원에 대한 특이 IgE를 정량 측정한다.

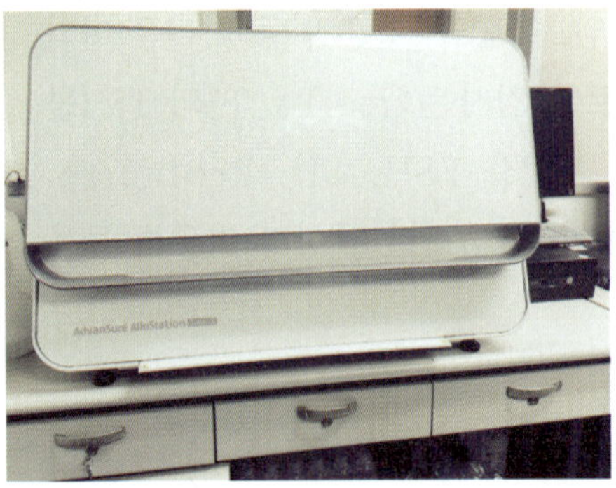

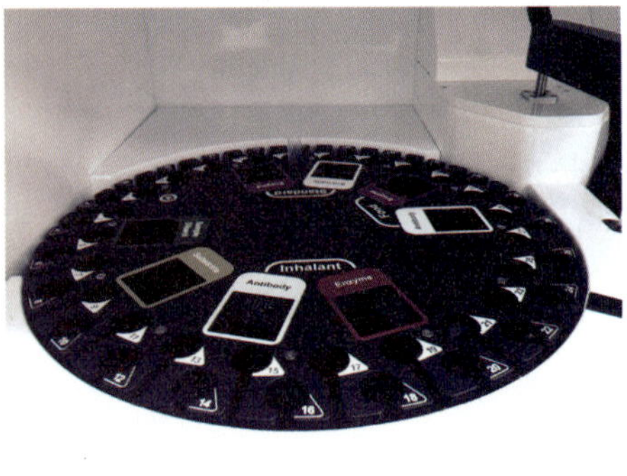

그림 3-23 Allergy 검사에 이용되는 MAST 측정기기

5) 자동 임상화학 검사

Automated Chemistry Analyzer 시스템은 기포 분절 타입의 연속흐름방식과 연속흐름 주입하는 방식으로 다수 분석 항목의 확장성, 정확성 및 정밀성을 가지고 있는 화학분석장비이다. 화학 자동분석과 다양한 분석 항목에 옵션 모듈을 사용할 수 있다. 일반적으로 이온 성분의 정량을 측정하는 방식은 샘플과 시약을 혼합하여 반응시켜 혼합물을 광도계를 이용하여 분석하는 방법이다. 검사 종목은 다양하여 Na, K, Cl, BUN, Glucose, Ca, P, uric acid, Creatinine, T. Bilirubin, T. protein, Albumin, T.cholesterol, TG, AST, ALT, ALP, GGT 등을 검사할 수 있다.

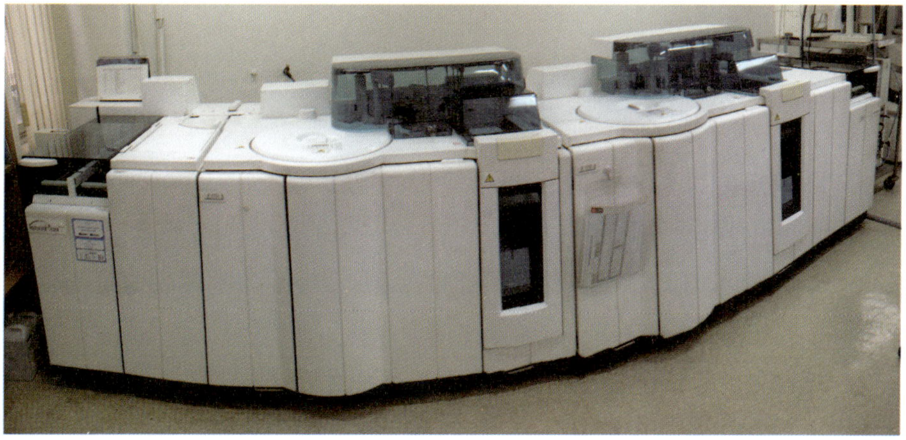

그림 3-24 모듈로 연결된 자동임상화학 검사 장비

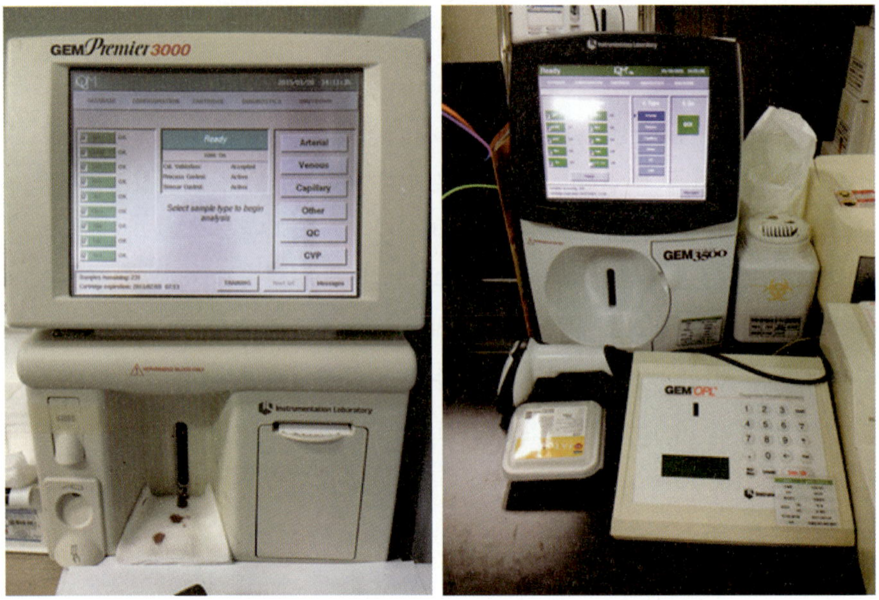

그림 3-25 **동맥 혈액가스분석장비(ABGA 분석기)**

(1) ABGA(arterial blood gas analysis)

검사목적은 호흡 곤란과 관련한 증상이 있을 때 산소와 이산화탄소의 교환이 원활하게 폐가 기능하는지 판단한다. 검사항목은 동맥혈의 pH, pO_2, pCO_2, HCO_3, base excess, O_2 saturation 및 전해질 등을 볼 수 있다.

- 검체는 heparin이 들어있는 주사기를 이용한다.
- 공기와의 접촉이 안 되도록 주의한다.

(2) HbA1c(당화혈색소)검사

HbA1c은 평균 혈당농도를 반영하는 지표가 되므로 당뇨진단에 이용된다. 검사목적은 환자의 당뇨를 모니터하고 치료결정을 내리는데 도움을 주는 검사이며 검사 원리는 이온 전하 차이에 의해 Hb 성분을 분리하기 위하여 양이온 교환 column을 사용한 고성능 액체 크로마토그래피(HPLC)로 Hb의 6가지 분획을 분리 및 분석하는 원리이다.

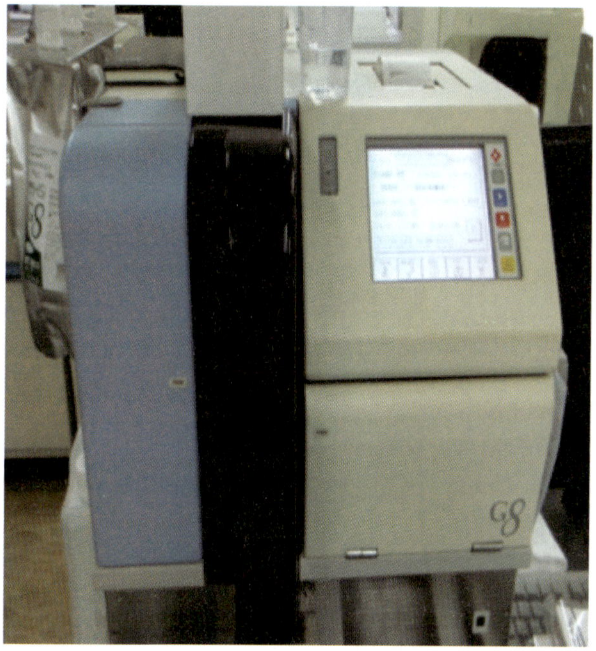

그림 3-26 당뇨 진단, 관리와 치료 결정에 이용되는 HbA1c 검사기기

(3) 삼투압 측정

검사목적은 삼투압 조절계(시상하부 뇌하수체 후엽-ADH-신장)의 이상 검출, 감별진단, 경과관찰 등에 이용되며 원리는 어는점을 이용한 빙점강하의 방식이다.

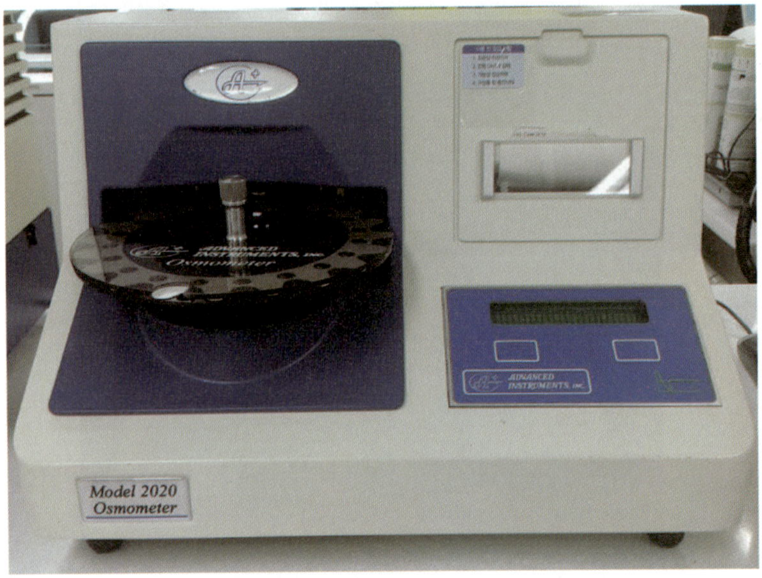

그림 3-27 빙점강하법을 이용하는 삼투압 측정기기

(4) 암모니아 검사

Ammonia의 해독은 간세포에서의 요소 cycle에 의해서 요소질소로 합성되어 신장으로 배설되며 암모니아혈증은 중증 간장애 시 증가한다. 간성혼수, 중증 간 장애, 심 질환, 화상, 각종 피부질환, 쇼크, 요소회로의 선천성 기형 등의 진단에도 이용된다.

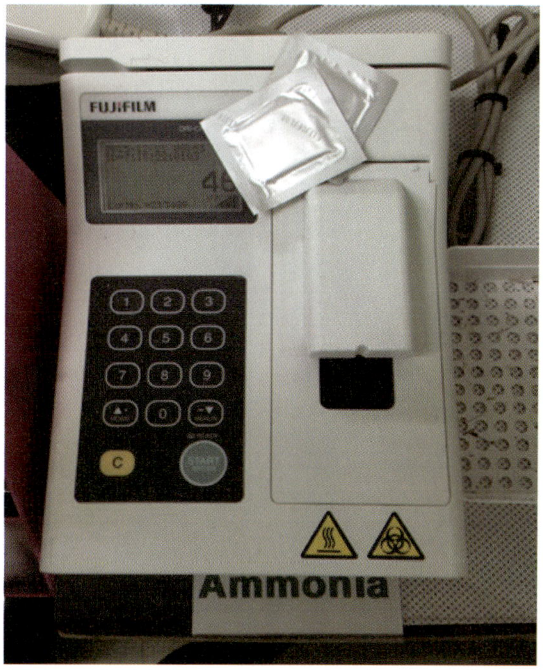

그림 3-28 Dry chemistry법을 이용한 암모니아 측정기기

(5) 총빌리루빈

황달의 진단과 함께 대사과정 및 경과를 관찰하는데 이용된다. 중증급성간염, 비대상성 간경변증 말기, 담즙 울체성 황달, 체질성 황달, 간질환 용혈, 신장질환이 합병하면 현저하게 높은 수치를 나타낸다.

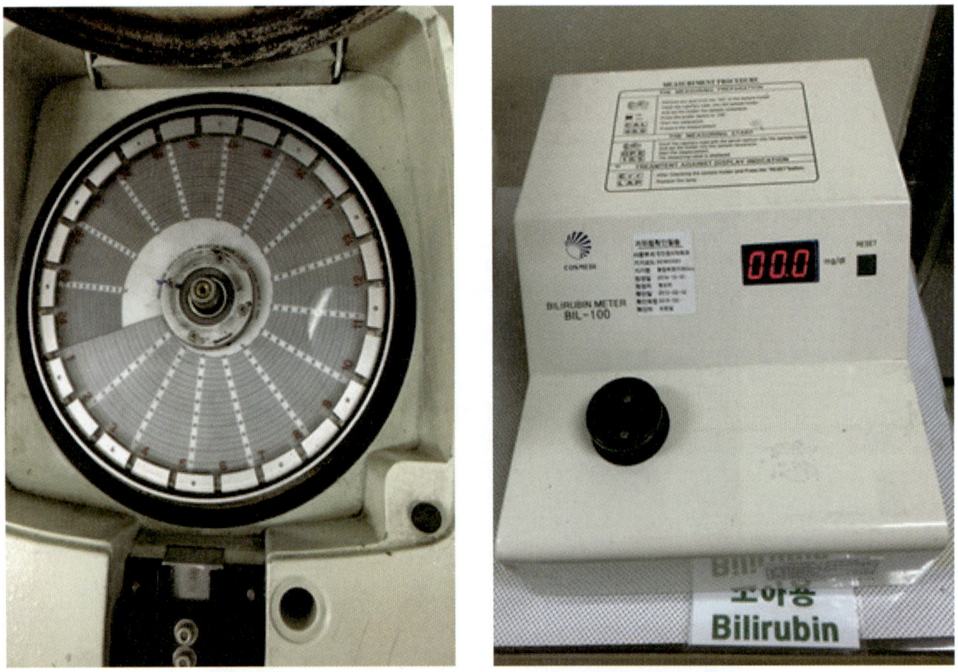

그림 3-29 소아 총빌리루빈 측정을 위한 capillary tube 원심분리기 및 측정기기

6) 혈액검사

혈액학은 혈액이나 조혈 메카니즘을 연구하는 학문이다. 질환의 진단, 치료 및 추적 관찰에 유용한 기본적인 혈액 검사이다. 혈액 안에 존재하는 적혈구, 백혈구, 그리고 혈소판에 대한 수치적 정보를 가지고 다양한 지표(parameter)와 비교하여 환자의 상태를 파악하는데 도움을 줄 수 있다. 혈구의 수적인 정보를 얻기 위해서 혈액을 적절히 희석한 다음 일정 용적 내의 각각의 혈구 세포수를 자동으로 측정하는 자동 혈구 분석기(automatic hematology analyzer)가 널리 쓰이고 있다.

자동혈구계산기는 전기 저항(electrical impedance) 또는 산란광(light scatter)의 원리를 주로 이용하는 자동화 기기이다. 전기 저항 원리를 이용한 기기의 경우, 혈구의 전기 전도성이 떨어지는 것을 이용하여 전류가 흐르는 용액(희석 부유액) 내에서 혈구가 구멍을 통과할 때 발생하는 저항의 수와 크기를 측정하여 세포수와 크기를 결정한다.

산란광 원리를 이용한 기계의 경우, 희석 부유액 내에 있는 혈구에 빛(laser)을 쪼이면 혈구의 크기나 핵의 모양, 그리고 세포질 내의 과립성 등에 따라 다른 방향으로 반사되거나 산란되는 것을 여러 각도에서 측정함으로써 세포 수와 크기를 결정한다.

이러한 원리를 이용하여 측정된 결과는 수치와 히스토그램(histogram)으로 보여 지는데, 히스토그램은 혈구의 크기와 상대적인 숫자, 그리고 세포의 화학적 성질을 이용한 것으로 백혈구의 감별 계산이 가능하게 하며 비정상 세포의 검출도 가능하다.

혈구계(hemocytometer)를 이용하여 현미경을 통해 세포수를 측정하는 수기법(manual)으로도 혈구의 수적인 정보를 얻을 수 있으나 자동 혈구 분석기는 수적인 정보 이외의 다양한 지표를 측정할 수 있기 때문에 더 널리 쓰이고 있다. 측정 지표에 따라 다음과 같이 분류할 수 있다.

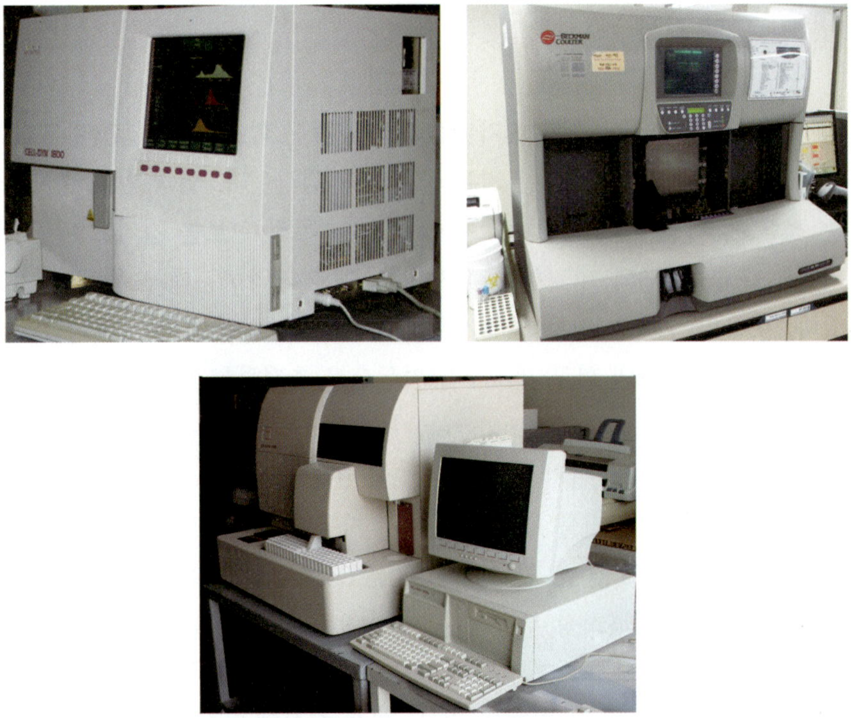

그림 3-30 자동 혈구 분석기(automatic hematology analyzer)

(1) 혈색소(hemoglobin, Hb), 적혈구 용적치(hematocrit, Hct), 적혈구수

Hct(적혈구 용적률) : 혈액에 포함되어 있는 적혈구의 용적을 백분율로 나타낸 것

Hb(혈색소농도) : 혈액의 일정 용적당 포함되는 혈색소, 즉 헤모글로빈의 농도

RBC count : 일정 용적의 혈액 속에 포함되어 있는 적혈구 수

(2) 적혈구 지수(red blood cell indices)

① 평균 적혈구 용적(mean corpuscular volume, MCV): 적혈구의 평균 용적

② 평균 적혈구혈색소량(mean corpuscular hemoglobin, MCH): 적혈구 한 개당 혈색소량

③ 평균 적혈구혈색소 농도(mean corpuscular hemoglobin concentration, MCHC) : 적혈구 한 개당 평균 혈색소 농도

④ 적혈구 크기 분포(red cell distribution width, RDW): 적혈구 크기의 다양성을 나타내는 지표

(3) 백혈구 수 및 감별 계산(WBC differential count)

① Neutrophil(%) : 호중구의 50-55%

② Lymphocyte(%) : 림프구 23-35%

③ Eosinophil(%) : 호산구 3-3%

④ Basophil(%) : 호염기구 1% 이하

⑤ Monocyte(%) : 단핵구 10%

(4) 혈소판(platelet count) 수

일정 용적의 혈액 속에 포함되어 있는 혈소판 수

(5) 망상적혈구(reticulocyte) 수

일정 용적의 혈액 속에 포함되어 있는 망상적혈구의 수

(6) 혈소판 기능이상 검사

높은 혈관손상(shear flow)으로 모세혈관을 통과하여 혈관내피세포와 혈소판 활성물질이 코팅된 구멍을 통과한 혈소판과 collagen의 응집에 의해 구멍을 폐쇄하는데 걸리는 시간을 측정한다.

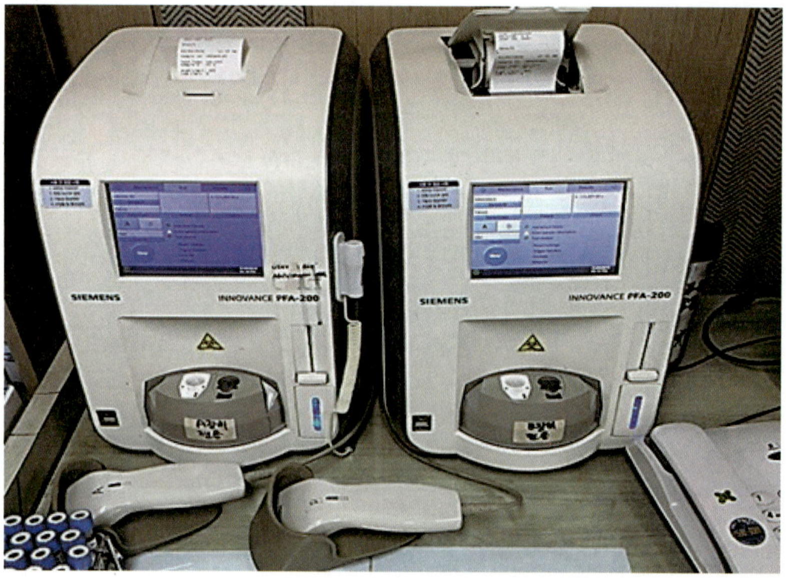

그림 3-31 혈소판 기능이상을 측정하는 기기

(7) 적혈구 침강속도(ESR) 측정

검체 내의 세포 수와 감지되는 신호 사이에 직선성이 있어 시간에 비례한 신호의 분석을 적혈구 침강과 적혈구 침강속도 값이 수학적으로 계산된 회기공식에 의하여 westerngren ESR값으로 변환되어 출력된다.

진성다혈구증은 골수가 혈구를 지나치게 생산해서 그 수가 비정상적으로 증가하는 것으로 증상은 두통, 안면홍조, 어지러움, 호흡곤란 등을 일으킨다. 겸상적혈구빈혈은 혈색소의 구조에 이상이 있는 것으로 용해성이 낮고 산소장력의 저하에 따하 혈색소분자의 축합이 일어나 적혈구가 낫 모양으로 보인다.

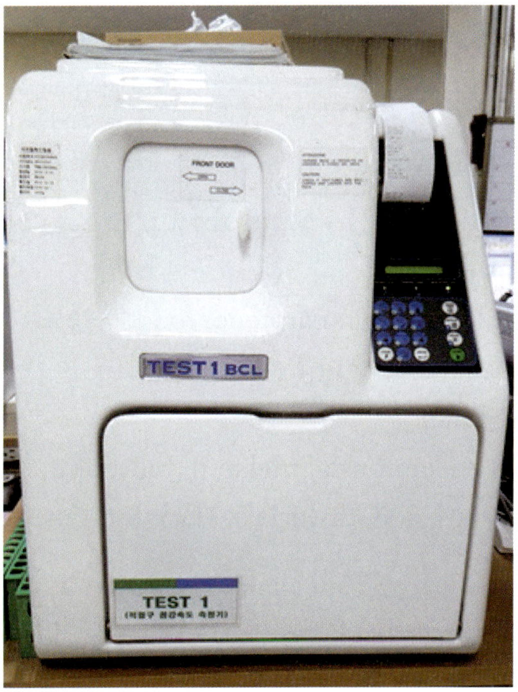

그림 3-32 **적혈구 침강속도를 측정하는 TEST1**

3. 뇨화학(Routine Urinalysis)

1) 물리적 검사

(1) 색깔(Color)

① 정상뇨

- straw (일반 정상뇨)
- yellow (일반적으로 뇨량 적다. 음식 또는 약물 영향)
- amber (요량 적고 비중 높은 농축뇨)
- colorless (요량 많고 비중 낮은 희석뇨)

② 비정상 뇨

- 무색 : 당뇨, 뇨붕증, 다뇨
- 적색 : hematuria, hemoglobinuria, myoglobinuria, porphyrinuria
- 오렌지색 : bile pigment, carotene, food, 농축뇨
- 녹색~청록색 : bile pigment, vitamin B complex, dye (methylene blue)
- 흑색~암갈색 : alkaptouria, melanin, bilirubin
- 유백색 : filaria에 의한 chyluria(유미뇨), fat, pus, 인산염류

(2) 혼탁도(Turbidity)

① 정상뇨

- 투명뇨
- 무정형 인산염 : 중성 또는 alkali 뇨에서 백색 침전, 5~10% acetic acid 첨가 시 투명화
- 무정형 요산염 : 요의 온도가 내려가고 산성뇨에서 침전, 가열 또는 NaOH 가하면 용해

② 비정상 뇨

농(pyuria), 혈액, 상피세포가 많으면, 혼탁 세균요, lipiduria, filaria에 의한 chyluria

2) 화학적 검사

(1) pH (5.5~6.5)

복합 pH 지시약 (bromthymol blue + methyl red),
acid : orange, alkali : blue

(2) 비중 (수시뇨 : 1.003~1.030, 24 시간뇨 : 1.015~1.025)

뇨량 많으면 비중 낮고, 뇨량 적으면 비중 높다.
(ex, 요붕증 : 뇨량 많고 비중 낮음 / 예외, 당뇨 : 뇨량 많고 비중 높음)

◐ 측정법

Multistix SG 10 :

electrolyte (Na^+, K^+ in sample) + COOH → H^+ 방출

H^+ + Bromthymol blue color change

굴절계 : 뇨비중, serum or plasma protein

(3) 단백뇨

① 1일 protein 배설량 150mg 이상일 때(사구체 이상으로 혈청 단백 누출)
② 세뇨관에서의 protein 재흡수 장애
③ Bence-Jones protein

◐ 측정법

① strip : tetrabromphenol blue(TBPB)을 지시약으로 사용 (혈액, 농, 질 분비물 등에 의해 위양성, pH 9.0이상 알카리에서 위양성 가능성)

② Sulfosalicylic acid test (20%) : 단백과 침전
민감도 : strip (15~20mg/dl), SSA (5mg/dl, 민감도 가장 우수))

③ Trichloroacetic acid (TCA) : turbidity로 24시간 urine protein 측정

④ Esbach법 (picric acid, citric acid)

⑤ Tsuchiya법 (phosphotungstic acid)

(4) 당뇨(urine sugars)

신장의 신역치는 160~180mg/dl이며 검사법으로는 포도당 산화효소 시험지법과 Benedict법이 있다.

3) 뇨침사 검경(urine microscopic examination)

(1) 유기침사

① RBC
② WBC
③ Epithelial cell (상피세포)

- 소원형세포 (small round cell)
- 이형상피세포 (transitional epithelial cell)
- 편평상피세포 (squamous epithelial cell)

④ Cast (원주체)

- hyaline cast (초자원주)
- granular cast (과립원주)
- waxy cast (납양원주)
- RBC cast (혈구원주)
- WBC csat (백혈구 원주)
- fatty cast (지방원주)
- epithelial cast (상피원주)
- cylindroid (유원주)

⑤ Microorganism

- bacteria(세균)
- Trichomonas vaginalis(질편모충)
- yeast like cell(candida, 효모양 진균)
- parasite(기생충)

⑥ Spermatozoa (정자)

(2) 무기침사

① Amorphous material

- acid urine : amorphous urate
- alkali urine : amorphous phosphate

② Crystal (결정체)

(3) 각종 결정들

① 정상 산성뇨 결정

- calcium oxalate (수산칼슘)
- uric acid (뇨산)
- sodium urate (뇨산 나트륨)
- calcium sulfate (황산칼슘)

② 비정상 산성뇨 결정

- leucine
- tyrosine
- cystine
- bilirubin
- hippuric acid
- cholesterol
- sulfonamide
- hemosiderin

③ 정상 알카리뇨에서 나타나는 결정

- triple phosphate
- ammonium urate
- calcium phosphate
- calcium carbonate
- amorphous phosphate

US-3100R의 왼쪽 기기는 시간당 250개 검체 처리가능, 동시에 2개 이상 Uropaper의 장착이 가능하며 헤모글로빈과 적혈구의 구별이 가능하다. 이상 발색, 정상 발색 구별과 시험지의 위치 지정이 가능하다. UF-1000i의 그림 오른쪽의 기기는 전자동 요침사 분석기로 약 8ml의 요 흡입하고 요 속의 백혈구, 적혈구, 상피세포, 원주, 세균 등 분석이 가능하며 결정, 진균, 병적원주, 정액, 정자 등 표시를 나타내 준다.

① WBC : 무색 → 보라색, 세균감염
② urobilinogen : 무색 → 적색, 간질환 (1mg/dl)
③ bilirubin : 무색 → 황색, 간질환 진단 지표
④ ketone body : 무색 → 보라색, Ⅰ형당뇨
⑤ glucose : 노란색 → 짙은 녹색, 당뇨진단지표
⑥ protein : 담황색 → 녹색, 심장질환 관련
⑦ pH : 주황색 → 청색, 산/염기 황달, 심장기능
⑧ nitrite : 백색 → 분홍색, 요로감염 신속검출
⑨ 비중 : 청색 → 녹색, 이온성 용질만 측정
⑩ 잠혈 : RBC/hemoglobin

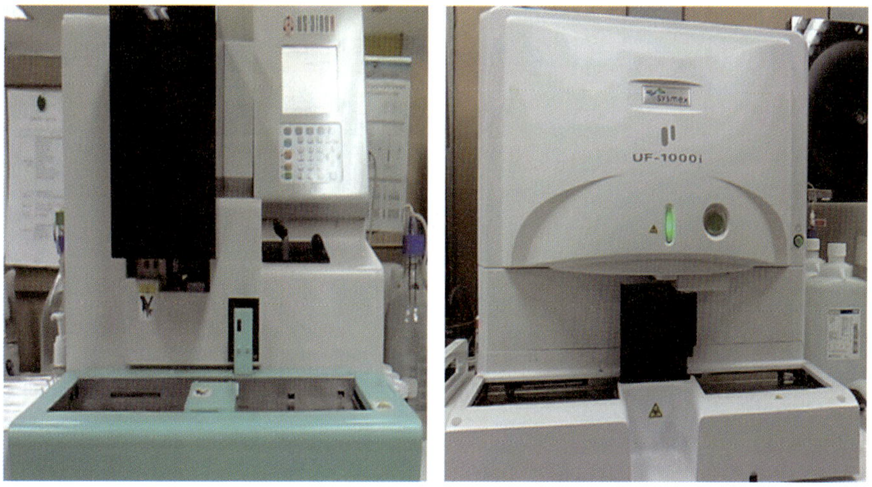

그림 3-33 US-3100R(왼쪽)과 UF-1000i(오른쪽)

03

◐ US-3100R의 정상 참고치

- 백혈구(12개 미만/ì)
- 우로빌리노겐(L0.03~0.97mg/dL 미만)
- 잠혈(적혈구 : 5개이하/μL, 헤모글로빈 :0.015mg/dL 이하)
- 빌리루빈(0.05mg/dL 이하)
- 케톤체(2mg/dL 이하)
- 포도당(2~20mg/dL 미만)
- 단백질(30mg/dL 미만)
- pH(4.5~7.5)
- 아질산염(음성 반응)
- 비중(1.015~1.025)

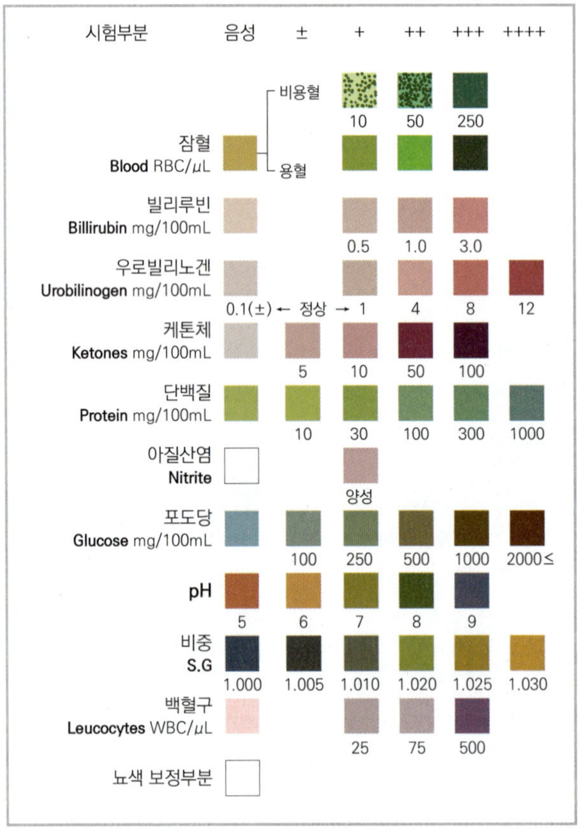

그림 3-34 10종 검사 시험지의 항목과 판정 기준

4) 분변 잠혈 검사(Occult blood test)

(1) 검사명 : Occult blood(분변잠혈 검사)

(2) 검사의 원리 및 목적

변 현탁액과 사람의 Hemoglolbin A0(HbA0)에 대한 Ab를 감작시킨 Latex입자를 혼합하면 변 중의 HbA0 와 Latex표면의 Ab가 반응하여 응집한다. 그 반응의 변화를 660nm에서 측정하고 알고 있는 농도의 표준액에서 얻어진 검량선에 의하여 검체의 Hb 농도를 측정한다.

(3) 결과 계산 및 보고방법

Negative : 100 이하
Positive : 100 이상

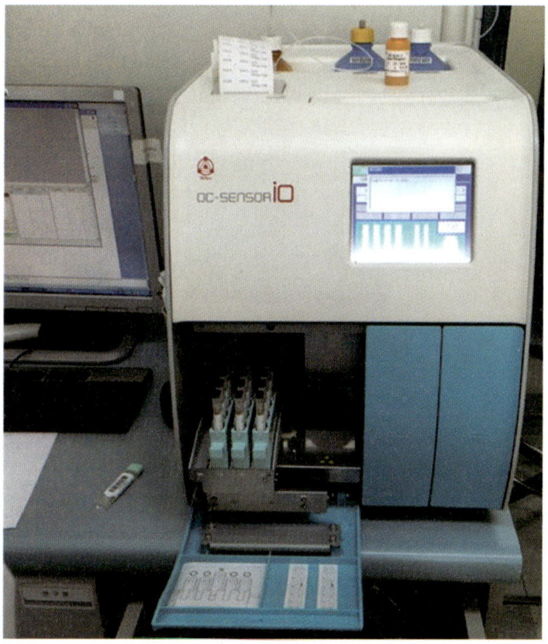

그림 3-35 대변 내의 잠혈 측정기기

(4) 검사의 임상적인 의미

결장, 직장암, 위장관 병변 등으로 인한 출혈여부를 알 수 있다.

5) 임신반응검사

HCG검사는 임신 진단 검사로 임신 초기 요에서 HCG분비, 급격한 농도 증가로 임신 여부를 판정한다. C(대조선)는 검체 내의 HCG유무에 상관없이 생겨야 하며 T(검체선)은 검체 내의 HCG유무에 따라 나타난다. T(검체선)선에 2줄이 생기면 임신 양성으로 판정하지만 위양성에 대한 주의도 필요하다.

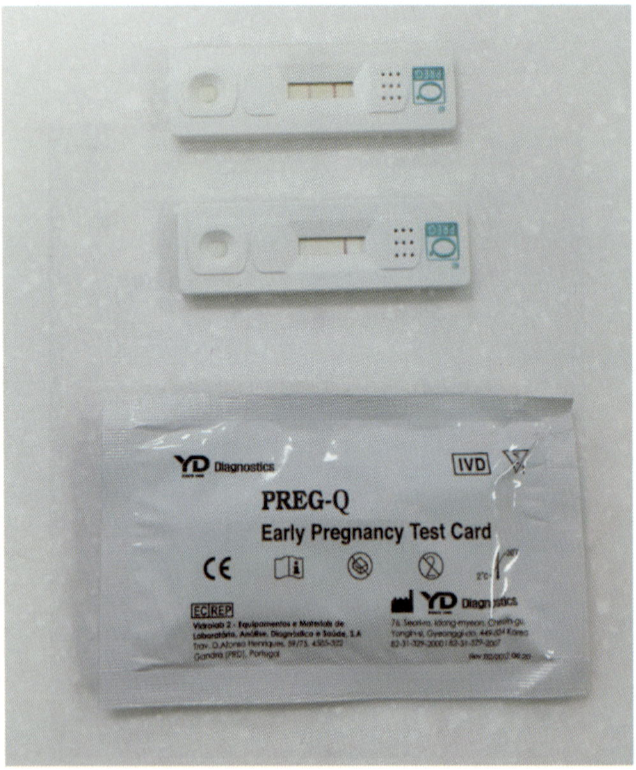

그림 3-36 2줄로 나타나면(상) 양성, 1줄(하)로 나타나면 음성으로 판정

6) 정액검사

남성 불임 원인에 대한1차적 검사이며 정액 채취 후 1시간 이내에 검사한다. 슬라이드에 정액을 떨어뜨린 후 현미경으로 검사하는데 정자 수, 운동성, 형태 등을 검사하는데 이상으로 나타나면 7일 후 재검 한다.

7) 채혈하기

(1) 채혈 전 주의사항

① 혈액 성분은 운동, 식사, 정신적 스트레스 등에 의해서 영향을 받는 경우가 많다.
② 일반적으로 아침 공복 시에 채혈하는 것을 원칙으로 한다.
③ 격심한 운동 후에는 충분히 안정을 취한 다음 채혈한다.
④ 동일한 환자에게서 같은 검사를 반복하는 경우에는 같은 시각, 같은 조건 하에서 채혈하는 것이 바람직하다.

(2) 공복 채혈

① 식사에 따라 영향을 받는 검사항목이 있다.
② 검사항목 중 주행성 변동(circadian variation)이 있는 항목이 있다.
③ 공복채혈에 필요한 검사
④ 8시간 공복이 필요한 검사 : Glucose, Phosphorus, Potassium
⑤ 12시간 공복이 필요한 검사 : Triglyceride, LDL-cholesterol, Phospholipid

(3) 채혈 순서

① 채혈 도구를 준비한다.
② 인사하며 환자확인을 한다.
③ 주사기 또는 진공 채혈기, 나비바늘 선택
④ 채혈하기 적당한 혈관 찾기 - 양쪽 상완, 손목, 손등
⑤ 채혈받침대 위에 팔을 올리고 선택한 혈관 8~10cm 위쪽으로 토니켓을 묶는다.
⑥ 천자 부위를 알코올 솜으로 소독한다.
⑦ 채혈을 실시한다.
⑧ 채혈이 끝나면 토니켓을 풀면서 알코올 솜을 천자 부위 위에 얹어놓고 주사바늘을 뺀다.
⑨ "비비지 말고 5분정도 누르고 계세요"라고 상냥하게 말하면서 끝 인사를 한다.
⑩ 검사용기 순서대로 분주한다.

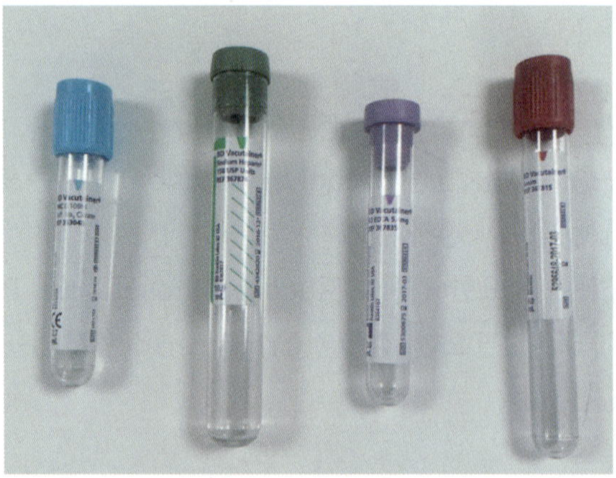

A B C D

그림 3-37 **항응고제별 튜브 사진으로 A는 Sodium Citrate tube, B는 Heparin tube, C는 EDTA tube, D는 NaF tube**

(4) 항응고제 용도별 채혈 순서

① Sodium Citrate tube

첨가제 : Sodium citrate(3.2%)

검사항목 : 혈액응고 및 특수 응고, 혈소판 관련검사

검체취급방법 : 혈액과 Sodium citrate는 9:1 비율로 혼합하여야 하며 채혈 후 3~4회 혼합하여 정확한 coagulation value를 유지하도록 한다.

② Heparin tube

첨가제 : Sodium Haparin

검사항목 : Amino acid, Organic acid, 염색체검사, 중금속 검사 등 화학검사용.

③ EDTA tube

첨가제 : Spray-dried K2 EDTA(3.0mL), Liquid K3 EDTA(10.0mL)

검사항목 : 일반혈액검사(CBC, PBS),체액검사, HbA1C, ESR,BM, 유세포검사, WB를 이용한 검사

④ NaF tube

첨가제 : Sodium fluoride, Potassium oxalate

검사항목 : Glucose, GTT(Glucose Tolerance Test), Lactic acid 전용용기.

(5) 용혈의 원인

① TUBE의 진공력에 비해 너무 가는(큰 Gage) 바늘 사용 시.
② 채혈 후 Tube를 너무 세게 흔들었을 경우.
③ Hematoma로부터 혈액을 채취 시.
④ 완전히 응고되기 전 혈액 검체를 원심분리 했을 때.
⑤ 정맥 천자 시 외상을 가하여 얻은 검체 확보 시.
⑥ Syringe 에 의해 Vacuum tube에 혈액을 세게 넣은 경우.
⑦ 채혈 시 혈액 내 거품발생이 많을 경우.

(6) 채혈 후 유의사항

① 유리관 대신 진공채혈 관을 사용한다.
② 주사기 채혈 후 tube에 옮길 때 Needle을 제거 후 분주를 한다.
③ Needle 버릴 때 뚜껑을 씌우지 않는다.
④ 손으로 Needle을 구부리거나 부러뜨리지 않는다.
⑤ 주사기로부터 손으로 주사바늘을 제거하지 않는다.

(7) 채혈금지 부위

정맥 내 catheter를 하고 있는 팔, 문신, 흉터, 화상, 상처, 폐색된 혈관, 유방 절제술을 받은 환자의 팔에 압박을 가하지 않아야 한다.

8) 혈액은행(blood bank)

혈액은행이란 혈액 보관 , 관리, 출고 등의 업무이며 헌혈 및 수혈 관련된 여러 가지 검사, 즉 혈액을 취급하는 은행이다.

(1) 적합혈 판정법(ABO, RH typing)

① ABO type의 혈구형 검사(cell typing, front typing)

적혈구에 항-A혈청 또는 항-B혈청을 반응시키면 해당하는 항원이 있을 경우 항원 항체 반응에 의해 응집을 보인다. 혈청형 검사(serum typing, back typing) 혈청을 A cell 또는 B cell과 반응시며 anti-A 또는 anti-B가 존재 하는지 검사한다. 이 검사는 수혈 및 장기이식 또는 법의학 및 유전학 정보를 얻기 위하여 검사한다.

불일치의 원인으로는 ABO변이형으로 항원성이 약한 경우, 다응집을 일으키는 경우, 자가 항체에 감작되었을 경우, 혈청 중에 비예기항체를 갖고 있을 경우, 1년 미만의 유아로 항체형성이 부족한 경우, 연전현상 등이 될 수 있다. 이를 해결할 수 있는 방안으로는 37℃ 식염수로 적혈구 세척 후 혈구형 검사 재검하거나 혈구형 이상이 의심되는 경우 4℃에서

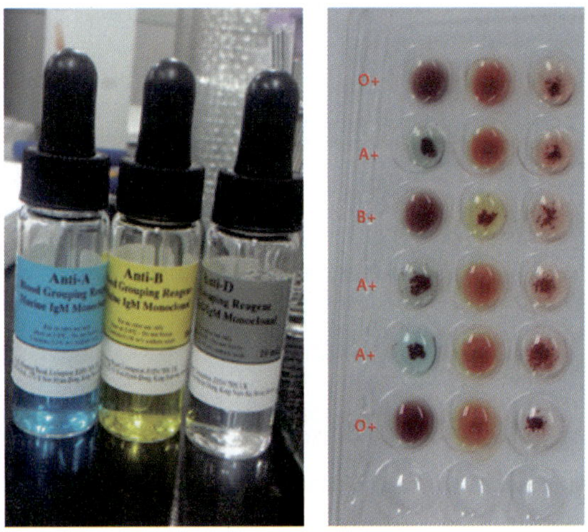

그림 3-38 ABO, RH typing 시약과 실제 예

30분간 항온 후 다시 판독한다. O형이며 혈청형 이상이 의심되는 경우 37℃에서 30분간 항온 후 다시 판독한다. 비예기항체 선별검사, 혈청형 검사 시 새로운 시약으로 재검사 한다.

② RH Typing

Anti-Rh 혈청으로 적혈구에 Rh항원의 존재여부를 확인하여 응집이 있으면 Rh+, 응집이 없을 시에는 Rh-으로 판정하는데 D 항원이 소량으로 존재하여 RhD 음성으로 나타나는 경우가 있어 Weak-D test를 반드시 실시한다.

(2) 혈액 보관 냉장고 선택사항

온도 습도 조절부에서 상호평형을 유지하여 항상 원하는 온도, 습도를 얻을 수 있어야 하며 Chamber 내에 특수 Fan이 설치되어 냉장고 내의 온 습도의 분포가 균일해야 한다. 아울러 장시간 사용해도 저온 상태를 계속 유지할 수 있어야 한다.

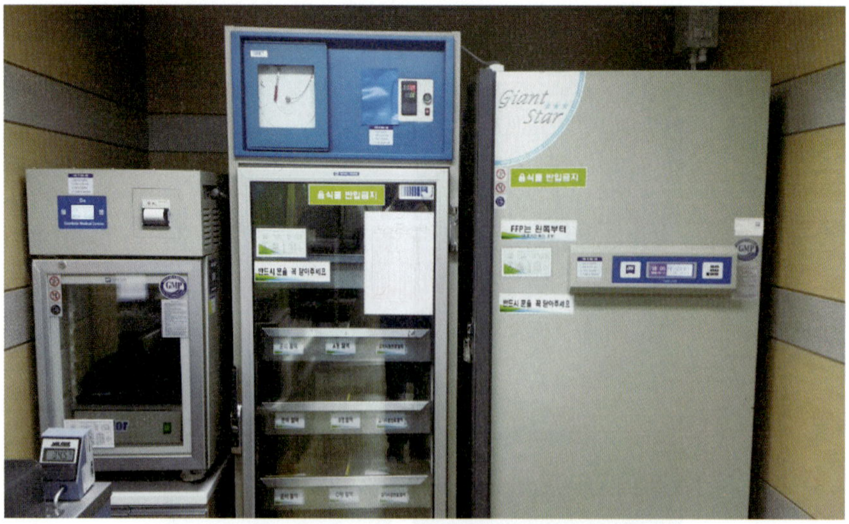

그림 3-39 혈액보관냉장고(Helmer Inc.)

9) 분자생물학 검사

PCR이란 polymerase chain reaction으로 DNA 또는 RNA의 특정 영역을 시험관 내에 대량으로 증폭하는 획기적인 기술이다. PCR증폭효율에 영향을 미치는 요인으로 각 단계의 반응온도와 시간, cycle수, 반응액 조성(주형 DNA, dNTP농도, $Mg2^{+}$농도 등), primer 설계, 사용 DNA polymerase 등이 있다. 임상의 중요검사로는 Human Papilloma virus(HPV), hepatitis B virus(HBV), 호흡기16종 바이러스(RSV), TB(Tuberculosis) / NTB(Non Tuberculosis) 등 다양한 검사가 있으며 날로 증가하고 있다.

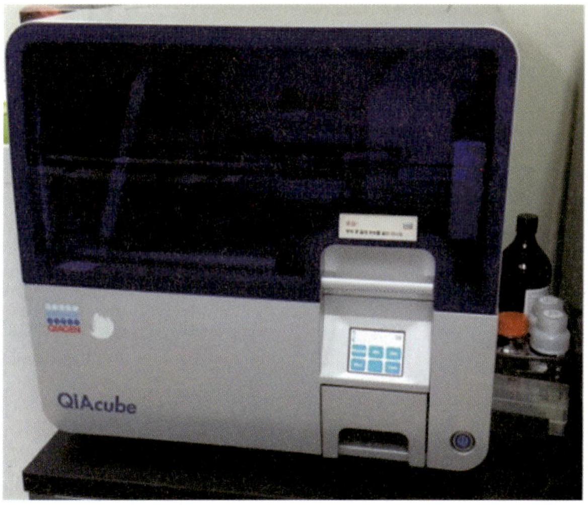

그림 3-40 QIA cube로 동시에 최대 12 개의 샘플로부터 DNA 혹은 RNA를 추출할 수 있는 자동화 된 시스템

04

물리치료기기

Chapter 04 물리치료기기

Ⅰ 개 요

1. 물리치료사의 정의

"물리치료사는 온열치료, 전기치료, 광선치료, 수치료, 기계 및 기구치료, 마사지, 기능훈련, 신체교정운동 및 재활훈련에 필요한 기기·약품의 사용·관리·기타 물리요법적 치료업무에 종사한다."고 법률적으로 규정하고 있다. 물리치료는 수술 및 화학요법(약물요법)이 아닌 전기, 광선, 물, 공기, 소리 및 운동요법과 각종 기구 및 기계 등 물리적인 소재를 이용하여 이를 치료목적으로 개발하여 환자에게 적용함으로써 환자의 고통을 경감시키고, 나아가 기능을 회복시켜 정상적인 사회활동을 하는 데 도움을 주기 위한 물리적인 치료법으로 설명할 수 있다.

2. 물리치료사의 법률적 지위

(1) 의료기사 등에 관한 법률시행령

물리치료사는 온열치료, 전기치료, 광선치료, 수치료, 기계 및 기구치료, 마사지·기능훈련·신체교정운동 및 재활훈련과 이에 필요한 기기·약품의 사용·관리 기타 물리요법적 치료업무에 종사한다.[(타)법 개정 2015.12.22. 대통령령 제 26742호]

(2) 보건의료기본법

제3조 (정의) 3. "보건의료인"이라 함은 보건의료 관계 법령이 정하는 바에 의하여 자격·면허 등을 취득하거나 보건의료서비스에 종사하는 것이 허용된 자를 말한다.

3. 물리치료사의 근무 및 업무

물리치료사의 근무 및 업무는 의료서비스체계와 사회복지체계로 분류될 수 있으며, 주 근무지, 근무형태 및 세부 업무는 표 4-1과 같다.

표 4-1 물리치료사의 근무 및 업무

체계	주 근무지	근무형태	세부업무
의료서비스체계	대학병원 및 의료원, 준종합병원 및 의원	물리치료실 업무	근육뼈대계 질환, 신경계 질환, 노인질환의 중재 수중치료 및 심리물리치료
	보건소(보건직공무원)	재가치료 업무	거동불편노인환자 중재 거동불편장애인 중재 거동불편 해소를 위한 내부구조 컨설팅
		물리치료실 업무	근육뼈대계 질환, 신경계 질환, 노인질환의 중재
		보건행정 업무	보건의료행정 업무
	산업체 기관	물리치료 업무	산업체 근로자 근육뼈대계 질환 중재 산업체 근로자 뇌심혈관계 질환 중재
	스포츠 관련 단체	물리치료 업무	스포츠 상해 중재 스포츠 예방훈련
	군병원 및 군대	의정장교 업무	군병원의 행정 및 군의무 담당
		부사관 업무	군병원 물리치료실에 근무하거나 의무실 관리 및 의무행정
	장애인 복지관	재가치료 업무	장애아동 중재 거동불편노인환자 중재
		물리치료실 업무	신경계 소아환자 중재 신경계 노인질환 물리치료 수중치료

체계	주 근무지	근무형태	세부업무
사회복지체계	장애아동 전담어린이집	치료교육 업무	장애아동 치료교육 장애아동 물리치료
		물리치료 업무	신경계 소아환자 중재 장애아동 물리치료
	특수학교 치료교사	치료교육 업무	장애아동(시각, 청각, 지체, 언어) 치료교육 물리치료 장애아동 물리치료
		물리치료 업무	장애아동 물리치료
	장애아동 복지시설	주간보호센터 업무	장애아동 물리치료
		재가치료 업무	장애아동 물리치료 거동불편 장애인 물리치료 거동불편 장애노인 물리치료 거동불편해소를 위한 내부구조 컨설팅
	노인의료 복지시설 (노인요양시설/노인전문/요양시설/노인전문병원)	물리치료 업무	근육뼈대계 질환, 신경계 질환, 노인질환의 중재
	노인여가 복지시설 (노인복지관)	물리치료 업무	근육뼈대계 질환, 신경계 질환, 노인질환의 중재
	재가 노인복지시설 (주간보호시설/ 단기보호시설)	물리치료 업무	근육뼈대계 질환, 신경계 질환, 노인질환의 중재

4. 물리치료사의 윤리

물리치료사는 박애와 봉사정신을 바탕으로 인간의 생명과 건강을 보살핌으로써 국민보건 향상에 기여하고자 한다. 이에 물리치료사는 아래 강령을 성실히 준수할 것을 엄숙히 서약한다.

(1) 물리치료사는 민족, 지역, 종교, 성별, 신분의 차별 없이 전 인류에 봉사한다.
(2) 물리치료사는 지역사회주민의 건강증진과 장애예방을 위하여 항상 노력한다.
(3) 물리치료사는 환자에게 양질의 치료를 제공하기 위하여 산학연구 활동에 앞장선다.
(4) 물리치료사는 고통 받는 환자의 아픔을 함께 나누며 친절과 정성으로 책무를 다한다.
(5) 물리치료사는 전문직업인이라는 자긍심과 사명의식을 갖고 타의 귀감이 된다.
(6) 물리치료사는 직무상 알게 된 환자의 비밀을 임의로 타인에게 누설해서는 안된다.
(7) 물리치료사는 그 개인의 권위나 이름이 상업적 광고에 이용됨을 허락하지 아니한다.
(8) 물리치료사는 동료회원은 물론 타 유관단체와도 친목을 도모하여 협화를 유지한다.
(9) 물리치료사는 회원공동체 바탕위에 본회의 무궁한 번영과 발전을 위하여 헌신한다.
(10) 물리치료사는 물리의학발전을 위하여 국제협력 아래 최신기술 정보교류에 동참한다.

5. 물리치료사의 품행

(1) 물리치료사는 항상 올바른 근무 자세와 태도를 갖추도록 노력해야 한다.
(2) 환자와의 대면은 정중하고 예의 바르게 해야한다.
(3) 환자가 반말을 사용할 때는 침착하고 공손하게 응대하여야 한다.
(4) 치료실 내에서는 자세 및 언행에 각별히 신경을 써야 한다.
(5) 환자가 치료사에 대하여 올바른 호칭을 사용하도록 유도하여야 한다.
(6) 치료실 내에서는 가급적 휴대폰 사용을 자제하도록 하여야 한다.
(7) 환자가 이성적으로 접근해 올 경우 거부의사를 간결, 정확, 분명하게 전달한다.
(8) 치료실은 항상 쾌적하고 청결하며 안정적 분위기를 유지시켜야 한다.
(9) 치료사의 근무복장은 병원 근무복장, 가운으로 단정하게 차려 입는다.
(10) 기타

Ⅱ 물리치료 분류

1. 전기치료

1) 개요

전기치료(electrotherapy)란 전기를 사용하여 질병을 치료하는 과학이며, 전기치료학은 직류전류, 교류전류, 맥동전류와 같은 전기를 이용하여 질병을 진단하고 치료하는 의과학의 한 분야이다. 전기치료는 통증완화, 탈신경근의 재교육, 관절운동범위의 유지와 증진, 위축 및 약화된 근력의 회복, 경련성 근육의 이완 및 운동치료의 보조 수단 등 물리치료 분야에서 매우 폭넓게 사용되고 있다.

2) 의료기기 종류

(1) TENS(경피신경 자극기)

저전압 전류를 통해 피부의 감각신경을 자극하여 다양한 원인으로 초래되는 제반 통증을 치료하는 저주파 치료.

단순하고 비침습적이며, 부작용이나 약물 중독증상이 없어 물리치료사들에 의해 널리 사용되고 있다. 특히 요통, 근막통증, 관절염과 같은 급·만성 근육뼈대계 질환의 통증관리를 위해 주로 사용되며, 전이성 뼈질환과 신생물로 인한 통증을 경감시키기 위해서도 사용 될 수 있다.

TENS의 효과는 대부분의 환자에게 신속하게 나타난다. 감각 자극은 대개 "강하지만 편안한" 수준으로 적용한다. 이는 주로 통증조절을 위해 적용되며, 통증조절 작용기전은 관문 조절설(gate control theory)과 엔돌핀설(endorphin theory) 등으로 설명할 수 있다(그림 4-1).

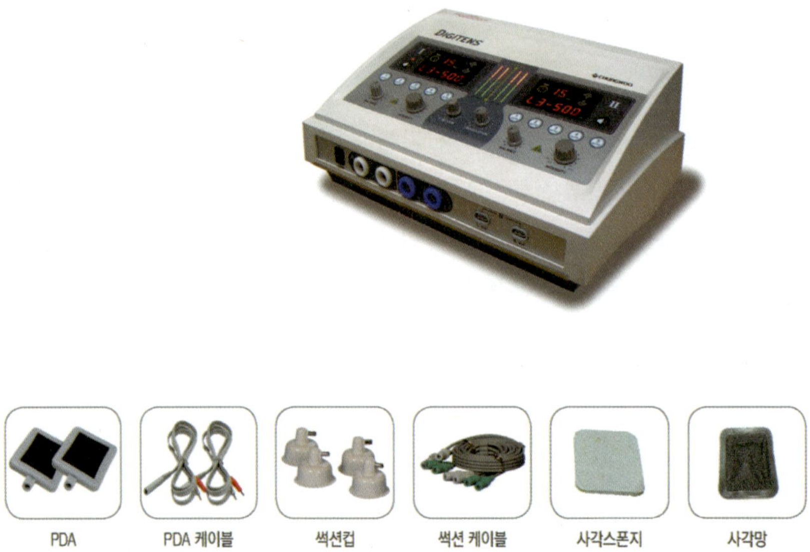

그림 4-1 TENS(경피신경 자극기)

(2) ICT(간섭전류 자극기)

간섭전류 자극기(interferential current therapy)는 중주파 전류 중 주파수가 20~100 Hz 차이가 나는 2개의 교류 전류를 교차시켜 발생하는 간섭현상을 이용하여 신경근육계를 자극하는 치료기기이다.

간섭전류치료는 저주파치료보다 주파수가 높은 중주파 전류를 반송주파수로 이용하여 아주 작은 저항으로 전기자극이 피부를 통과하게 할 수 있고, 저주파치료보다 높은 강도의 전류를 흐르게 할 수 있어 근수축 효과를 얻을 수 있다(그림 4-2).

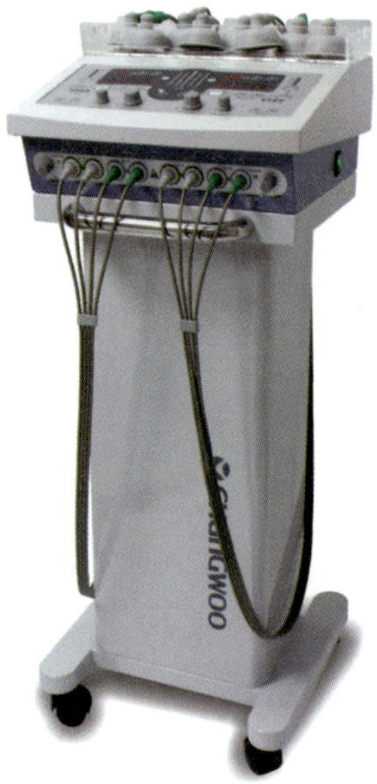

그림 4-2 ICT(간섭전류 자극기)

(3) SSP(은침전기 자극기)

전극을 효과점(경혈점)에 배치하여 저주파를 통전시키는 치료방법으로 침이 없는 침치료라 할 수 있다. 동양의학의 침과 경혈 개념을 접목시킨 치료법이라 할 수 있다.

경혈점, 운동점, 발통점 등에 주로 적용하며, 주로 통증조절을 위해 적용한다(그림 4-3).

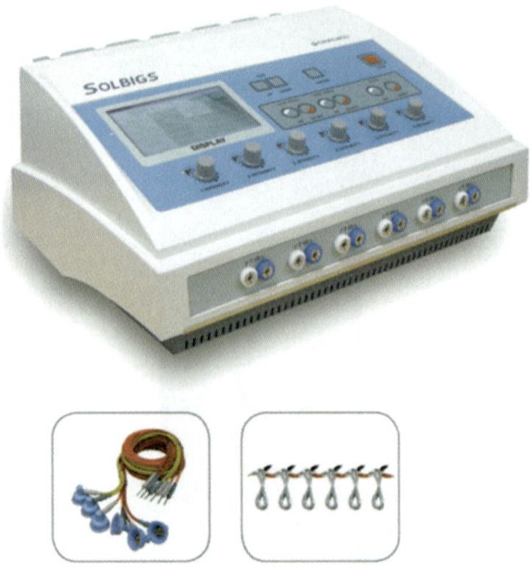

집게 케이블

그림 4-3 SSP(은침전기 자극기)

(4) 초음파 치료기

초음파는 가역음역 이상(20,000 Hz 이상)의 높은 주파수를 갖는 소리를 뜻하며, 초음파 치료는 초음파를 체내에 일정시간 적용하여 음파의 미세한 진동에너지가 조직을 진동시켜 열을 발생시킨다.

초음파의 치료효과는 지속적파(continuous wave)에 의한 열적 효과와 펄스파(pulsed wave)에 의한 비열적 효과로 나눌 수 있다.

지속적 초음파에 의한 열적 효과는 교원질 조직 신장, 혈액흐름 변경, 신경 전도속도의 변화, 통증 역치 및 효소 활성의 증가, 골격근 수축성 활동의 변화 등의 생리학적 반응을 야기한다.

펄스 초음파 등에 의한 비열적 효과로는 공동화 현상, 기계적·화학적 변화 등이 있다(그림 4-4).

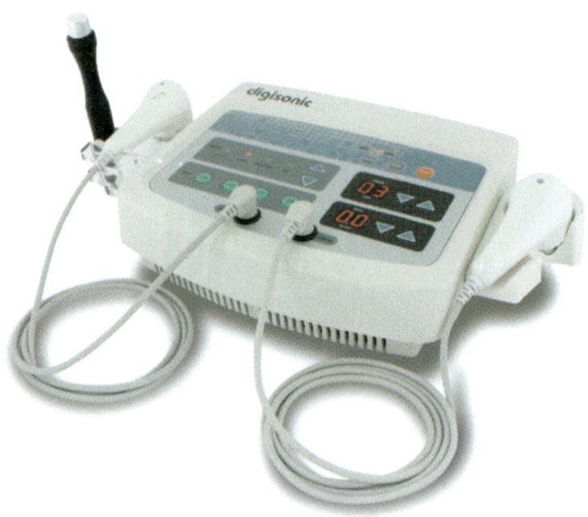

그림 4-4 **초음파 치료기**

(5) 고주파 자극기

고주파 전류는 인체조직을 통전할 때 진동 폭이 매우 짧기 때문에 이온 운동이 거의 일어나지 않으며 전기화학적 반응 또는 전기분해 현상이 없다.

고주파 전류가 인체 내에 통전되면 조직에서 심부열이 발생한다. 이는 고주파수의 전기 에너지가 가해지면 전류의 방향이 바뀔 때마다 조직을 구성하는 분자들이 진동하면서 서로 마찰하게 되어 회전운동, 뒤틀림, 충돌운동에 의해 생체열을 발생시키기 때문이다. 다른 전류형태와 달리 감각신경 및 운동신경을 자극하지 않는 고주파 전류는 인체 내 불편함이나 근 수축을 일으키지 않으면서 신체 조직 안의 특정부위를 가열 할 수 있다.

생체 열에너지로 변환된 고주파수 에너지는 조직의 온도를 상승시켜 세포의 기능을 증진시키고 혈류량을 증가시키는 등의 역할을 한다(그림 4-5).

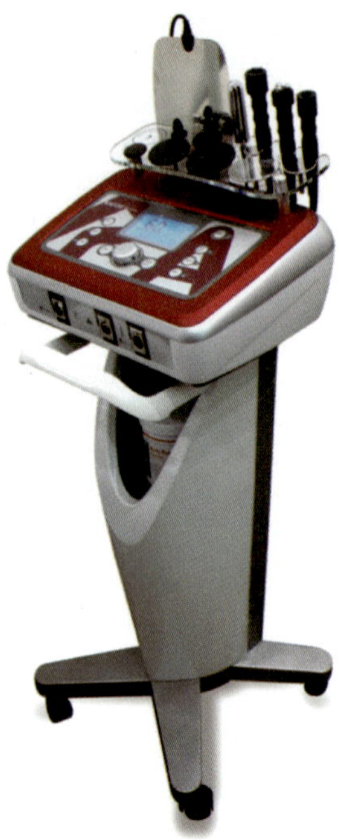

그림 4-5 고주파 자극기

(6) 고급형 체외충격파 치료기

방사 충격파에 의한 다양한 운동 손상 부위의 치료, 어깨관절 주변 힘줄의 석회화 방지 및 통증경감, 테니스엘보(epicondylitis)치료, 무릎관절 주변의 힘줄염치료, 족저근막 및 발꿈치돌기염(calcaneal spur)치료, 셀룰라이트 제거에 탁월하다(그림 4-6).

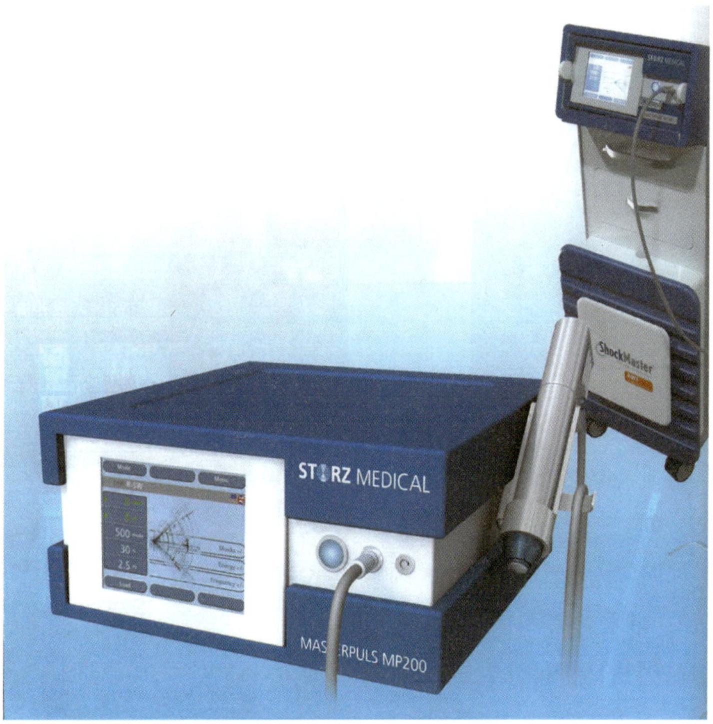

그림 4-6 체외충격파 치료기

2. 광선치료

1) 개요

광선치료란 다양한 치료적 목적을 위한 다양한 장비에 의한 빛의 적용을 언급하는 포괄적용어로 자외선, 가시광선, 적외선 등의 광선을 이용하여 다양한 질환들을 치료하는 것을 광선치료(light therapy) 또는 'phototherapy' 라고 한다.

2) 의료기기 종류

(1) 극초단파 자극기

고주파 교류 투열치료의 한 형태로 마그네트론이라는 극초단파발생장치에 의해 전자기에너지가 발생하며, 주로 심부조직의 가열을 위해 사용한다. 직접적인 열은 없으나 에너지가 조직 내에 침투하여 깊은 조직을 가열하여 인체의 심부조직의 온도를 상승시키는 작용을 한다(그림 4-7).

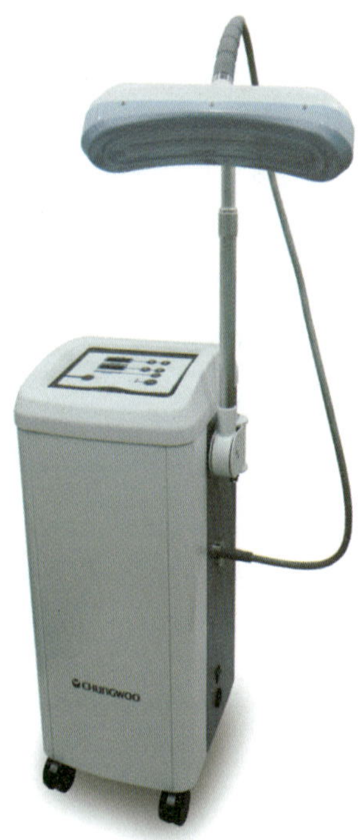

그림 4-7 극초단파 치료기

(2) 레이져치료기(Laser therapy)

물리치료용으로 사용되는 저출력 레이저광의 대표적인 치료효과는 염증을 억제하는 염증완화 작용과 단백질합성을 촉진하여 상처의 치유를 촉진시키는 것이다. 또한 조직 수준에서의 치유를 촉진시켜 통증을 완화시키는 작용을 하는 것으로 알려져 있다(그림 4-8).

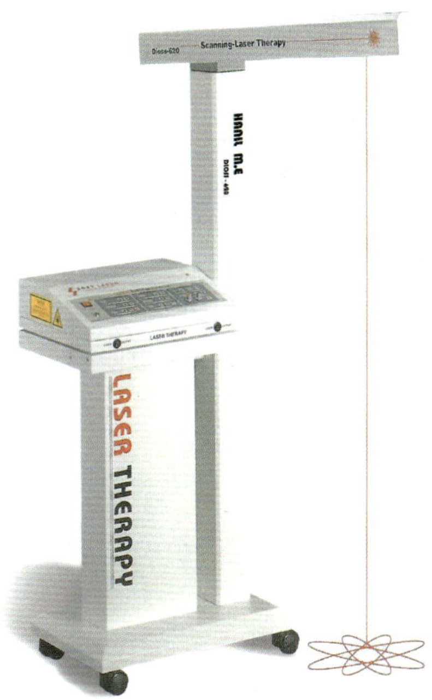

그림 4-8 레이져 치료기

3. 수치료

1) 개요

수치료는 물의 강도나 온도를 이용하여 질병을 치료하는 물리치료의 한 부분이다. 치료에 물을 사용하는 것은 경제적이며 온도의 조절이 간편하여 치료 시 장점이 많다. 또한 물의 부력을 저항으로 이용하여 운동치료로도 사용이 가능하며 물의 형태, 정수압 등을 이용하여 침수욕, 물의 회전이나 압력, 도수마찰을 이용한 치료, 온습포, 증기욕, 가스욕과 약욕 등 여러 가지 방법으로 치료를 시행한다.

이 장에서는 다양한 수치료 중에서 표면 열요법으로 가장 일반적으로 사용하는 온습포, 파라핀욕, 소용돌이욕을 설명한다.

2) 의료기기 종류

(1) 보행 수치료 시스템

물의 저항과 부력을 이용 재활치료 및 심폐기능 강화 훈련에 사용한다(그림 4-9).

(2) 휠체어형 욕조

거동이 불편한 사람들의 목욕을 돕는 장비이다(그림 4-10).

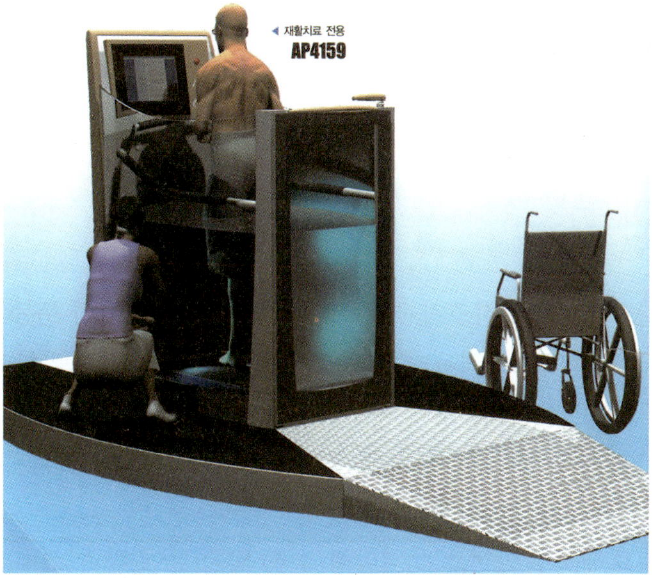

그림 4-9 보행 수치료 시스템

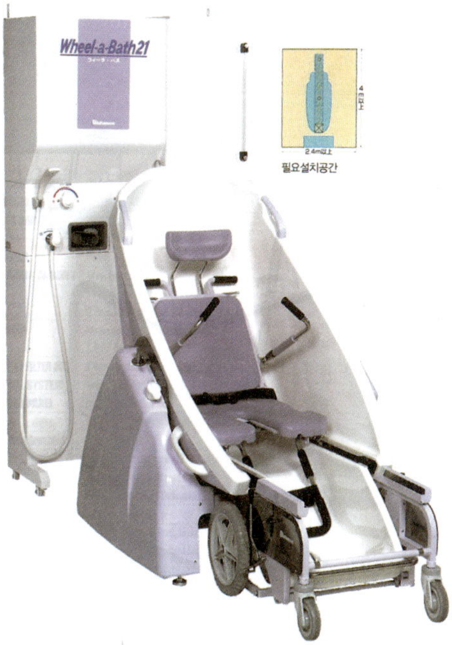

그림 4-10 휠체어형 욕조

4. 측정 및 평가(진단학)

1) 개요

물리치료사는 측정하고자 하는 대상자인 환자와 고객의 운동 기능과 장애 등을 평가하고, 평가된 정보를 토대로 치료계획을 수립하며, 수립된 치료계획에 따라 치료중재가 이루어진다. 이는 환자 및 고객에 대한 올바른 접근법이 정확한 물리치료 평가로 나타나는 것으로, 물리치료학의 진단 및 평가의 중요성을 나타내고 있다.

물리치료사는 일반적으로 의학적 소견 및 진단에 따라 신체 기능을 평가한다. 평가를 위해 검사와 검사 결과에 대한 판단을 내리고 예측하며, 환자·고객이 원하는 케어, 중재, 치료계획을 세운다. 또한 물리치료 대상자인 환자의 관한 진단과 평가는 차후 치료중재의 치료계획을 수립하는 데 매우 중요한 근거가 된다.

2) 의료기기 종류

(1) 3차원 실시간 동작분석 시스템(QUALISYS)

x, y, z, 삼평면에서 일어나는 인체의 동작을 분석하고 평가하기 위해 사용된다. 환자의 동작 상태를 파악하고 치료 전, 후 개선효과를 평가하기 위해 사용된다(그림 4-11).

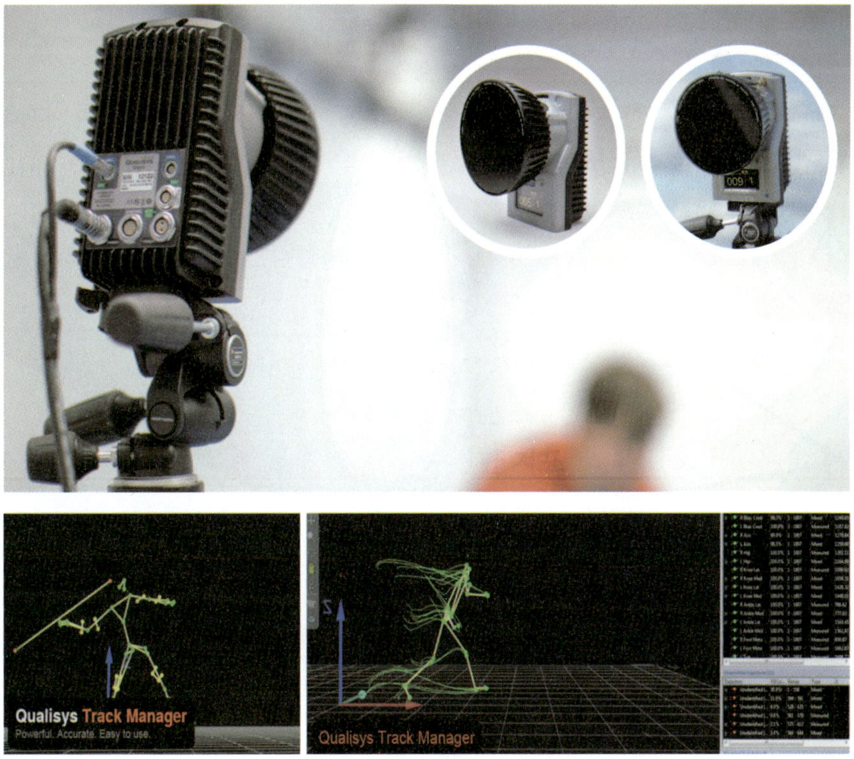

그림 4-11 3차원 실시간 동작분석 시스템(QUALISYS)

(2) 보행분석 시스템

보행기 엉덩관절, 무릎관절, 발목관절의 다양한 관절가동범위를 3차원적인 움직임으로 실시간 측정 및 분석이 가능하다. 정적 또는 동적인 자세에서 발바닥의 압력분포를 측정하여 편중된 발바닥의 압력으로 인한 질환을 파악하고 보행분석을 통해 잘못된 자세를 교정하고 일반적인 검진 장비등으로 찾을 수 없는 환자의 문제점을 검진하기 위한 진단 장비이다(그림 4-12).

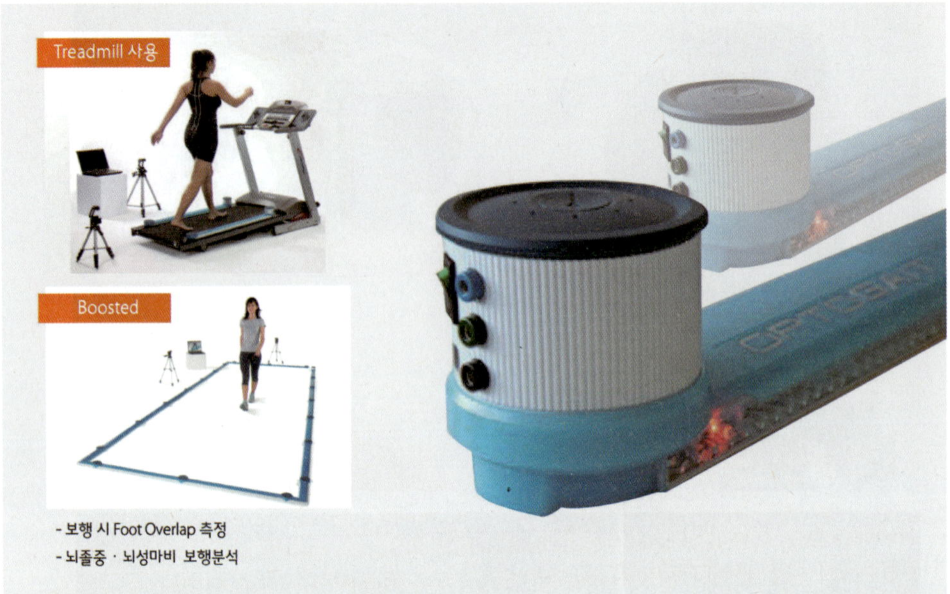
Treadmill 사용
Boosted
- 보행 시 Foot Overlap 측정
- 뇌졸중 · 뇌성마비 보행분석

Gait Report

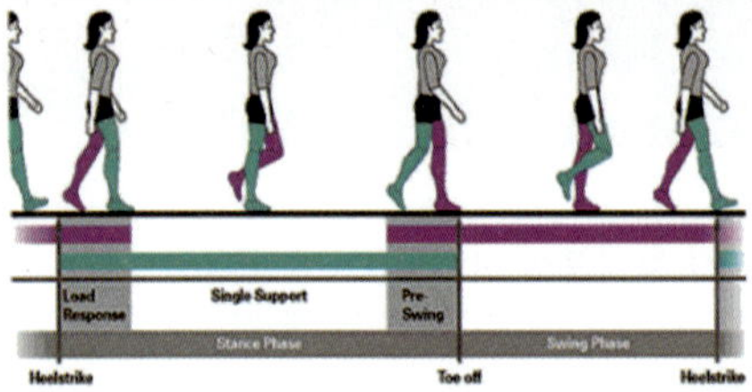

Lengths	Step length [cm]	Left	73,3±2,1 (CV 2,9%)
		Right	75,5±2,3 (CV 3,0%)
		Diff.	-3,0%
	Stride length [cm]		148,8±2,7 (CV 1,8%)

Gait parameters	Stance phase [%]	Left	71,7±0,8 (CV 1,1%)
		Right	70,6±0,6 (CV 0,9%)
		Diff.	1,5%
	Swing phase [%]	Left	28,3±0,8 (CV 2,7%)
		Right	29,4±0,6 (CV 2,1%)
		Diff.	-3,9%
	Single support [%]	Left	29,4±0,7 (CV 2,5%)
		Right	28,3±1,0 (CV 3,4%)
		Diff.	3,6%
	Total double support [%]		42,3±1,0 (CV 2,4%)
	Load response [%]	Left	20,3±0,7 (CV 3,6%)
		Right	21,9±0,9 (CV 3,9%)
		Diff.	-7,8%
	Pre-swing [%]	Left	21,9±1,0 (CV 4,6%)
		Right	20,3±0,8 (CV 4,0%)
		Diff.	7,3%

Time parameters	Step time [sec]	Left	0,539±0,010 (CV 1,9%)
		Right	0,534±0,012 (CV 2,2%)
		Diff.	0,9%
	Gait cycle [sec]		1,073±0,014 (CV 1,3%)
	Cadence [step/sec]		0,930±0,010 (CV 1,1%)

Speed parameters	Speed [m/s]	Left	1,39±0,03 (CV 2,2%)
		Right	1,39±0,02 (CV 1,4%)
		Diff.	0,0%
	Average speed [m/s]		1,39±0,03 (CV 2,2%)

Gait Parameter

- Step Length
- Stride Length
- Stance Phase
- Swing Phase
- Single Support
- Total Double Support
- Loading Response
- Pre-Swing
- Step Time
- Gait Cycles
- Cadence
- Speed
- Average Speed

그림 4-12 보행분석 시스템

(3) 모션 센서

인체의 동작 시 나타나는 상체의 흔들림을 측정하는 목적으로 사용한다(그림 4-13).

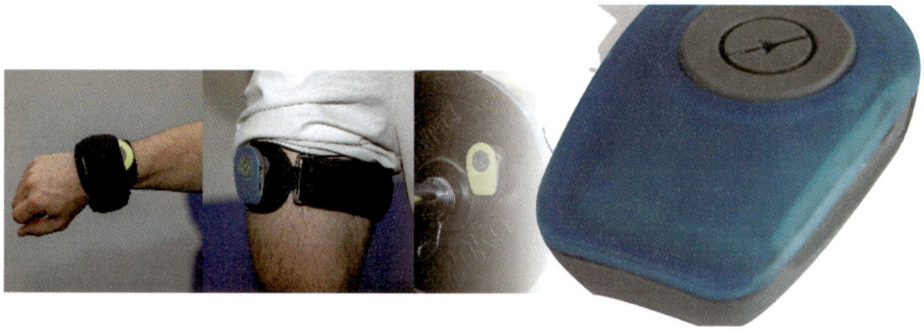

그림 4-13 모션 센서

(4) 보행분석 트레이드밀

보행 재활 훈련 및 발판 센서 적용을 통한 환자의 보행 패턴 분석 및 훈련을 통해 하지 기능 및 보행 능력 증진에 사용한다(그림 4-14).

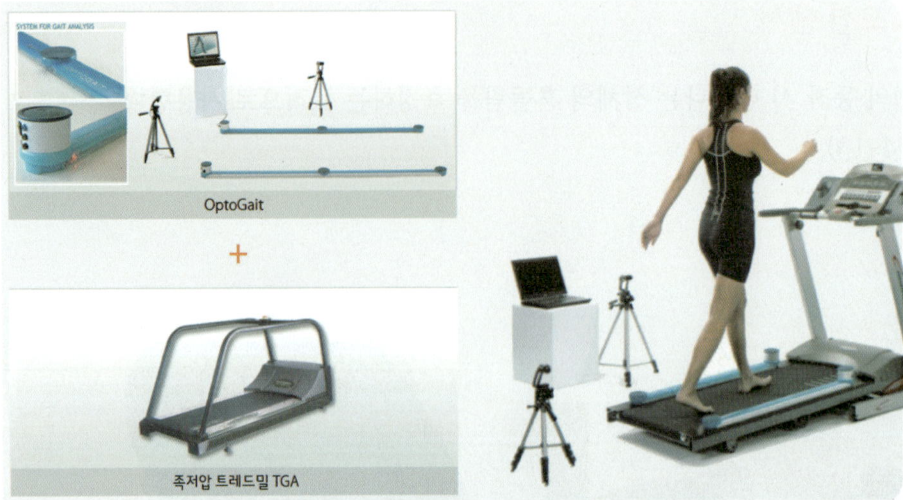

OptoGait

+

족저압 트레드밀 TGA

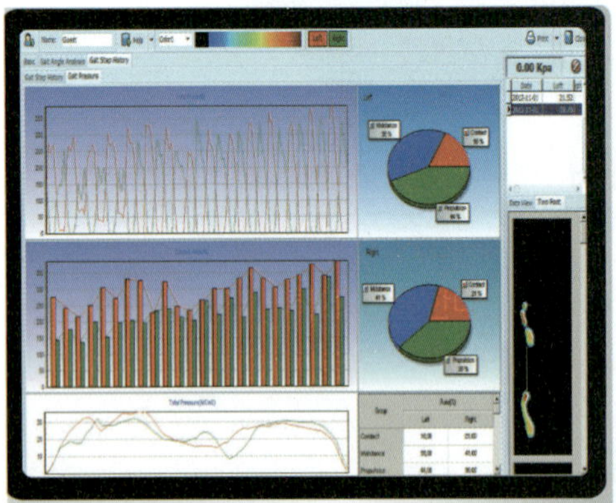

보행단계별 수직 지면반발력 분석

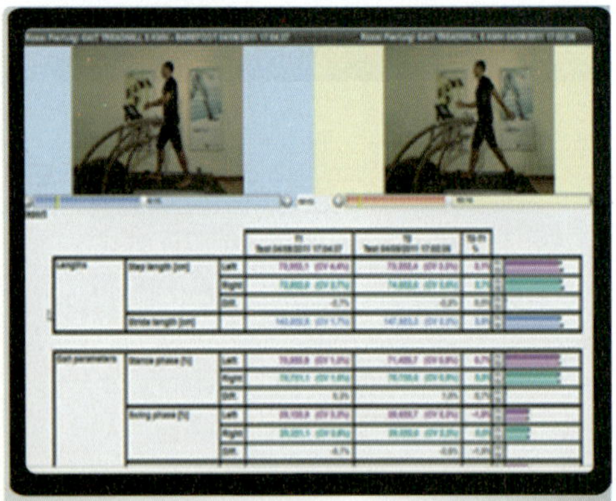

치료 전 · 후 보행의 변화 분석

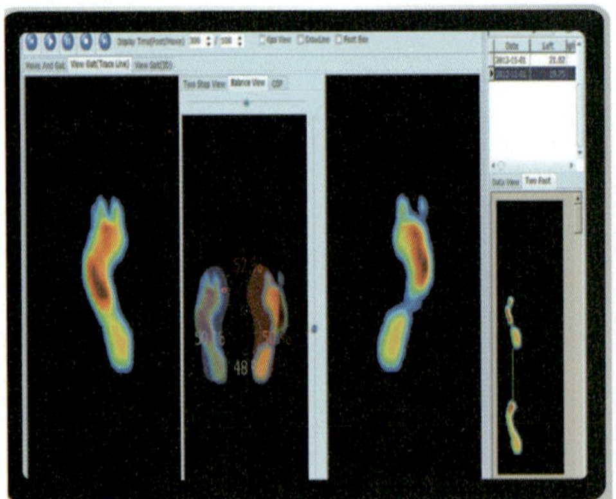

보행 시 족압의 평균값 및 좌우 발란스 비교

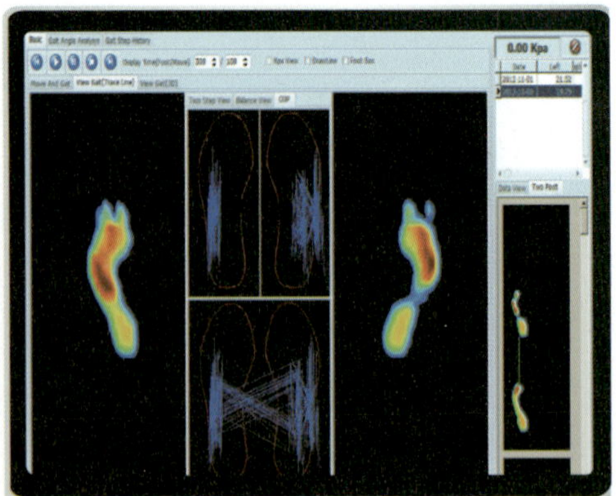

COP에 대한 Butterfly 결과

그림 4-14 보행분석 트레드밀

(5) 완전 무선 EMG(근전도) 시스템

신경 자극에 대한 근육의 반응을 근육 내 전기적 변화를 감지하여 근활성도 및 근피로도 등을 분석하는데 사용한다(그림 4-15).

근활성도, 근피로도 등 분석

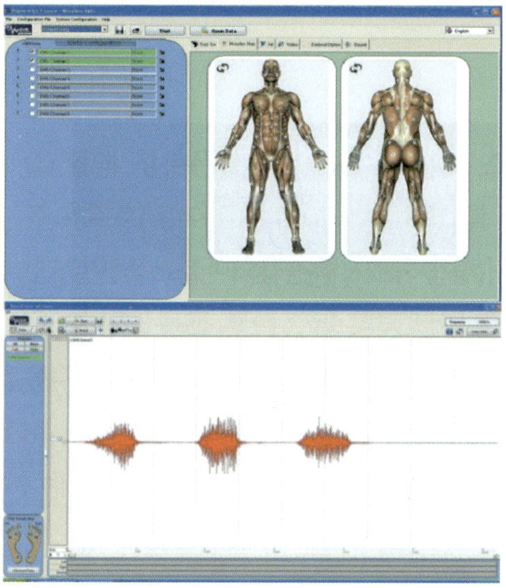

가속도계(Accelerometer) 내장

3축 가속도계가 EMG 모듈에 통합 내장되어 있어
EMG(근전도)와 가속도 데이터 동시 측정 가능

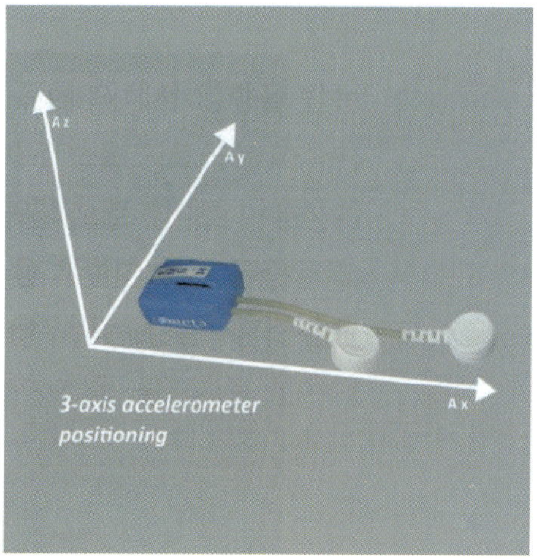

그림 4-15 **완전 무선 EMG(근전도) 시스템**

(6) 수중 무선 EMG(근전도) 시스템

수중에서 신경 자극에 대한 근육의 반응을 근육 내 전기적 변화를 감지하여 근활성도 및 근피로도 등을 분석하는데 사용한다(그림 4-16).

(7) 무선 생체신호 측정 시스템

신체활동 시 나타나는 생체신호를 무선으로 측정하여 실시간으로 진단 및 분석하는데 사용한다(그림 4-17).

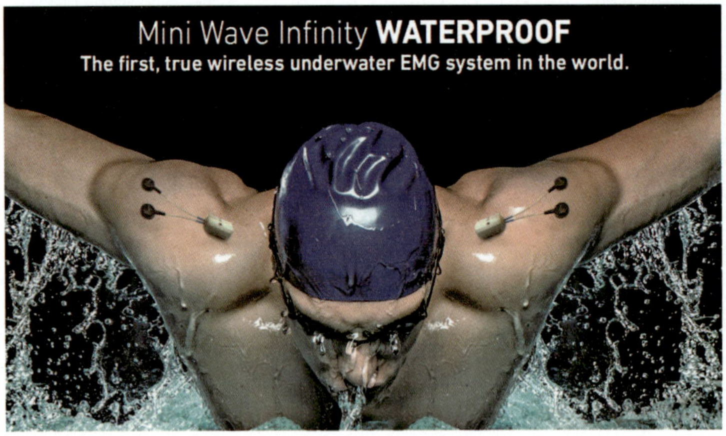

그림 4-16 수중 무선 EMG(근전도) 시스템

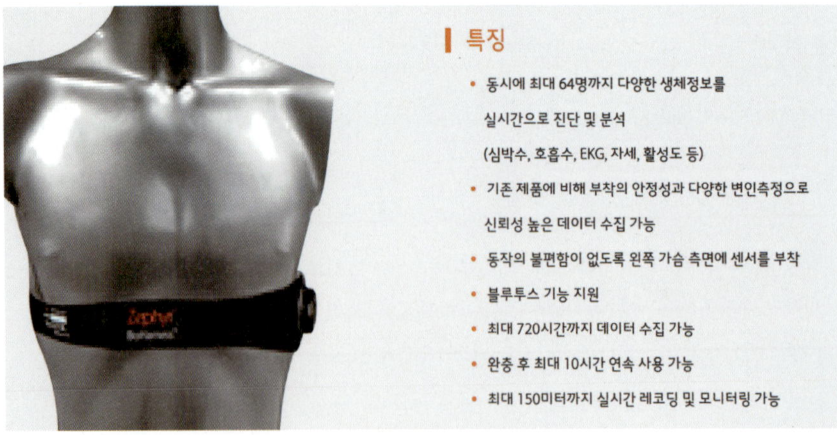

그림 4-17 무선 생체신호 측정 시스템

(8) 3차원 척추기능 컴퓨터 검사 시스템

피검자를 정적/동적 상태에서 척추의 구조 및 하지의 부정렬을 3차원으로 측정 및 분석에 사용한다(그림 4-18).

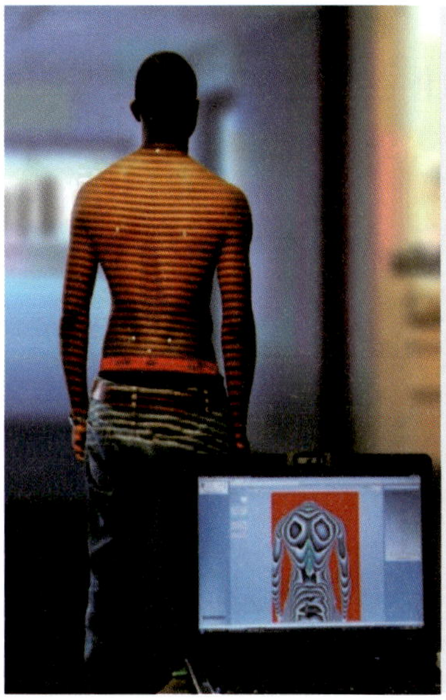

특징

- 방사선 노출 없이 척추의 구조와 하지의 부정렬, 체열진단 동시 측정
- 의학적 근거에 기반한 Normal Data가 내장되어 데이터 비교 가능
- 요통 및 목, 허리 디스크로 인한 자세 이상을 분석
- 척추 측만증, 척추 전 · 후만증 분석
- 등 근육의 형태 및 비대칭 분석
- 좌우 어깨 높이와 견갑골의 상관성 분석
- 견갑골 및 골반의 회전, 기울어짐 분석
- 하지 부정렬 분석을 통한 고관절/슬관절 안정성 검사
- X-ray와 동조해서 데이터를 비교
- 피험자의 신장을 입력하면 스캐너 높이 자동 설정
- 전자자동 보정장치를 통해 자동으로 수평 보정 가능
- 적외선 체열진단 가능(옵션)
- 동적, 정적 족압 측정 가능(옵션)

- Trunk Neutral Test
- Trendelenberg Test
- Spine Test
- Trunk Intervention Test
- Knee Test(Static Test)
- Mattias Test

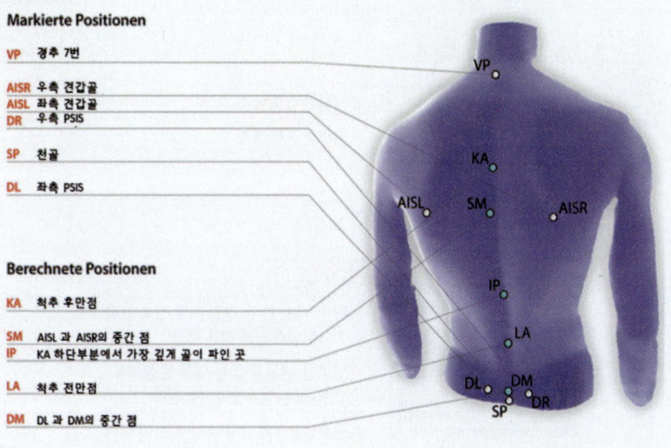

그림 4-18 3차원 척추기능 컴퓨터 검사 시스템

(9) 균형능력평가 및 훈련 시스템

피검자의 낙상 위험도 및 균형능력을 평가하고 다양한 훈련프로그램을 적용하여 재활에 도움을 준다(그림 4-19).

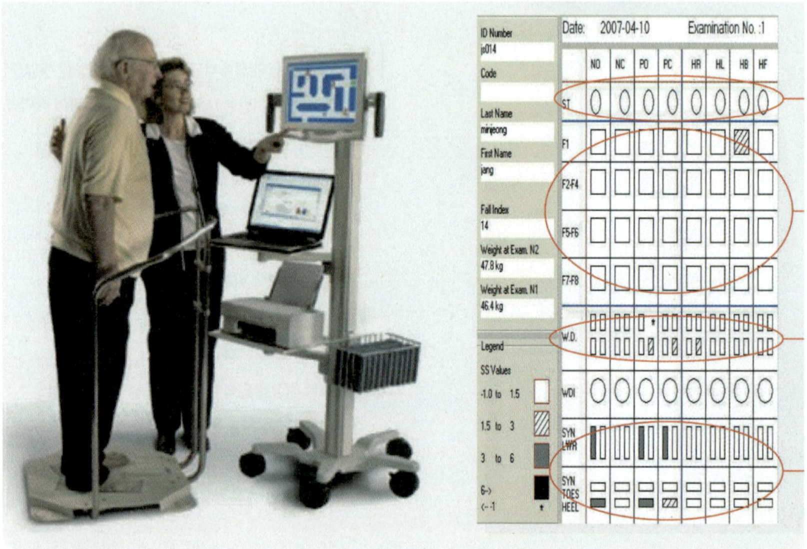

낙상 위험도 예측

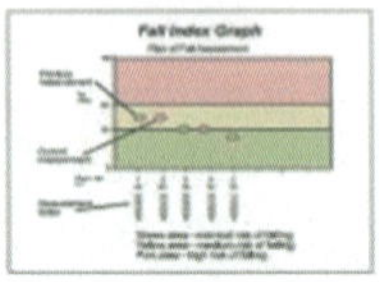

- 낙상 위험도 예측
- 잠재적 손상 예측

Toe와 Heel간의 6축 동조화

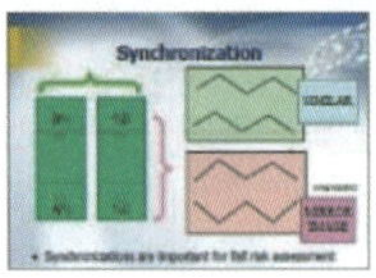

- 하지 주동근과 길항근의 상호신경 자극전달과 상호 작용 측정
- 말초신경(무릎 또는 발목 손상으로 인한) 또는 척추굴곡신경 장애
- 중추신경계와 상위(소뇌 또는 대뇌)에 위치한 부분 손상으로 인한 불완전 반신 마비 측정

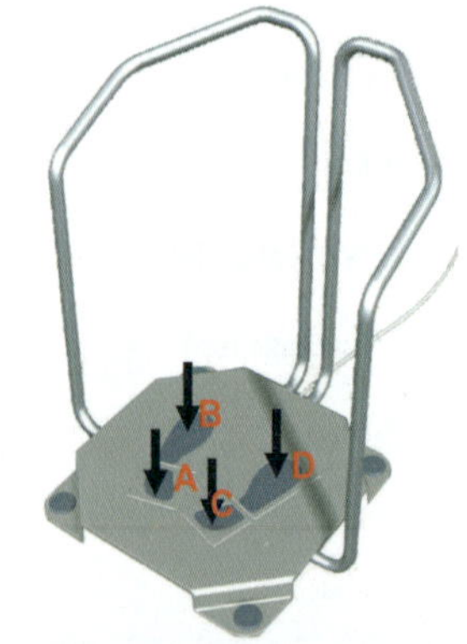

Tetrax

그림 4-19 **균형능력평가 및 훈련 시스템**

(10) 시지각 반응평가 및 훈련 시스템

시각 및 지각의 다양한 Feedback을 통해 민첩성 및 판단력 향상을 위한 훈련에 사용하여 치료 및 훈련 전후 비교와 치료 및 훈련결과를 알 수 있게 한다(그림 4-20).

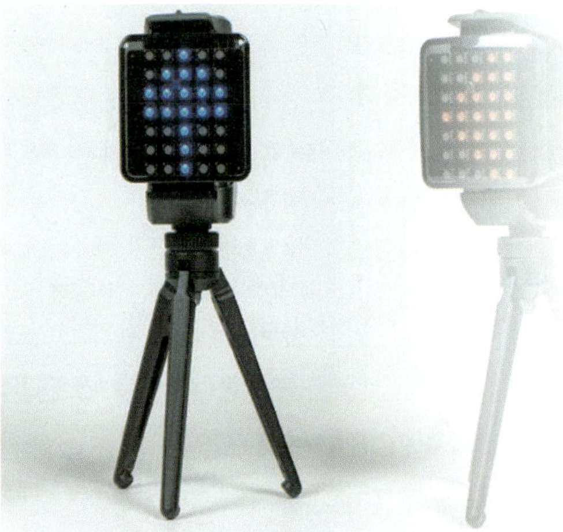

특징

- 실시간 분석으로 빠른 Feedback 제공
- 인체 뿐만 아니라 물체도 감지하는 센서 장착
- Customized 기능으로 특정 훈련프로그램 적용
- 이동과 설치가 간편
- 최대 16개 까지 동시 사용 가능
- 150미터 범위 내 측정 가능
- RFID 기능으로 환자 및 선수별 데이터 저장

RFID 적용

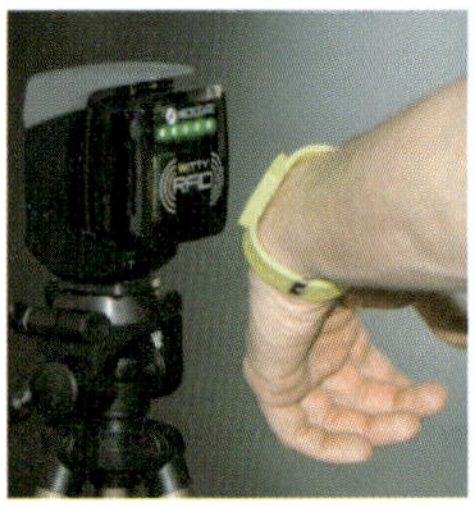

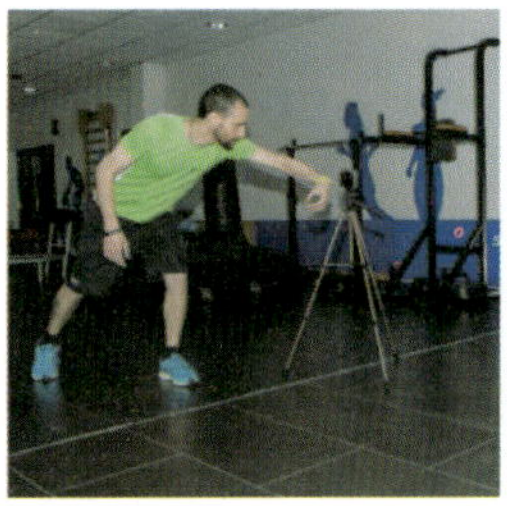

RIFD 센서에 밴드를 접근시키면 자동으로 선수 데이터를 불러오고 측정 후 자동 저장됨

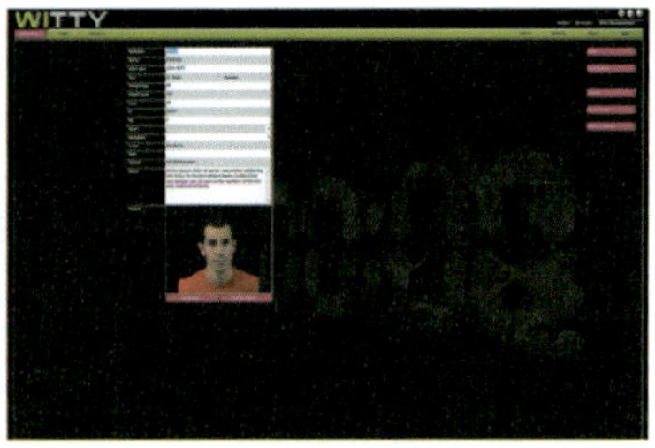

- WITTY소프트웨어를 통해 환자 및 선수 등록/관리

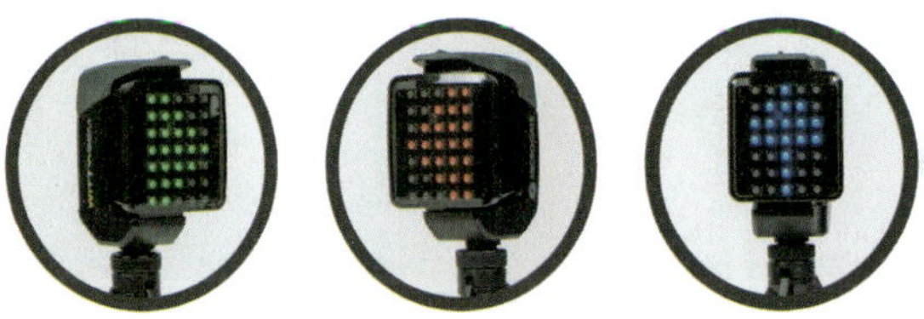

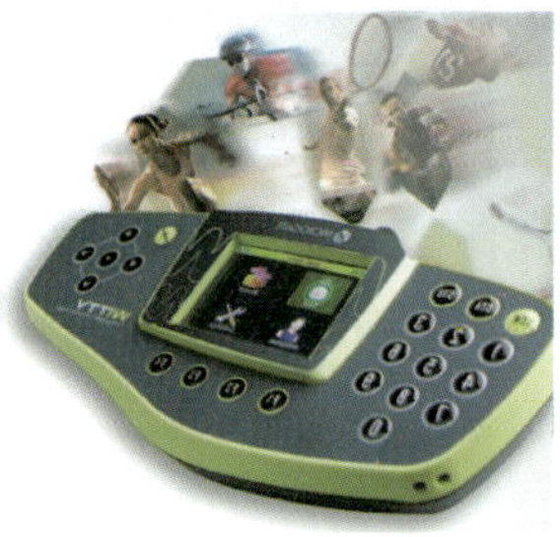

그림 4-20 시지각 반응평가 및 훈련 시스템

(11) 무선 속도·시간 측정 타이머

순발력, 속도, 지구력, 반응시간 등과 같은 타이밍 전반에 관한 정보의 측정에 사용하여 치료 및 훈련 전후 비교와 치료 및 훈련결과를 알 수 있게 한다(그림 4-21).

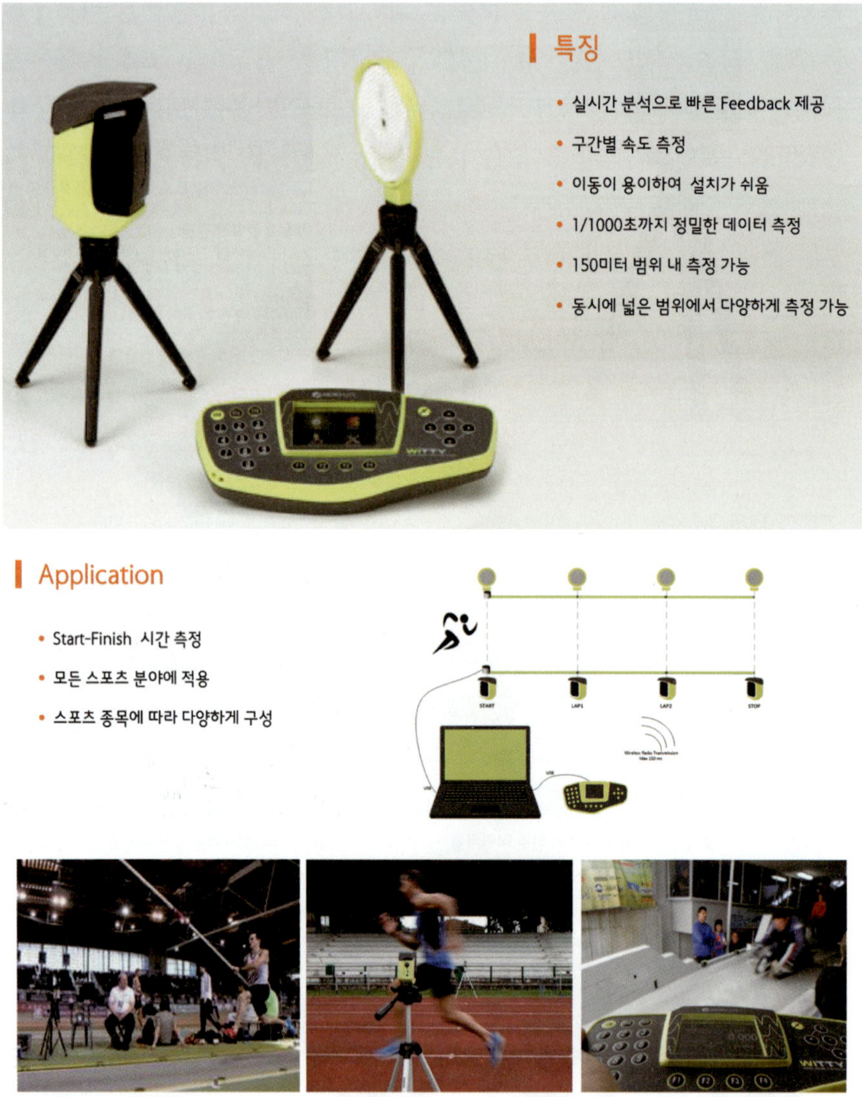
특징
실시간 분석으로 빠른 Feedback 제공
구간별 속도 측정
이동이 용이하여 설치가 쉬움
1/1000초까지 정밀한 데이터 측정
150미터 범위 내 측정 가능
동시에 넓은 범위에서 다양하게 측정 가능
Application
Start-Finish 시간 측정
모든 스포츠 분야에 적용
스포츠 종목에 따라 다양하게 구성

그림 4-21 무선 속도·시간 측정 타이머

(12) 기능성 재활운동치료 및 평가장비

운동치료, 재활치료, 산업재활 치료, 노인성질환등의 치료 및 근력 평가에 사용한다(그림 4-22).

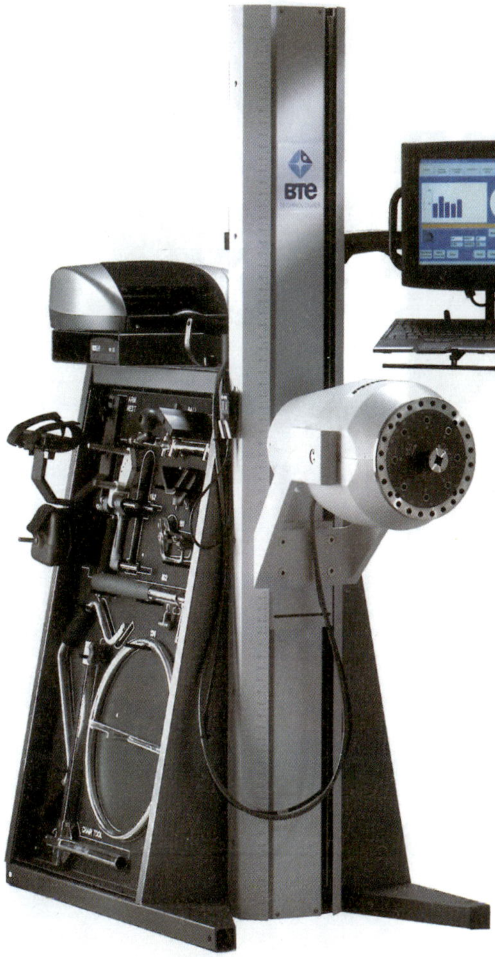

그림 4-22 기능성 재활운동치료 및 평가장비

(13) 무선 전극 EMG 시스템

무선 EMG 센서를 피험자의 근육에 부착하여 근전도 값을 무선으로 PDA 단말기에 전송후, 무선으로 컴퓨터에 전송, 저장, 분석할 수 있는 시스템이다(그림 4-23).

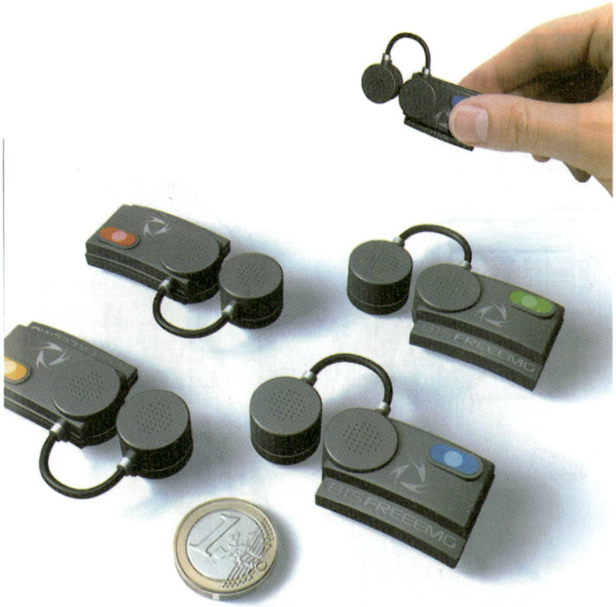

그림 4-23 무선 전극 EMG 시스템

5. 운동치료

1) 개요

운동치료(therapeutic exercise)라는 용어는 운동(exercise)과 치료(therapy)라는 두 가지 의미가 있다. 운동치료는 손상을 예방하고 신체적으로 최상의 상태를 유지하며 정상적인 일상생활을 저해하는 조건과 질병에서 환자를 빠른 시간 내에 회복하게 하는 것이다.

치료의 목적은 좁은 범위에서는 필요로 하는 환자에게 적용하는 것이며, 넓은 범위는 건강한 모든 사람에게도 적용할 수도 있다. 따라서 운동치료란 질병이나 손상으로 인한 신경, 근육 또는 관절계통의 비정상적인 기능을 정상 또는 정상에 가까운 상태로 회복, 증진시키거나 보다 나은 상태를 유지하기 위해 처방되는 신체의 운동으로 정의내린다.

2) 의료기기 종류

(1) 척추 심부근력 강화 및 협응능력 강화 훈련 시스템

환자나 일반인 또는 스포츠 선수들을 대상으로 척추에서 가장 중요한 역할을 하는 심부근육을 강화시키며, 협응성을 향상시키는데 사용한다.

비충격식 운동방법을 채택하고 있어 누구나 안전하고 쉽게 운동할 수 있는 훈련시스템이다(그림 4-24).

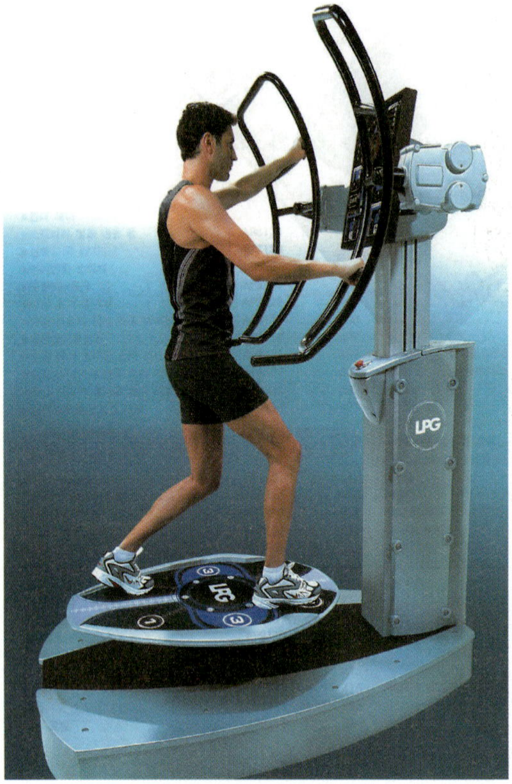

그림 4-24 척추 심부근력 강화 및 협응능력 강화 훈련 시스템

(2) 유산소 운동능력 측정 및 운동 처방 시스템

컴퓨터와 하지 및 상지 에르고미터를 이용, 일반인 및 하지 장애인의 최대 산소 소비량 측정 및 운동 처방 시스템이다(그림 4-25).

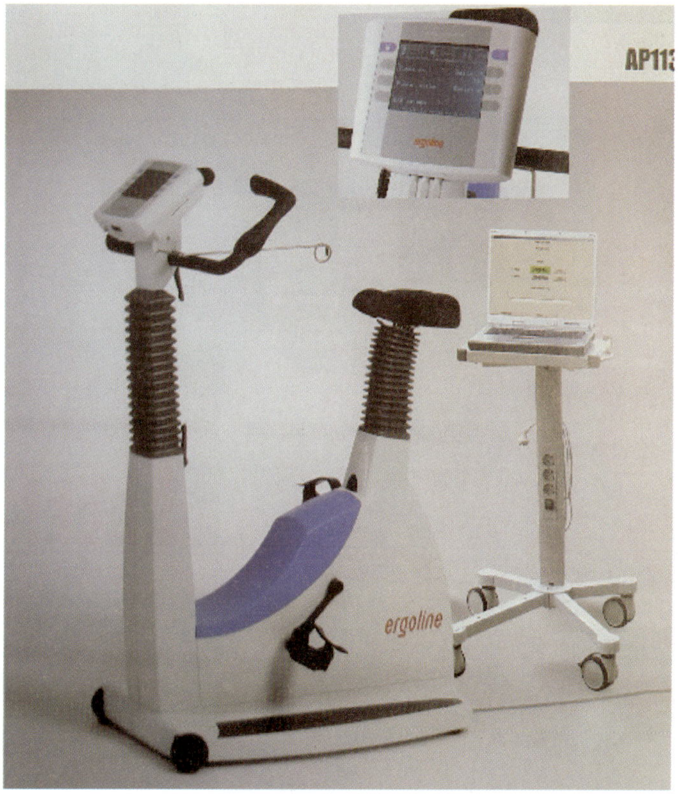

그림 4-25 **유산소 운동능력 측정 및 운동 처방 시스템**

(3) 전동 기립 및 동적 균형 훈련기

뇌졸중, 양측하지마비, 사지마비, 다발성 경화증, 파킨슨병, 근이영양증이나 중심을 잡기 힘든 환자를 대상으로 다양한 동적 균형훈련과 동적 보행균형 훈련에 적용한다(그림 4-26).

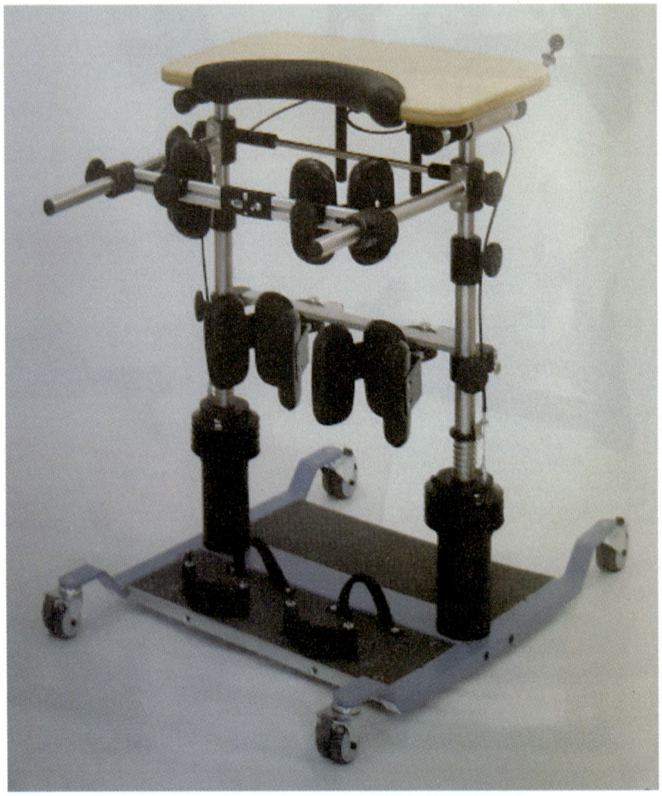

그림 4-26 전동 기립 및 동적 균형 훈련기

(4) 전동식 경사조절 기립테이블

기계나 전동을 이용하여 테이블 자체가 수평에서 수직으로 움직일 수 있게 되어 있으며 기동할 수 없는 환자를 테이블에 눕히고 무릎과 골반과 가슴을 스트랩으로 묶어 기립훈련을 위한 보조 장비이다. 하지 근육에 긴장(tension)이 생기게 되며 운동감각(kinetic sense)이 증가, 기립성 저혈압(orthostatic hypotension)을 방지, 하지의 혈액순환을 도움, 요로결석, 뼈 엉성증(osteoporosis)구축이나 기형을 방지를 목적으로 사용된다(그림 4-27).

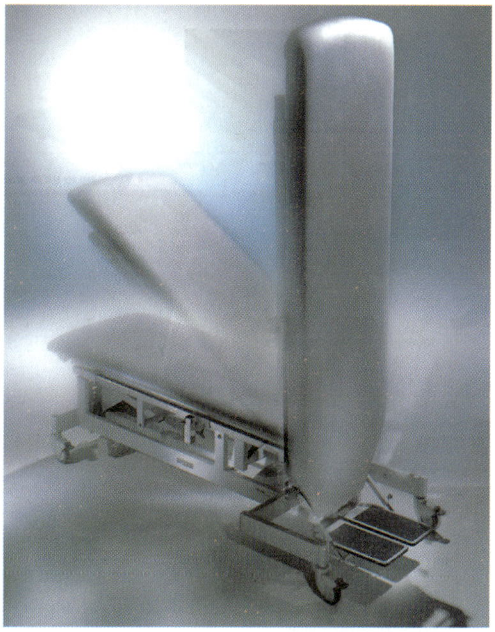

그림 4-27 전동식 경사조절 기립테이블

(5) 전신자동 자극 시스템

교차 방식의 전신 진동 자극을 통해 손상된 신체의 움직임을 유도하여 재활 및 기능 회복을 위해 사용한다(그림 4-28).

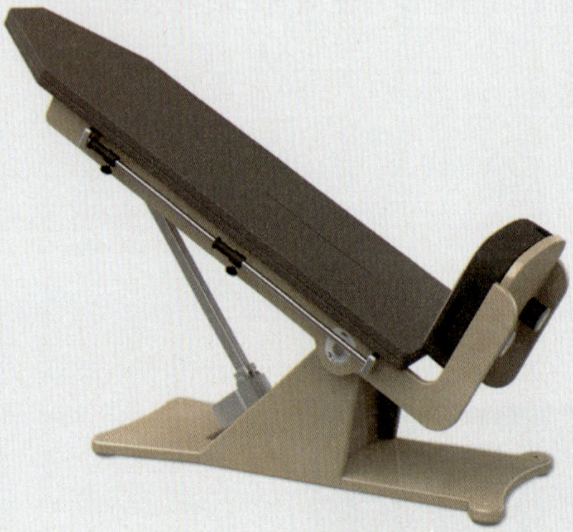

특징

- 좌우를 교대로 올려주는 시소 동작 원리
- 5Hz ~27Hz 영역 내 주파수에 따라 다양한 효과
- 0.5Hz 단위로 정밀하게 주파수 조절
- 다양한 자세를 통해 신체 여러부위의 움직임을 유도
- 보폭과 경사 기울기 조절을 이용한 강도 조절
- NDT, PNF 등 다양한 치료법과 병행 가증
- 기립이 불가능한 환자도 효과적으로 치료
- H/M Ratio 조절을 통한 강직제어 가능

Application

- 신경계 재활 치료 (성인, 소아)
- 강직 및 구축 완화
- 근육의 기능 향상
- 근력 향상
- Balance, Proprioceptive 기능 향상
- 보행능력 향상
- 척추 및 관절 기능 강화
- 낙상 예방을 위한 민첩성 강화

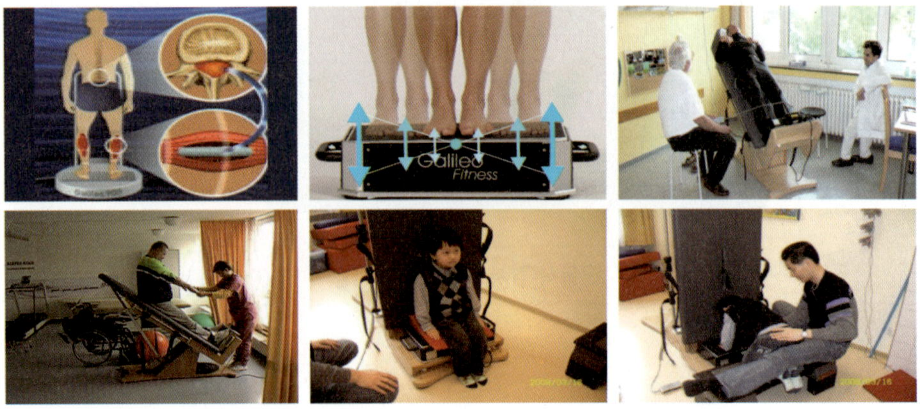

그림 4-28 전신자동 자극 시스템

(6) 마비환자용 근육운동 및 강직치료기

척수손상, 뇌졸중, 뇌성마비 등으로 인한 지체 부자유자, 노약자, 휠체어 사용자들의 복합 재활 운동 치료에 사용되며 모터의 힘에 의한 수동운동과 환자의 근력에 의한 능동운동이 동시에 가능하다(그림 4-29).

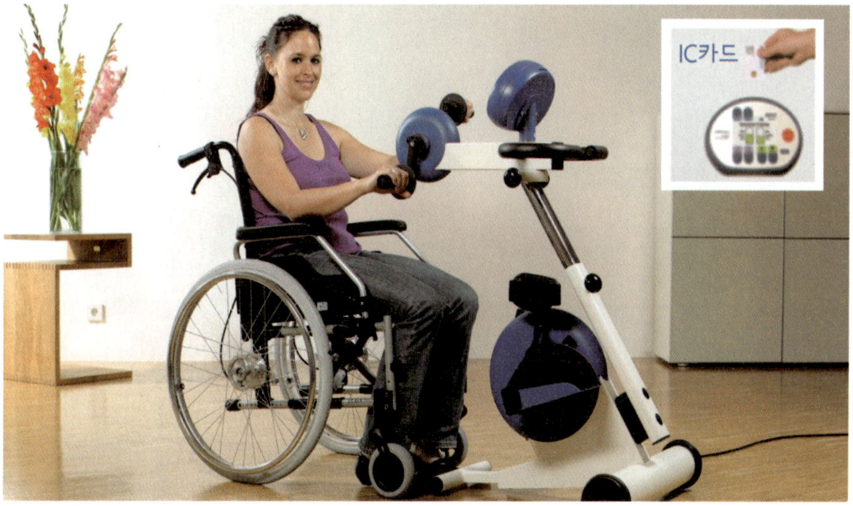

그림 4-29 마비환자용 근육운동 및 강직치료기

(7) 기능적 모션 평가 및 훈련 시스템

모션 인식 센서를 통해 3D로 구현되는 가상현실 화면을 이용하여 인지 운동 치료 및 신체 기능의 회복과 강화를 위해 사용한다(그림 4-30).

(8) 전산화 인지 평가·치료 시스템

인지 장애가 있는 환자들을 대상으로 인지기능 평가 후 정상 범주에서 벗어나는 평가항목에 대해 컴퓨터로 정해진 프로그램에 따라 인지치료를 시행하여 인지 기능 향상을 위해 사용한다(그림 4-31).

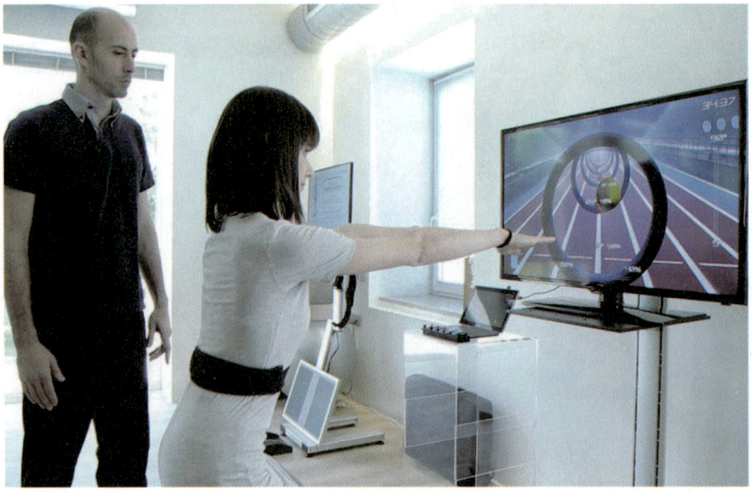

특징

- 동작 인식 센서를 이용한 실시간 피드백 훈련
- 사용 목적에 따라 프로그램 선택
- 평가와 훈련 모두 가능
- 신체 부위별 다양한 운동 프로그램
- 게임 형태의 재미있는 운동 프로그램
- 2D, 3D 그래픽 화면으로 실제적인 공간인식
- 옵션 소도구를 활용한 다양한 운동 프로그램

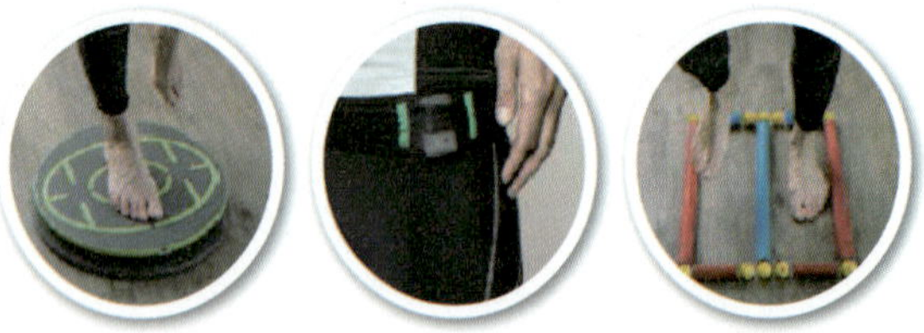

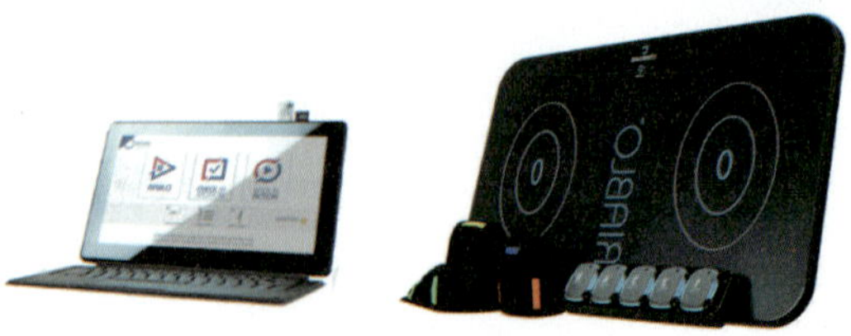

그림 4-30 기능적 모션 평가 및 훈련 시스템

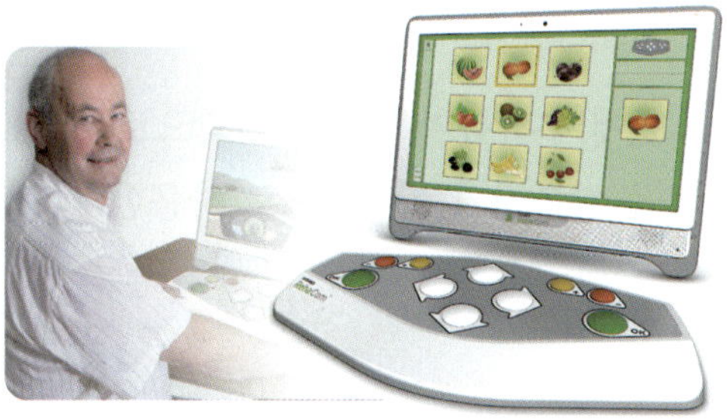

각성도(Alertness)

- 긴장성 각성도(Tonic Alertness)
- 위상성 각성도(Phasic Alertness)

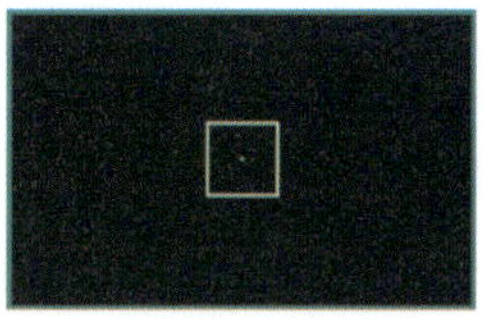

분리적 주의력(Divided Attention)

- 시각적 분리주의력(Visual Attention Division)
- 청각적 분리주의력(Auditive Attention Division)

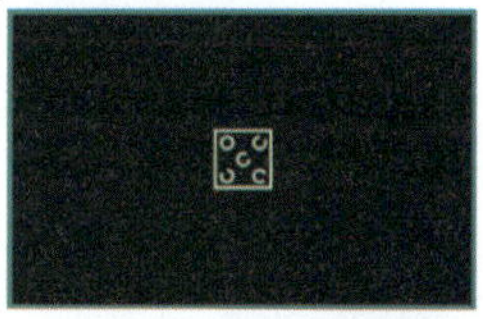

반응조절(Response Control)

- 작업속도(Working Speed)
- 충돌조절(Impulse Control)

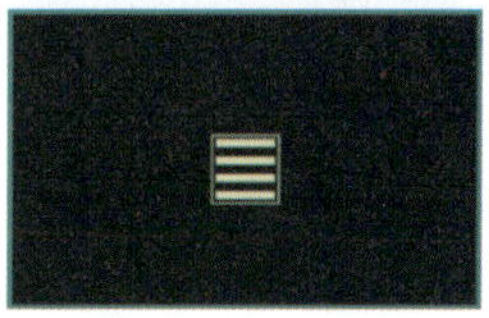

시각적 탐색능력(Visual Exploration)

- 작업속도(Working Speed)
- 지속적 주의력(Sustained Attention)
- 편측무시/반맹증(Neglect/Hemianopia)

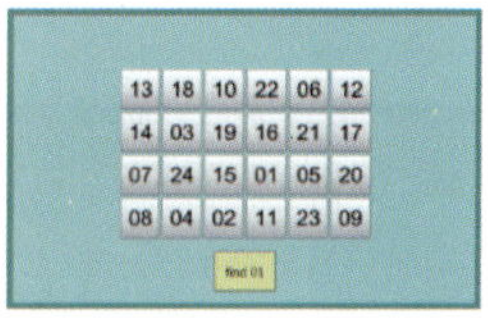

작업기억력(Working Memory)

- 긴장성 각성도(Tonic Alertness)
- 위상성 각성도(Phasic Alertness)

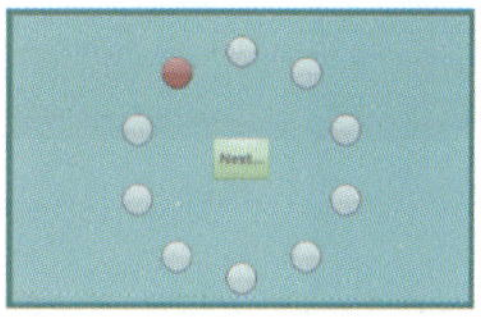

결과(Result)

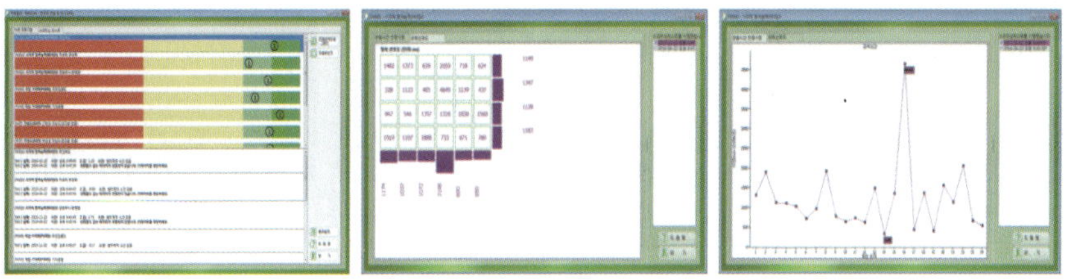

그림 4-31 전산화 인지 평가·치료 시스템

(9) 상지 재활 로봇 치료 시스템

로봇팔을 환자의 팔에 부착하여 반복 훈련함으로써, 뇌신경가소성을 극대화시켜 상지 기능을 회복시키는 목적으로 사용한다(그림 4-32).

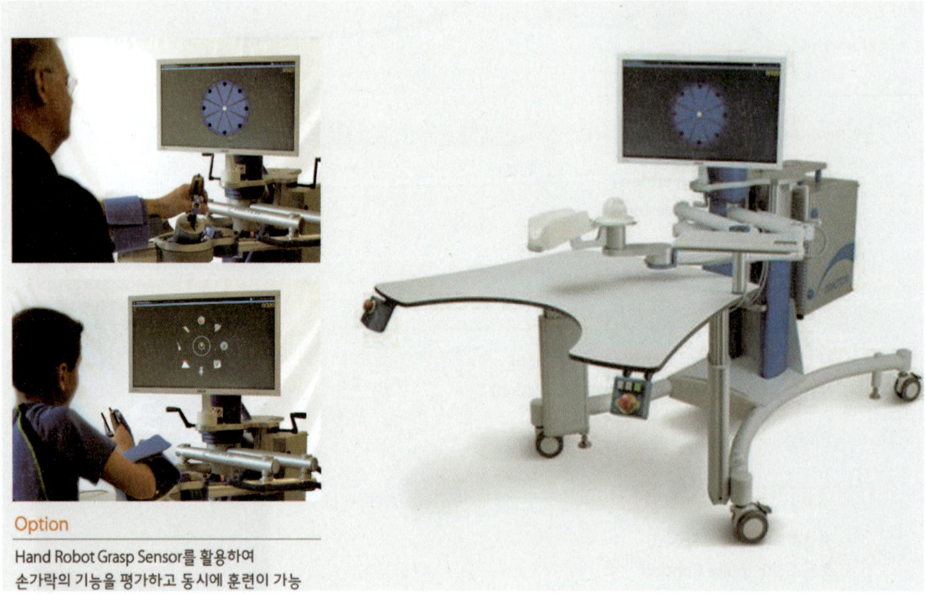

프로그램

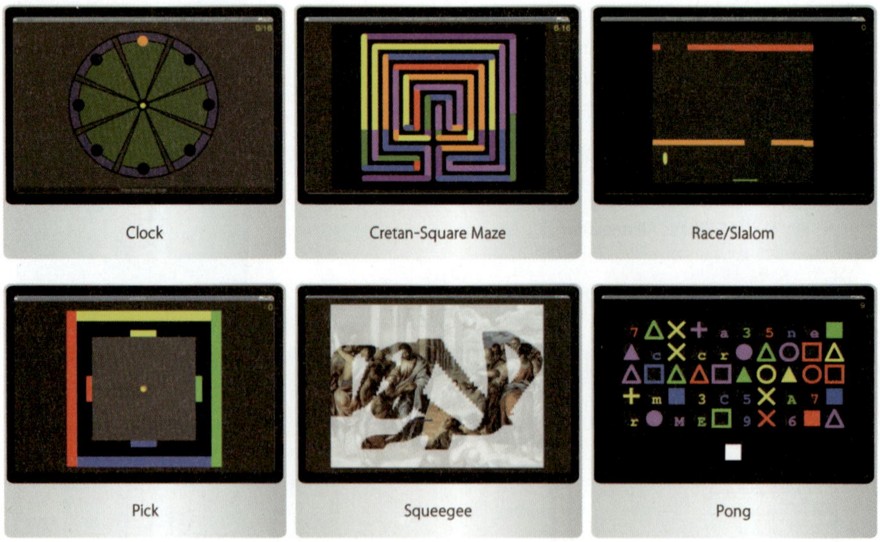

그림 4-32 **상지 재활 로봇 치료 시스템**

05

안전관리 및 정도관리

Chapter 05 안전관리 및 정도관리

I 진단용 X선장치의 관리

진단용 방사선 발생장치는 전기적부분과 기계적 부분으로 구성되어 있기 때문에 이 두 부분에 대한 정확한 특성 파악이 동반되지 않는 한 품질관리에 대한 문제는 크게 대두될 것이며 또한 이로 인한 전기적 위험과 방사선에 대한위험은 더욱더 가중될 것으로 사료된다. 이에 학생들에게 의료기관에서 사용하게 될 방사사선장치의 안전관리에 관한 이론적 내용과 실무에서 필요한 실습을 시행함으로써 장치의 구성과 성능관리는 물론 피폭선량의 경감 방안 등을 숙지하여 임상에서 의료의 질적 서비스를 도모하기 위함이 본 장에서 학습할 내용이다.

1. 진단용 방사선 발생장치의 검사

진단용 방사선 발생장치를 설치하여 사용하고자 하는 경우에는 의료법에 의하여 식품의약품안전처장이 지정한 의료기기 검사기관에서 해당 검사항목이 포함된 안전시험검사를 통과하고 검사성적서를 관할 보건소에 제출한 이후에 장비를 사용할 수 있다. 또한 진단용 방사선 발생장치를 이전 설치하거나, 전원시설을 변경하는 경우, 사용중지신고를 한 발생장치를 다시 사용하고자 하는 경우, 발생장치의 안전에 영향을 미치는 수리를 한 경우 등에도 반드시 지정된 의료기기 검사기관에 안전검사를 통과한 후에 장치를 사용하여야 한다.

1. "진단용 방사선 발생장치"란 방사선을 이용하여 질병을 진단하는 데에 사용하는 기기로서 다음 각 목의 어느 하나에 해당하는 장치를 말한다.

   가. 진단용 엑스선 장치
   나. 진단용 엑스선 발생기
   다. 치과진단용 엑스선 발생장치
   라. 전산화 단층 촬영장치
   마. 유방촬영용 장치 등 방사선을 발생시켜 질병의 진단에 사용하는 기기

2. "방사선 방어시설"이란 방사선의 피폭(피폭 : 인체가 방사선에 노출되는 것)을 방지하기 위하여 진단용 방사선 발생장치를 설치한 장소에 있는 방사선 차폐시설과 방사선 장해 방어용기구를 말한다.

3. "방사선 관계 종사자"란 진단용 방사선 발생장치를 설치한 곳을 주된 근무지로 하는 자로서 진단용 방사선 발생장치의 관리 · 운영 · 조작 등 방사선 관련 업무에 종사하는 자를 말한다.

4. "안전관리"란 진단용 방사선 발생장치, 방사선 방어시설 및 암실, 현상기, 방사선필름 카세트, 산란엑스선 제거용 그리드, 엑스선사진 관찰대 등 진단 영상정보에 관한 설비의 관리와 방사선 관계 종사자에 대한 피폭관리를 말한다.

5. "방사선구역"이란 진단용 방사선 발생장치를 설치한 장소 중 외부 방사선량이 주당 0.3 mSv(30 mrem) 이상인 곳으로서 벽, 방어칸막이 등의 구획물로 구획되어진 곳을 말한다.

2. 진단용 방사선 발생장치의 신고

진단용 방사선 발생장치는 방사선을 이용하여 질병의 진단에 사용하는 장치로서 진단용 방사선 발생장치 및 방사선 방어시설, 방사선필름 카세트, 산란엑스선 제거용 그리드, 현상기 등 진단 영상 정보에 관한 설비에 대해 방사선 안전관리와 신고가 필요하다.

신고대상 장치로는 진단용 엑스선장치, 진단용 엑스선발생기, 치과진단용 엑스선발생장치, 전산화단층촬영장치, 유방촬영장치이며, 동물병원 또는 가축병원 등에서 사용하는 방사선 발생장치나 연구소, 학교 등 연구용으로 사용하는 방사선 발생장치는 신고대상에서 제외된다.

신고대상 기관은 진단을 목적으로 방사선 발생장치를 설치, 사용하는 기관이며, 의료기관, 보건소, 보건지소, 보건의료원, 지방병무청, 군 병원 및 직할기관의 의료시설 등이 이에 해당된다. 이 기관에서 진단용 방사선 발생장치를 최초로 설치하여 사용하거나 사용 중지된 장치를 재사용하고자 하는 경우에는 방사선 안전관리규칙에 따라 관할보건소에 신고하여야 한다.

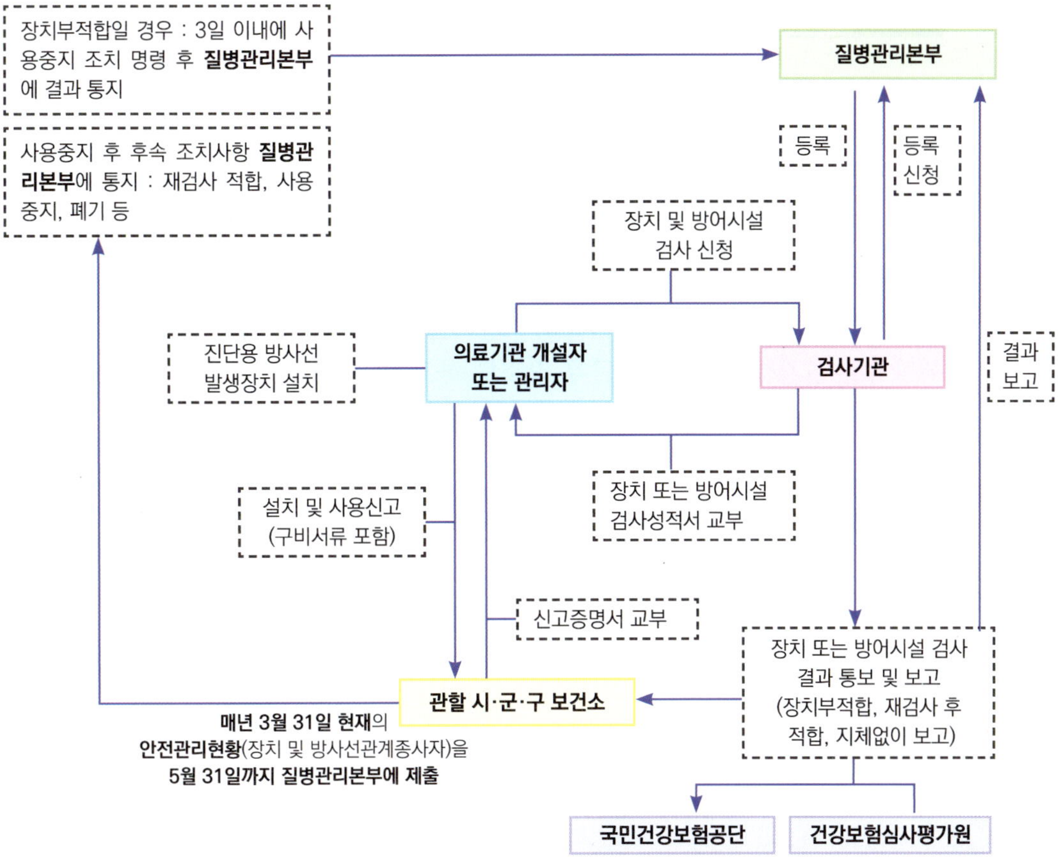

그림 5-1 진단용 방사선 발생장치의 신고

3. 방사선 피폭선량 측정

진단용 방사선 발생장치를 사용하는 방사선 관련 종사자는 개인피폭선량 측정기를 착용하여 3개월에 1회 이상 방사선 피폭선량 측정을 받도록 하며, 의료기관 개설자 또는 관리자가 측정된 결과를 측정기관을 통하여 관할보건소에 통보하여야 한다. 방사선 관련 종사자는 진단용 방사선 발생장치를 설치한 곳을 주된 근무 장소로 하고 있는 근무자를 말하며, 방사선 장치가 설치된 촬영실 내부를 출입해야 하는 의사, 방사선사, 간호사, 간호조무사 등이다.

방사선 관계 종사자의 선량한도에서 유효선량은 인체 내 조직 간 선량분포에 따른 위험정도를 하나의 양으로 나타내기 위하여 방사능에 노출된 인체의 모든 조직에 대하여 각 조직의 등가선량에 해당 조직의 조직가중치를 곱한 결과를 합산한 양을 말하며, 등가선량은 인체의 피폭선량을 나타내기 위하여 흡수선량에 해당 방사선의 방사선가중치를 곱한 양을 말한다.

표 5-1 방사선 관련 종사자의 선량한도

피폭구분	선량한도
유효선량	연간 50 mSv(5 rem) 이하이어야 하며, 5년간 누적선량은 100 mSv(10 rem) 이하이어야 한다.
등가선량(수정체)	연간 150 mSv(15 rem) 이하이어야 한다.
등가선량(피부·손 및 발)	연간 500 mSv(50 rem) 이하이어야 한다.

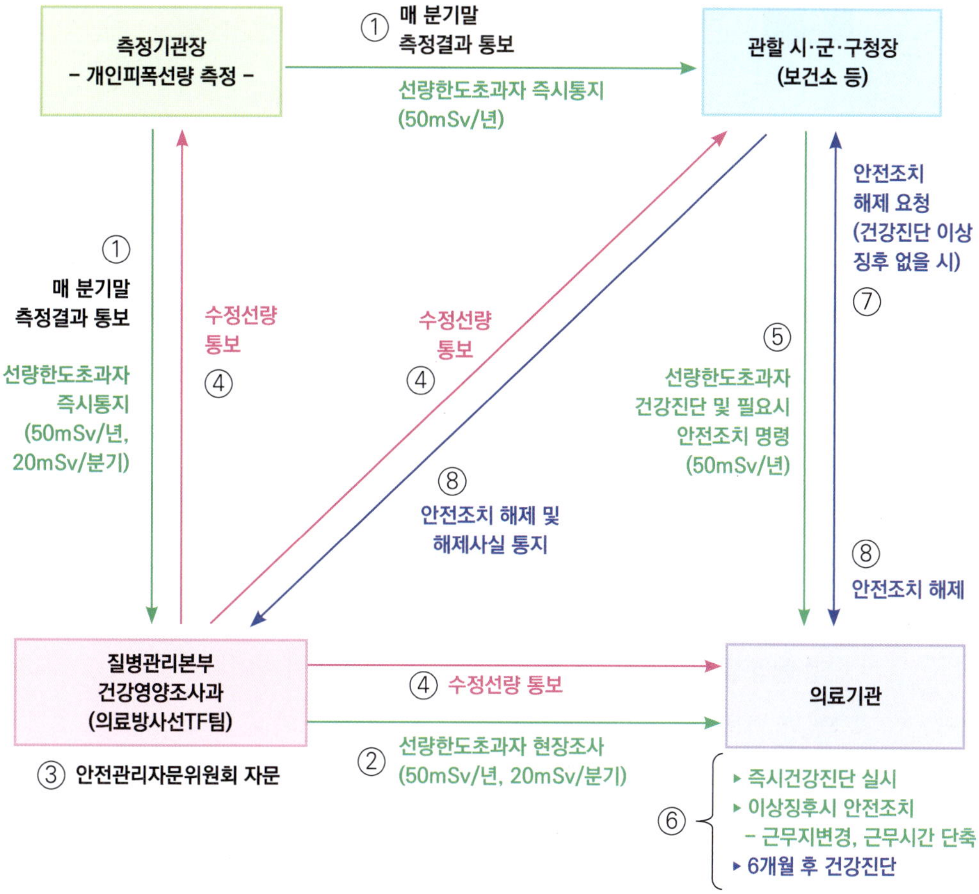

그림 5-2 방사선 관계 종사자 개인피폭선량 초과자에 대한 안전조치

4. 특수의료장비의 관리

특수의료장비의 관리는 방사선 의료장비의 경쟁적 도입으로 의료장비의 공급과잉 구조가 지속되고 있으며, 또한 중고 방사선 의료장비 도입의 증가와 사용기간 장기화로 노후 의료장비가 증가함에 따라, 방사선 의료장비의 공급 과잉과 노후장비의 증가는 불필요한 장비 이용이나 재촬영 등으로 이어져 건강보험의 재정적 낭비 및 국민건강 악화를 초래하기 때문에 특수의료장비의 적정 설치와 품질관리를 확보하여 국민의 건강권을 확보하고자 시행하였다.

현재 특수의료장비로 분류되어 관리되고 있는 장비는 자기공명영상촬영장치(MRI), 전산화단층촬영장치(CT), 유방촬영용장치 등이며, 추후에는 혈관촬영용장치, 투시장치, 방사선치료계획용 CT, 양전자방출전산화단층촬영장치(PET-CT) 등도 포함하여 관리할 계획이다.

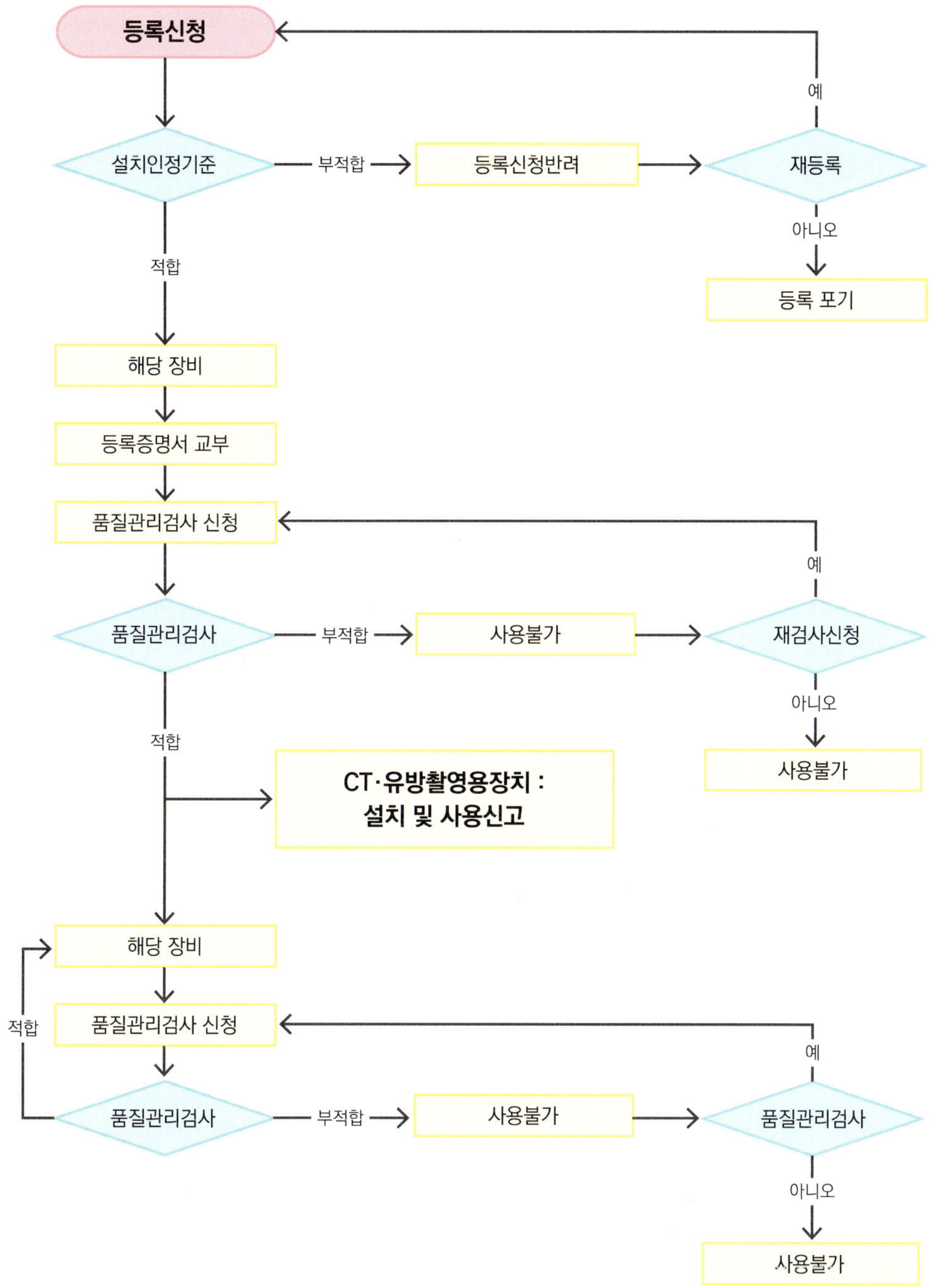

그림 5-3 특수의료장비의 관리 업무

현재 X선 진단정보는 의료적인 측면에서는 필수 불가결한 것으로 많은 발전을 거듭하고 있다. 그러나 X선의 발생은 전기적 위험과 방사선의 위해 요소를 가지고 있어 특별한 관리가 필요하다. 따라서 X선기기의 QA(Quality Assurance; 품질관리), 즉 기기의 고장예방보존과 사후보존을 위한 자율적 성능관리의 기본 전략이 필요하다.

방사선기기 관리의 정의는 「기기의 성능 유지, 기계적·전기적 안정성 유지, 방사선피폭에 대한 안전성 유지 등을 이루도록 보수 점검을 시행함으로써 불의의 사고를 방지하고, 안정된 의료정보의 제공 및 방사선 진료의 원활한 운영을 시도하는 것이다.」

이와 같이 기기관리를 시행하기 위해서 국가에서는 최초 설치 검사 후 매 3년마다 정기적인 검사를 시행하여 관리하고 있다.

또한 업체나 사용자 측에서도 안전관리에 최선을 다하기 위해서는 설치 시의 체크는 필수적이며, 이는 업체 측이 행하고, 사용자 측은 이것을 확인하여 안전한 관리가 이루어 져야 한다. 또한 업체 측에서는 장치의 설치 완료 후 1년간 그 성능을 보증하여야 한다. 다만, 소모품에 대하여는 제조자가 정하는 개별 보증에 따른다.

"사용자는 1년을 넘지 않는 일정기간 마다 장치의 정기점검을 하고, 필요한 경우 부품을 갱신하여야 한다". 라고 정하고 있다.

또한 안전관리의 목표는 기기의 성능관리, 선량관리, 화질관리에 있으므로 영상의 질관리라는 측면에서 사용자에 의한 자율적인 정기점검과 안전관리 지침은 각 의료기관 별로 프로그램이 만들어져야 한다.

Ⅱ 진단검사의학 정도관리

진단검사의학에서 시행하고 있는 검사는 혈액, 체액, 소변 등의 성분들을 측정하여 객관적인 데이터로 수치화하여 환자의 질병 진단 및 징후 예측 등을 객관화하는 의료기술이다. 이는 환자의 치료 행위 등에 중요한 판단 기준이 되므로 보다 정확하고 신뢰도 있는 검사 결과를 얻어야 한다. 이를 위해서는 각 검사실에서 지속적인 검사의 질을 유지, 개선할 수 있도록 종합적 질관리(TQM; Total Quality Management)가 이루어져야 하며, 정확한 결과를 유지하기 위해 내부, 외부 정도관리를 시행해야 한다.

다음은 국민건강보험공단에서 발행한 표준검사업무지침 및 정도관리 부분 중 진단검사의학분야를 발췌한 내용이므로 참고용으로 사용해야 한다.

1. 검체 채취 시 환자의 준비 및 주의사항

1) 혈 액(blood)

(1) 환자의 준비

혈액의 화학성분 농도는 같은 환자의 검체라도 식사, 운동, 자세, 일내, 일차 등에 따라 변동이 있으므로 검체 채취 전 환자는 적절하게 준비되어야 하며, 일정한 조건에서 반복검사 하는 것이 중요하다.

가. 간기능검사 등과 같은 일반화학 검사를 할 때는 전날 저녁 식사 후부터 8시간 내지 그 이상 적어도 4시간 이상 금식한 후에 채혈하도록 하며, 오후 3시 이전에 접수해야 한다.

나. 혈청단백과 관련된 성분(Calcium, Bilirubin, Cholesterol)의 측정에서는 누워서 안정된 자세로 있을 때가 서서 활동할 때보다 낮다.

(2) 채혈 시 주의 사항

① 채혈 시는 tourniquet을 장시간(1분 이상) 묶어서 울혈이 되지 않도록 주의하고(혈액이 농축됨), 적당한 속도로 채혈하여 거품이 생기지 않도록 한다.

② 채혈 시 vacutainer tube를 사용하면 plain tube, SST, 항응고제가 들어있는 tube 순서로 채혈하고, 주사기(syringe)로 채혈한 경우에는 주사바늘을 제거하고 검사용기의 기벽을 따라 거품이 나지 않도록 서서히 분주 한다(용혈주의). 이때 항응고제가 들어있는 tube에 먼저 분주한 후 잘 혼합한 다음 plain tube에 분주한다.
용혈에 의한 측정치의 변화는 다음과 같다.

표 5-2 용혈에 의한 측정치 변화 예시

영향이 없는 항목	증가하는 항목	감소하는 항목
Albumin, Uric acid, Ca, Ammonia, Cholinesterase Na, ALP, Mg, GGT, 등	Total protein, Amylase, CK, Iron, IP, ACP, AST, ALT, LD, K, Cholesterol 등	Bilirubin, Lipase, Creatinine등

2) 요(Urine)

(1) 일반 요 : 아침 첫 요의 중간뇨 30~40ml를 받아 즉시 검사실로 보낸다. 지체되면 검사결과에 오차가 생긴다.

2. 검체 채취시 환자 및 검체 확인 방법

1) 환자 확인(Patient Identification)방법

(1) 외래환자 검체 채취 시에는 환자의 등록번호로 처방 확인 후 채혈 tube에 환자인적사항을 표시하고 "성함이 누구세요"라고 물어본 후 채혈한다.

(2) 모든 임상화학 검사는 접수 및 최종결과 확인까지 환자의 이름과 등록번호로 끊임없이 확인하여야 한다.

2) 검체 확인(Specimen Identification)방법

(1) 검체를 접수 할 때는 검체에 부착되어 있는 bar-code label 또는 환자인적사항을 보고 여기에 들어 있는 검체 고유의 여러 정보를 확인해야 한다. 이 고유한 검체정보를 통해 검체 채취, 접수, 전처리, 검사, 결과입력, 결과출력, 기타 모든 경우 지속적으로 검체를 확인하게 된다. 검체와 함께 접수되는 bar-code label에는 다음과 같은 정보가 들어 있다.

(2) SST에 붙어 있는 label이 떨어지거나 표시사항이 지워져 검체확인이 불가능하지 않도록 주의한다.

표 5-3 Bar-code label 예시

1. 환자 이름	6. 처방 년/월/일
2. 환자 등록번호	7. 검사 전산코드
3. 진료과 및 병실	8. 검사의뢰서 종류(Slip명)
4. 성별 및 나이	9. 검체 종류
5. 검체 번호	

3) 검체의 Mix up, Mislabeling 방지법 및 확인방법

(1) 채혈 시 mislabeling을 막기 위해 한 환자의 채혈이 끝나 정리된 후 다음 환자를 채혈한다(동일 시각의 환자 여러 명을 채혈 할 경우 error가 발생하기 쉽다).

(2) 검사 시 검체가 부족하여 동일 시간대 다른 검사를 위해 채혈된 검체를 사용하여야 할 경우는(검체의 종류가 동일한 경우) 검체를 찾은 후 위의 검체 확인법에 의해 환자의 ID, 이름, 접수일, Lab No. 등을 확인하여 잘못 mix up 되는 것을 막는다.

(3) Mix up이나 mislabeling된 검체가 panic value check로 발견되면,
  ① 보관되어 있는 원래 tube의 인적사항을 확인하고 검사를 recheck한다.
  ② ABO typing 한다.

4) 부적합 검체의 검사거부의 일반적 기준 및 sub-optimal 검체의 처리법

검체의 일반적 검사 거부기준에 해당되면 의사와 상의한 후 해결한다.

(1) 환자 이름 및 ID가 확인 안 되는 검체
(2) 부적합 용기에 채취된 검체
(3) 검체량이 부족한 검체
(4) 검체 채취법이 적합치 않은 검체(채취 부위 및 채취용기 순서)
(5) 적합한 검체 채취시간 및 환자상태가 지켜지지 않은 검체
(6) 채취 후 검사가능 시간이 경과된 검체
(7) 채취 후 적합한 보관방법으로 보관이 안된 검체
(8) 운반방법이 적합치 않은 검체
(9) 전처리 후 검사에 부적합한 검체

3. 검체 처리 지침

1) 검사실에서는 SST II 시험관 등 검사의 종류에 따라 적합한 검체 용기에 채혈 된 용기에 bar-code 라벨 및 환자인적사항이 부착되어 접수된다.
2) 임상화학부에 접수되는 모든 검체는 종류별로 분류하여 검사를 시행할 수 있도록 원심분리 등 전처리을 시행한다.
3) 전처리가 완료된 검체는 검사순서에 맞게 접수한다. 이 때 환자에 대한 확인 및 검사의 종류, 검사에 적합한 상태로 전 처리나 용기를 사용하였는지 확인한다.
4) 임상화학검사용 검체는 대부분 원심분리 등 검사에 적합하게 검체를 처리하여 시행하며 몇몇 검사에서 전처리 없이 검사를 시행한다.
5) 검사가 즉시 시행되지 않는 검체는 검사에 적합한 조건[PM 3:00 이후 검체-냉장 보관(2~8℃)]에 보관을 한다.
6) 검사가 완료된 검체는 7일 이상 냉장고에 찾기 쉽게 보관한다.

4. 검체분석

1) 임상화학부에 접수된 검체는 아래의 장비 등을 이용하여 분석된다.
   (1) 일반화학/단백면역검사 : Modular DPE
2) 분석결과가 측정범위를 벗어나는 경우에는 검체를 DW나 saline으로 희석하여 재검사한다. 표 5-4. 검사종목별 직선성(reagent linearity) 및 측정방법(method) 참조.
3) Numeric data를 갖는 검사들의 보고 상한(Reportable Limits)은 검사실 자체에서 설정한 배수로 희석한 결과를 보고한다.
4) 신속한 환자의 처치를 위해 이상 결과(Panic value)들에 대해서는 검체의 상태를 확인한 후 즉시 재검사한다(재검 및 특이 결과기록서에 기록). 재검사를 하여도 동일한 결과를 얻는 경우에는 의사에게 보고한다.
5) 정도관리 물질이 허용범위를 벗어난 경우에 분석된 결과들은 정도관리지침에 따라 시행하여 교정이 된 다음에 재검사한다.

5. 검사업무 지침

일반화학 검사는 Modular DPE 자동분석장비로 종목이 setting되어 있다.

통상적인 업무 수행을 하기 위해 담당자는 다음과 같은 절차로 업무를 수행한다.

1) 기기 Set up

① 06:30분에 auto power on & 시약 prime.
② 시약 및 필요한 물품을 준비한다.
③ Calibration 및 정해진 정도관리 물질을 이용하여 기기의 정확도와 정밀도를 평가한 후 정도관리 검사의 결과값이 허용범위 내에 있는 것을 확인하고 검사를 진행한다.
④ 정도관리 물질의 일부검사 data가 허용치를 벗어난 경우에는 원인을 파악하여 recalibration 한다.
⑤ 전체적으로 기기에 이상이 있으면 담당 기술부로 연락해서 점검을 받는다.

2) 검체의 접수

① 원심분리된 검체를 접수 및 기기별 분류를 한다.

3) 검사수행 및 결과처리

① 분석된 결과들은 장비화면에서 확인한 후 panic check 후 검사가 완전히 끝나면 결과를 보고한다.
② 이상결과(panic value)는 재검사를 실시하여 동일한 결과가 나오면 재검내용을 기록하고 의사에게 보고한다.

4) 기기 shutdown

① 분석이 끝나면 분석기를 세척하고 장비를 점검한다. 검사결과 보고에 지장을 주지 않도록 오후 시간을 이용하여 매일 실시한다.
② 기기 점검 checklist에 따라 점검하고 점검사항을 기록한다.

6. Case별 결과 및 검체 처리 유형

1) Panic value

(1) Panic value 지침에 준한다.

예) K - 6.2 이상 (일반 환자)

2) 검체가 바뀐 경우

확인 즉시 의사에게 보고하고 바뀐 이유를 확인하며, 환자에게 연락하여 resampling하여 다시 검사를 시행하고 검체가 바뀌게 된 경위를 파악(결과 수정 및 삭제 요청서 작성)하고 원인을 분석하여 재발하지 않도록 조치를 취한다.

3) 검체가 분실된 경우

확인 즉시 의사에게 보고하고, 환자에게 연락하여 resampling하여 다시 검사를 시행하고, 검체가 분실된 경위를 파악(검체오류발생 보고서 작성)하고 원인을 분석하여 재발하지 않도록 조치를 취한다.

4) Hemolysis 검체의 처리

① Hb 농도가 100mg/dL까지(육안으로 slight hemolysis)는 의뢰된 모든 검사의 결과를 보고한다(Remark : slight hemolysis).

② Hb 농도가 300mg/dL까지(육안으로 moderate hemolysis)는 검사를 수행하되 검사 결과에 유의한 영향을 미치는 항목(BUN, UA, Total Bilirubin, AST, LDH, CK, Fe, K 등)은 소견참조로 보고하고, 기록한다(Remark: moderate hemolysis).

③ Marked hemolysis(육안으로 용혈에 의해서 용기의 뒷면이 보이지 않는 경우)인 경우에는 모든 검사가 불가능하므로 검사를 하지 않고 재 채혈하여 검사한다.

※ Panic value가 있는 경우에는 이상결과 보고지침에 준한다.

5) 검체가 milky한 경우

① Cholesterol, TG, HDL-chol.등 lipid 검사는 본래 검체의 결과를 보고한다. 측정범위를 넘는 경우는 희석하여 재검하고, 희석배수를 곱하여 결과를 보고한다.

② Lipid 검사를 제외한 다른 검사들은 초고속 원심분리(ultracentrifugation)된 검체로 재검사하여 보고한다.

6) 혈당검사용 검체가 혈청 분리되지 않고 1시간 이상 경과된 경우

① 결과값과 검사소견을 기록한다.

② 소견참조 : 검체가 혈청 분리되지 않은 상태로 오래 방치 후 접수되었으며, 전혈의 혈당치는 7%/hr 정도가 감소되므로 검체의 결과는 부정확한 것으로 생각된다. glucose 검사를 위해서는 채혈 즉시 검체를 보낸다.

표 5-4 검사 종목별 직선성(reagent linearity) 및 측정방법(method)

<일반화학검사-Modular DP>

검사종목	직선성(linearity)	참고치 (reference value)	측 정 방 법
T. protein	0 - 15 g/dL	6.4 - 8.3	Biuret
Albumin	1.0 - 7.0 g/dL	3.4 - 4.8	Dye binding BCG
T. bilirubin	0.0 - 35 mg/dL	0.2 - 1.3	Evelyn-Malloy
D. bilirubin	0.0 - 10 mg/dL	0 - 0.3	Jendrassik-Grof
Glucose	10 - 750mg/dL	S:70 - 115	HK,G6PD,UV
BUN	0 - 180 mg/dL	S:6 - 20	Urease ,GLDH
Creatinine	0.2 - 25 mg/dL	0.7 - 1.2	Jaffe, kinetic
AST	0 - 800 IU/L	0 - 37	IFCC without pyridoxal phosphate
ALT	0 - 600 IU/L	0 - 41	
LD	0 - 1200 IU/L	240 - 480	Pyruvate-Lactate
ALP	0 - 1200 IU/L	35 - 129	PNPP/AMP
GGT	0 - 1200	M:8-61 F:5-36	Szase
UA	0 - 25	M:3.4-7.2 F:2.4-5.7	Uricase, Colormetry
Triglyceride	0 - 1000 mg/dL	0 - 200	Lipase-glycerol blank
HDL-Chol	0 - 120	M:35-55 F:45-65	Homogeneous enzymatic colorimetry
LDL-Chol	0 - 550	0 - 160	
T.Cholesterol	0 - 800 mg/dl	0 - 200	Enzymeatic,colorimetry

7. 결과 보고

1) 장비에서 모든 검사의 분석이 완료되면 Panic 결과(표 5-5. Panic value 검색 기준)를 조회, 확인하고 이상이 없는 결과는 보고한다.

2) 시행한 모든 검사의 정확한 결과보고를 위해 반드시 보고 전에는 clerical error, 분석 오차(flag) 또는 비정상적인 검사결과(panic check) 등이 있는지 확인하고 이상이 있으면 재검사 하여 이상 결과일 경우 의사에게 알리고 특이/재검결과 기록서에 기록하고 보고한다.

표 5-5 Panic value 검색 기준

검 사 명	하한치	상한치	단 위
Total protein	3.6	8.5	g/dL
Albumin	1.9	5.3	g/dL
Total cholesterol	45	310	mg/dL
AST(GOT)	1	305	IU/L
ALT(GPT)	1	375	IU/L
ALP	25	450	IU/L
LDH	50	1000	IU/L
Glucose	55	365	mg/dL
BUN	3	64	mg/dL
Creatinine	0.3	6.8	mg/dL
Uric acid	1.6	9.9	mg/dL
Total bilirubin	0.1	16.1	mg/dL
Direct bilirubin	0.1	14.7	mg/dL
GGT	5	450	U/L
Triglyceride	10	300	mg/dL
HDL-cholesterol	25	65	mg/dL
LDL-cholesterol	50	160	mg/dL

8. 이상결과(Panic value) 보고 지침

1) 이상결과 보고는 특정한 검사(표 5-5 Panic value 검색기준)에 있어 재검사를 해도 결과 값이 심각하게 높거나 낮을 때 이는 환자의 상태가 심각함을 나타내므로 반드시 재검을 통하여 결과값을 확인하고 보고한다.
2) 해당검사를 담당하는 담당자는 검사도중 또는 기기나 결과관리 과정에서 "이상결과치" 가 발견되면 재검사한 후 의사에게 알린다.
   (1) 이상결과의 경우 재검사를 하고 동일한 결과가 나오면 의사에게 보고한다.
   (2) 분석결과가 측정범위를 벗어나는 경우에는 검체를 DW나 saline을 이용하여 희석한 후 재검사한다(100배 까지 희석-검사실 자체 설정). 결과는 희석배수를 곱하여 보고한다.

즉, 검체의 최종보고 농도 = 희석검체의 측정농도 × 희석배수

$$\text{희석배수} = \frac{\text{검체 volume + diluent volume}}{\text{검체의 volume}}$$

3) 의사는 보고 받는 즉시 검체상태, 환자상태 등의 원인을 파악하여 확인한다.
4) Glucose 검사 결과 값이 50mg/dL 이하인 경우는(Hypoglycemia, 90min time limit, brain damage) 우선 통보처리하고 후에 검체상태, 환자상태의 원인을 파악하여 확인한다.
5) 해당검사를 담당하는 검사자는 이상결과를 발견하면 환자의 ID, 검체상태 등을 확인 한 후 repeat(재검사), recheck(반복검사) 또는 confirm(확인검사)등 가능한 방법으로 원인을 분석 후 신속히 확인 작업을 한다.

9. Clerical error 처리 지침

1) 목적

최종결과 보고에 앞서 검사결과가 기록된 work list(수기법, 계산결과)와 최종 입력된 결과를 비교, 검토함으로써 사무착오나 수작업 등으로 인한 결과보고에 이상이 없음을 확인한다.

2) 방법

(1) 검사종목별로 업무담당자 본인이 시행하여 입력한 검사결과의 최종결과와 work list의 결과를 같은 날 비교한다.
(2) 오류가 발생된 경우 원인을 파악하고, 수정한다.
(3) 수정된 결과는 다시 한 번 최종결과를 확인한다.

10. 검사업무 지침서의 작성 및 관리

1) 검사업무 지침서는 모든 검사와 업무에 대하여 상세히 기록하여 업무를 수행하는데 이용할 수 있도록 한다.
2) 담당자는 신규검사나 내용의 변경사항이 있을 때는 지침서를 작성 및 수정하여 전문의의 확인을 받는다.
3) 검사업무 지침서는 변동사항이 있든 없든 최소 년 1회 이상은 진단검사의학 전문의의 검토가 있어야 한다.
4) 검사업무 지침서는 검사업무에 종사하는 직원들이 숙지할 수 있도록 한다.
5) 중단된 검사나 변경된 지침서의 내용은 검사시작과 중단시기를 표시하여 최소 2년간은 보관한다.

11. Calibrator, Control 및 시약관리

시약에 대한 정도 보증을 확인하기 위해 다음의 규정을 준수한다.

1) 검사업무 수행에 필요한 모든 도구 및 재료, 시약등을 청구하고 점검해야 한다.
2) Calibrator 및 Control은 공급처와 협의하여 유효기간이 최소 1년 이상, 동일한 Lot No.의 제품이 공급될 수 있도록 권장한다.
3) 각 시약 및 소모품이 입고되면 '시약관리기록서'에 입고량, 입고일, Lot No, 유효기간을 기록한다. 유효기간이 짧고 빨리 입고된 시약 및 소모품부터 사용한다.
4) 시약 및 소모품의 저장조건을 확인하고 조건에 맞추어 저장한다.
5) 시약 및 소모품의 유효기간을 확인하고 유효기간이 지난 것은 사용치 않는 것을 원칙으로 한다. 단 유효 기간이 지난 경우 그 사용여부를 검증하여 연장할 수 있다(1회:3~6개월, 2회 연장가능).
6) 조제시약의 경우에는 조제한 날짜와 유효기간을 기록한다.
7) 검사 시 사용되는 시약은 같은 Lot No.를 가진 것끼리만 사용하며 (Kit 내에 2개 이상의 시약으로 구성된 경우 동일 Lot No.로만 사용), 사용하고 남은 시약은 사용하지 않는다.
8) 새로운 calibrator, control, 시약의 경우 비교검사(parallel test)를 수행한 후 사용한다.
9) Parallel test를 실시해야 하는 경우
   (1) 시약의 Lot No.가 바뀐 경우
   (2) Calibrator의 Lot No.가 바뀐 경우
   (3) Control의 Lot No.가 바뀐 경우
   (4) 시약의 조성 또는 제조회사가 바뀐 경우
10) Parallel test 후 평가기준을 벗어난 경우
   (1) 각 제조사에 문의하여 원인을 파악한다.
   (2) 검사실에서는 참고치 검증 등의 조치를 취하여 검사결과의 정확성을 검증한다.

*** Parallel test protocol <예시>**

a. Calibrator lot 변경

- Old calibration 상태에서 new calibrator를 환자검체와 동일하게 검사 시행 : 5일간(오전/오후 1회씩)-총 10회 검사 후 mean값과 target값을 비교
- New calibration 상태에서 10일간 control data 비교(mean, SD, CV 평가)
- 환자검체 비교(n=5) : Bias(%) 비교

b. Control lot 변경

- Old lot의 검사값이 정도관리의 허용범위 내에 있을때, now lot 시행 및 평가(stable한 상태임을 확인하고 검사).
- Modular DPE : 10일간(오전/오후 1회씩)-총 20회 검사 후 mean, SD, CV 평가
- 이 때 측정하여 설정한 range를 기준으로 한 달간 검사를 실시해서 최종적인 mean, SD를 설정하여 사용한다.

c. Reagent lot 변경-환자검체로 비교 평가

- Modular DPE : n=5
- 검사 후 Bias(%)로 검증

d. 평가기준

- Bias(%) : 10% 미만 acceptable

06

의료정보

Chapter 06
의료정보

I 의료정보(Medical Information)의 개념

의료정보(medical information)란 정보화 시대가 시작되기 전에는 전통적 의미로 인체의 해부·생리학적 구조와 기능, 환자의 개인정보 및 환자의 질병정보 또는 환자 치료에 관한 정보 등의 제한적이고 폐쇄적인 정보였다. 그러나 최근 IT 산업의 발달로 인하여 의료기관에서 발생된 환자의 건강과 관련된 정보들을 IT 기술을 활용하여 수집·분석·관리하고 있으며 개방형 형태의 정보로 전환되고 있다.

현재의 의료정보란 환자의 진료에 필요한 정보 및 치료 정보, 의학 교육 및 연구 활동, 의료경영에 필용한 모든 정보를 정보기술(Information-Tech)을 활용하여 효율적으로 수집하여 저장하고 가공하는 일연의 모든 활동을 의미한다. 즉 의료 산업에서 발생되는 모든 정보와 그 정보를 활용하는 산업까지 포괄하는 광범위하고 복합적인 산업이다.

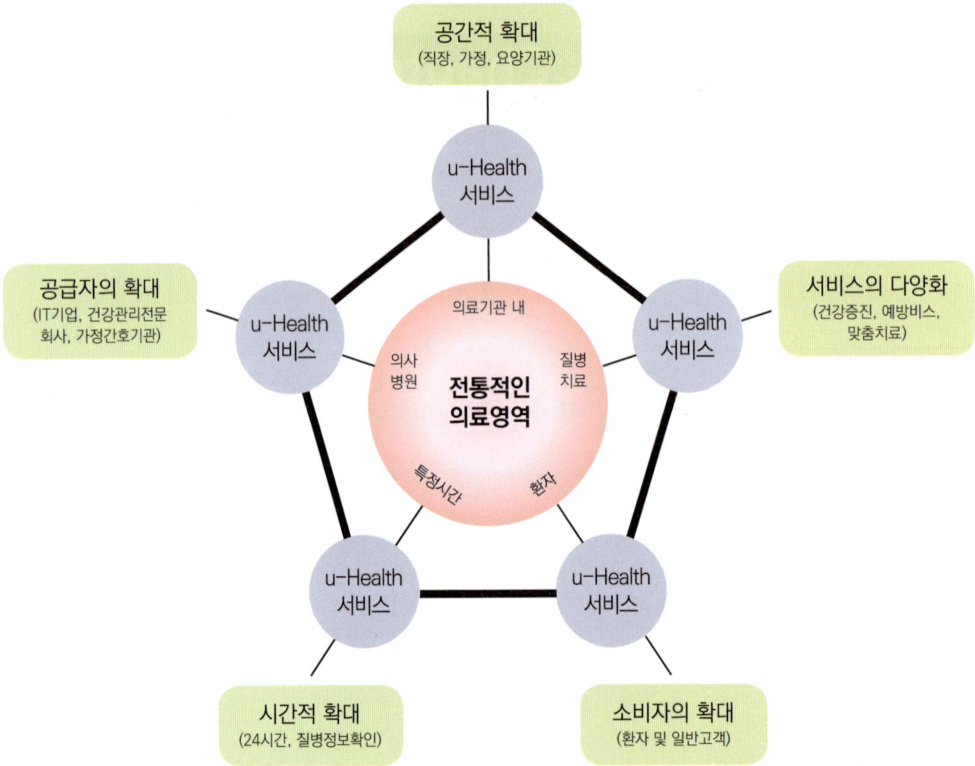

그림 6-1 의료정보의 개념

Ⅱ 의료정보시스템(Medical Information System)

1. 의료정보시스템의 개념

좁은 의미의 의료정보시스템(Medical Information System)이란 병원 내에서 일어나는 제반 업무를 정보통신 기술을 이용하여 환자 진료 및 치료, 병원 행정 업무, 병원 경영 업무 등에 폭넓게 활용 가능하도록 하는 시스템을 말한다.

넓은 의미의 의료정보시스템이란 국민 보건의료제도의 효율적 운영을 위하여 모든 정보를 수집하여 분석·공급하는 의료 정보의 유통 서비스 시스템이라 할 수 있다. 즉 진료, 보건 행정, 의학 교육, 의학 연구 등의 모든 보건 산업 분야에 사용되는 data, information, knowledge를 해당 분야의 목적과 목표에 가장 효과적으로 활용할 수 있게 하는 시스템이다.

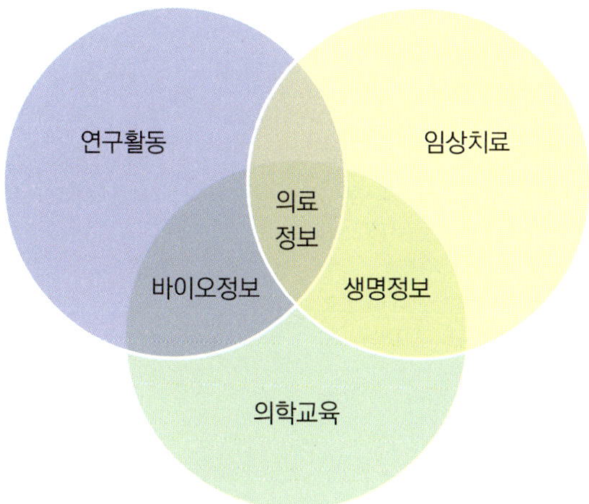

그림 6-2 의료정보시스템의 개념

2. 의료정보시스템의 종류

1) 병원정보시스템(Hospital Information System, HIS)

병원정보시스템(hospital information system, HIS)은 정보기술을 이용하여 최첨단 진료환경을 구축하고 진료의 효율성을 개선함과 동시에 병원업무의 효율적 관리를 통하여 의사결정을 지원해주는 시스템이다.

병원정보시스템(hospital information system, HIS)에는 임상 정보 시스템(CIS), 재무 정보 시스템(FIS), 연구실 정보 시스템(LIS), 간호 정보 시스템(NIS), 약국 정보 시스템(PIS), 의료 영상 저장 전송 시스템(PACS), 방사선과 정보 시스템(RIS), 처방 전달시스템(OCS), 전자 의료 기록(EMR) 등이 있다.

HIS								
경영정보부문				진료정보부문				
EIS	ERP	EDI	PM,PA	OCS	EMR	PACS	CRM	검진
·병원운영현황 ·경영분석지표 ·외부제공자료	·인사급여 ·물류관리 ·재무회계 ·자산관리 ·그룹웨어	·적정청구유도 서비스 ·보험청구	·진료비관리 ·환자관리 ·원외처방전	· 처방전달 (외래, 병동) · 진료지원 (RIS, US, PIS.) · 디지털방송 시스템	· Image · Text	· Full PACS · Semi PACS · Mini PACS	· SMS · 고객관리 · 마케팅	·종합검진 ·일반검진 ·특수검진

그림 6-3 병원정보시스템의 종류

2) 지역보건의료정보시스템 (Regional Health Information System)

지역보건의료정보시스템(Regional Health Information System)은 정보화를 통해 보건기관의 업무를 효율화하고 국민 모두에게 언제, 어디서나 질 높은 의료 및 보건서비스를 편리하게 제공하도록 전국 3,540개 보건기관(보건의료원, 보건소/지소, 보건진료소)의 업무를 통합 운영하도록 구축한 정보시스템이다.

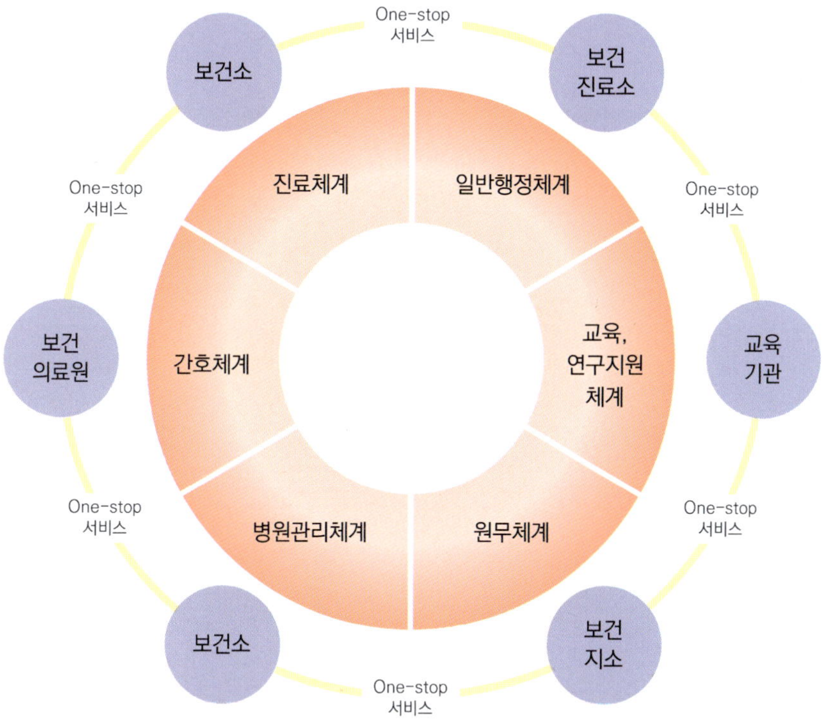

그림 6-4 지역보건의료정보시스템

3. 의료정보시스템의 효과

의료정보시스템(Medical Information System)의 도입효과는 다음과 같다.

1) 환자에게 양질의 의료서비스를 제공할 수 있다.
2) 병원 업무의 정보화를 통하여 의료인, 의료기사, 원무 행정인의 업무를 효율적으로 할 수 있게 한다.
3) 병원간의 협력체계 구축을 통한 경쟁력 강화를 가능케 할 수 있다.
4) 정보기술의 효율적 관리를 통하여 합리적 정책을 수립할 수 있게 하고 양질의 공공의료서비스를 제공하여 국민의 삶의 질을 향상시킬 수 있다.

Ⅲ 병원정보시스템 (Hospital Information System, HIS)

1. 병원정보시스템의 개념

병원정보시스템(Hospital Information System, HIS)은 환자의 진료 정보, 병원 관리 정보, 병원 경영 정보, 병원 원무 관리 정보 등의 모든 정보를 포함한 광범위한 정보를 병원의 업무에 맞게 활용하여 목적에 맞는 정보를 제공하는 시스템이다.

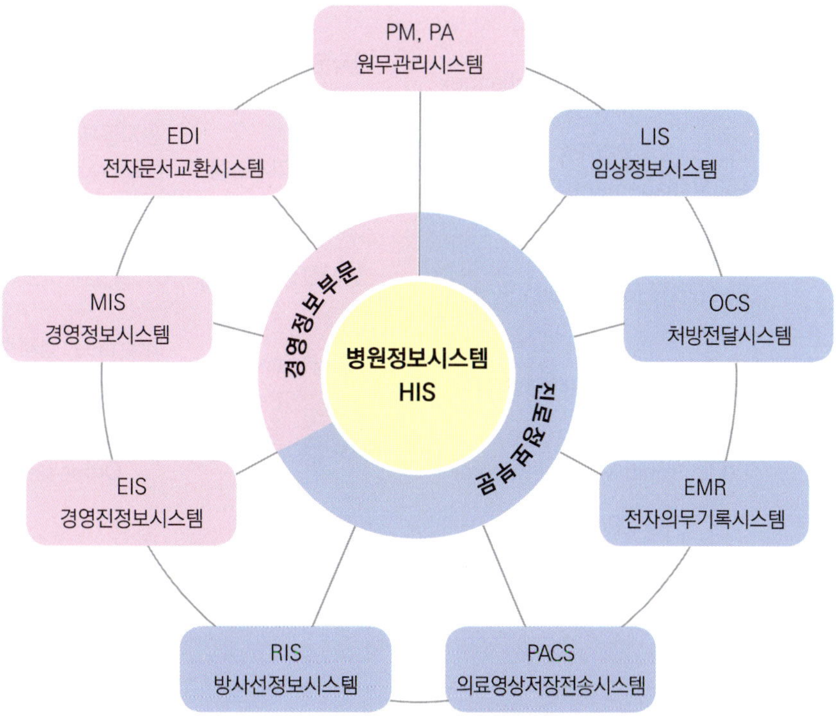

그림 6-5 병원정보시스템

2. 병원정보시스템의 종류

병원정보시스템(Hospital Information System, HIS)은 아래 표와 같이 진료정보와 병원 경영정보로 나누어 분류할 수 있다.

표 6-1 병원정보시스템 구성과 분류

<table>
<tr><th colspan="3">분류</th><th colspan="2">병원정보시스템 세부내용</th></tr>
<tr><td rowspan="8">HIS 시스템</td><td rowspan="4">병원경영정보</td><td>MIS
(Management Information System)</td><td>관리정보시스템</td><td>인사 급여, 물류, 회계, 자산관리</td></tr>
<tr><td>EIS
(Executive Information System)</td><td>경영정보시스템</td><td>경영통계, 원가분석</td></tr>
<tr><td>EDI
(Electronic Data Interchange)</td><td>전자문서교환시스템</td><td>보험청구, 원외처방전</td></tr>
<tr><td>PM/PA
(Patient Management/Patient Account)</td><td>원무관리시스템</td><td>환자등록, 접수관리, 진료비수납관리, 미수금관리</td></tr>
<tr><td rowspan="4">진료정보</td><td>RIS
(Radiology Information System)</td><td>방사선정보시스템</td><td>Order 접수, 판독결과</td></tr>
<tr><td>LIS
(Laboratory Information System)</td><td>임상정보시스템</td><td>Interface, 결제검색, 정도관리</td></tr>
<tr><td>EMR
(Electronic Medical Record)</td><td>전자의무기록시스템</td><td>차트관리, OCS, Order 접수</td></tr>
<tr><td>PACS
(Picture Archiving Communication System)</td><td>의료영상 저장전송시스템</td><td>서버, DICOM, Viwer</td></tr>
</table>

1) 경영정보시스템 (Management Information Systems, MIS)

병원 운영의 효율성을 개선하여 생산성을 증대시키기 위하여 병원 경영관리 업무와 관련한 제반 업무를 관리하는 시스템이다. 병원 경영관리 업무로는 인사, 급여, 물류, 재무, 회계, 자산 관리 등이 있으며 다양한 업무에서 생성된 정보를 병원 내에서 이를 활용하도록 하는 통합적 컴퓨터 정보시스템이다.

2) 경영진 정보 시스템 (Executive Information System, EIS)

병원 경영진이 병원의 경영 활동에 있어서 의사결정에 필요한 정보를 신속하고 정확하게 제공 받도록 지원해주는 시스템이다. 관련 업무로는 경영 통계 분석, 원가 분석 등이 있다.

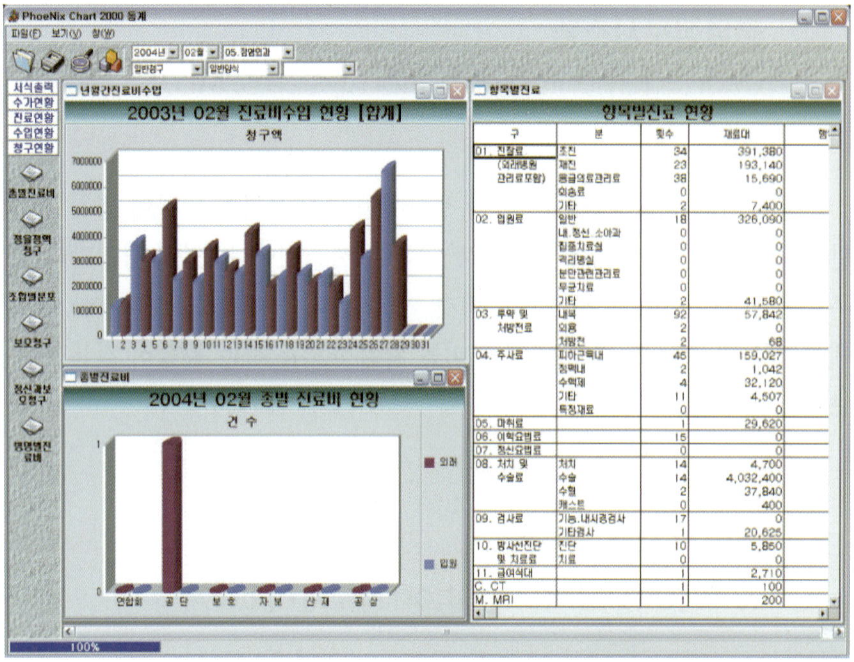

그림 6-6 병원통계분석 관리-진료비 청구현황

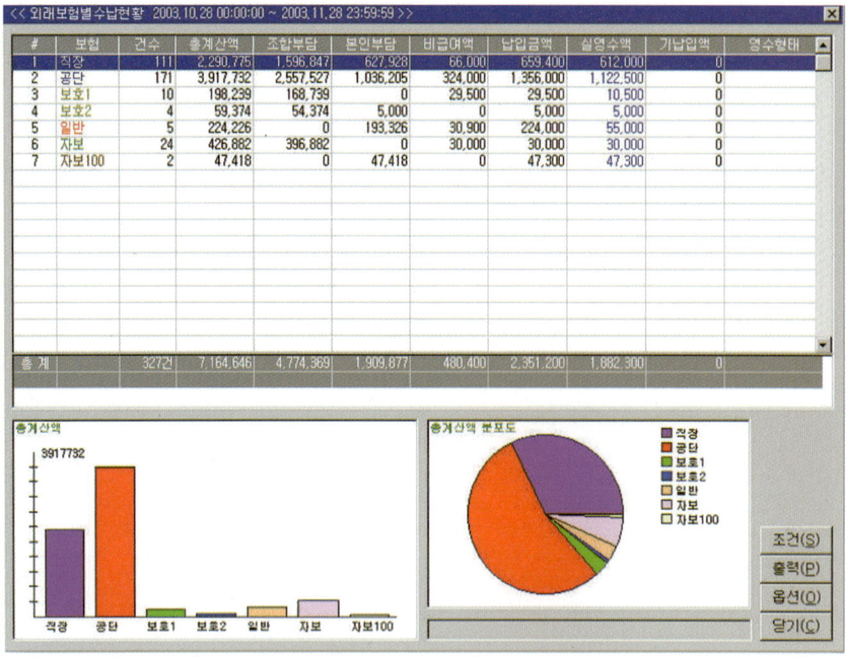

그림 6-7 병원통계분석 관리-보험별통계분석

※ 출처 : (주)포인트닉스

3) 원무관리시스템

PM(patient management) / PA(patient account)

원무부서에서 효율적인 환자관리와 신속하고 정확한 진료비 계산을 통해 환자에게 최상의 서비스를 제공함과 동시에 진료비 및 미수금 등의 다양한 정보를 처리, 분석해 병원 원무행정 업무의 효율을 극대화시켜주는 원무관리시스템이다. 관련 업무로는 환자등록, 접수관리, 미수금 관리, 진료비 수납 관리 등이 있다.

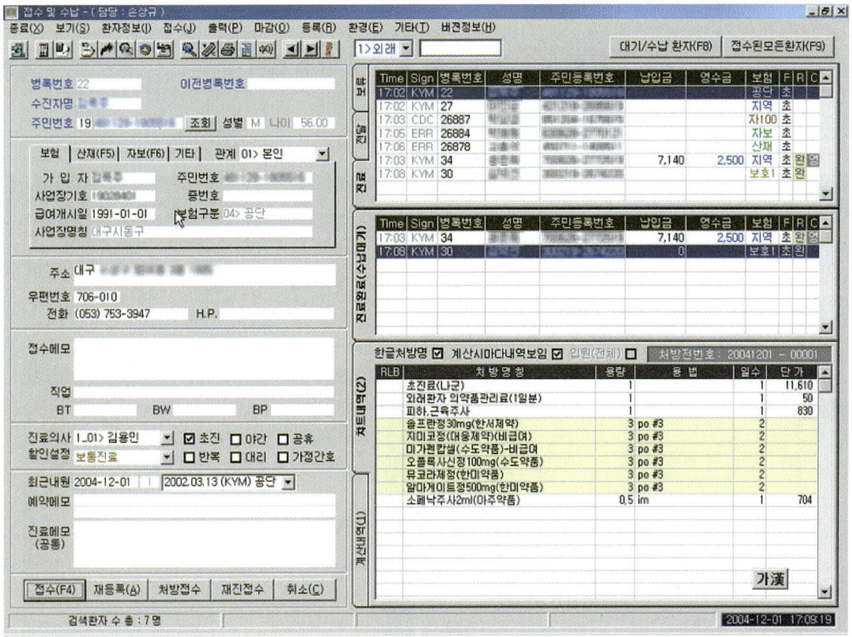

그림 6-8 **병원접수관리**

※ 출처 : (주)포인트닉스

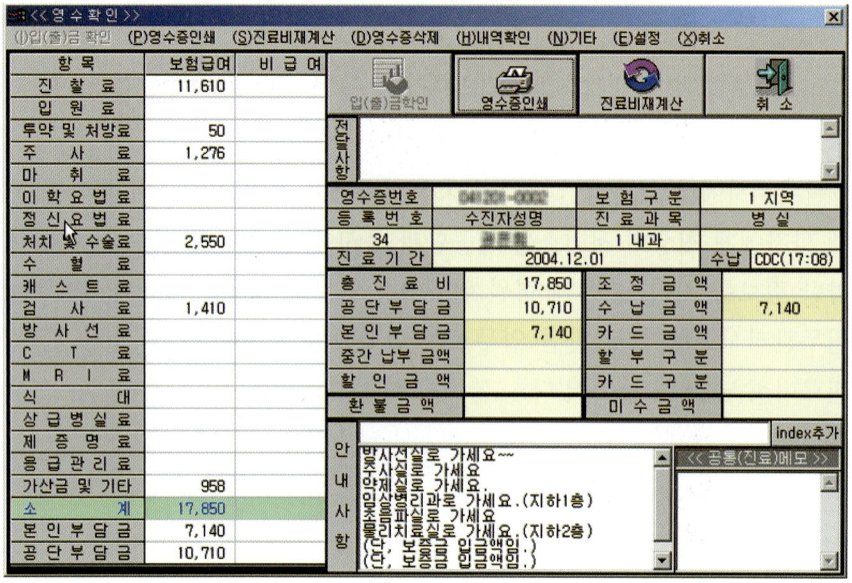

그림 6-9 병원외래 수납 및 영수 관리

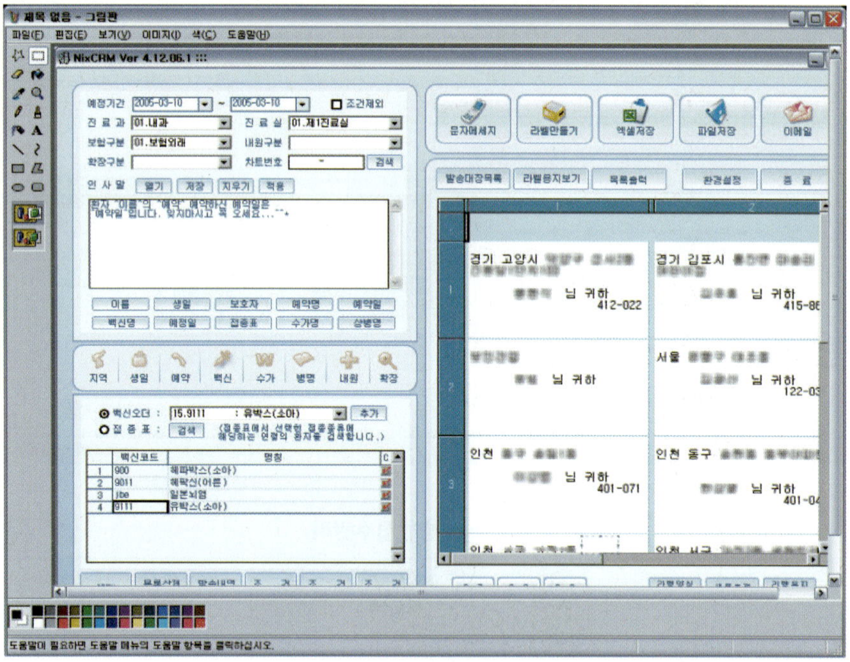

그림 6-10 병원고객관리- 우편발송

※ 출처 : (주)포인트닉스

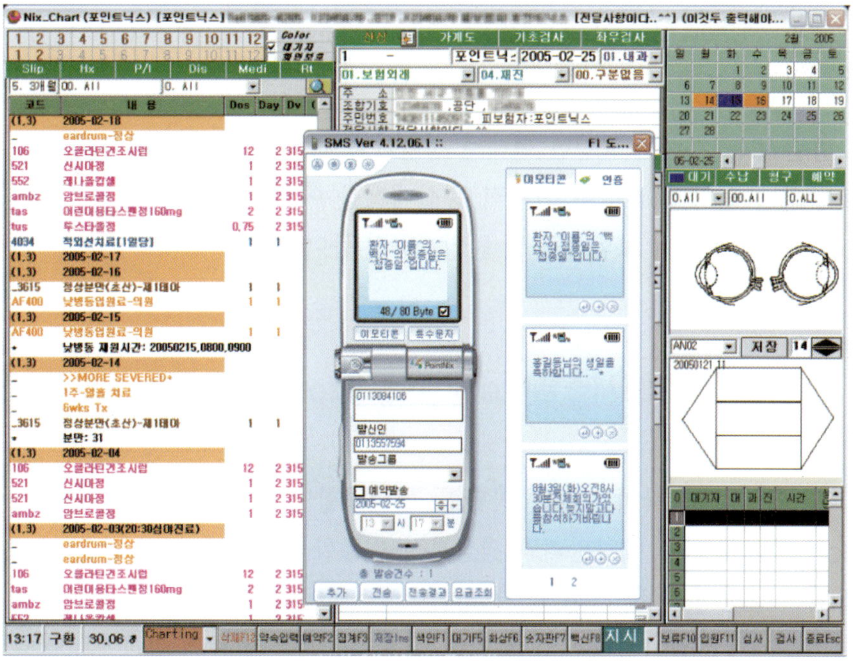

그림 6-11 병원고객관리- 문자발송

※ 출처 : (주)포인트닉스

4) 전자문서교환시스템(Electronic Data Interchange, EDI)

병원 또는 기관의 일정한 형태로 정형화된 내용의 거래, 관련문서 등을 표준화된 규약에 맞추어 전자적 통신매체를 이용해 교환하는 시스템이다. 관련 업무로는 보험청구 및 원외처방전 등이 있다.

5) 방사선정보시스템(Radiology Information System, RIS)

X선촬영, 단층촬영, 자기공명촬영, 핵의학촬영 등과 같은 의료 영상기기의 촬영에 관한 예약관리와 영상분석을 통한 판독결과 등과 같은 방사선과의 일반적인 관리업무를 제공하는 시스템이다. 관련업무로는 환자등록, 예약관리, 검사실관리, 판독입력 및 판독결과분배 등이 있다.

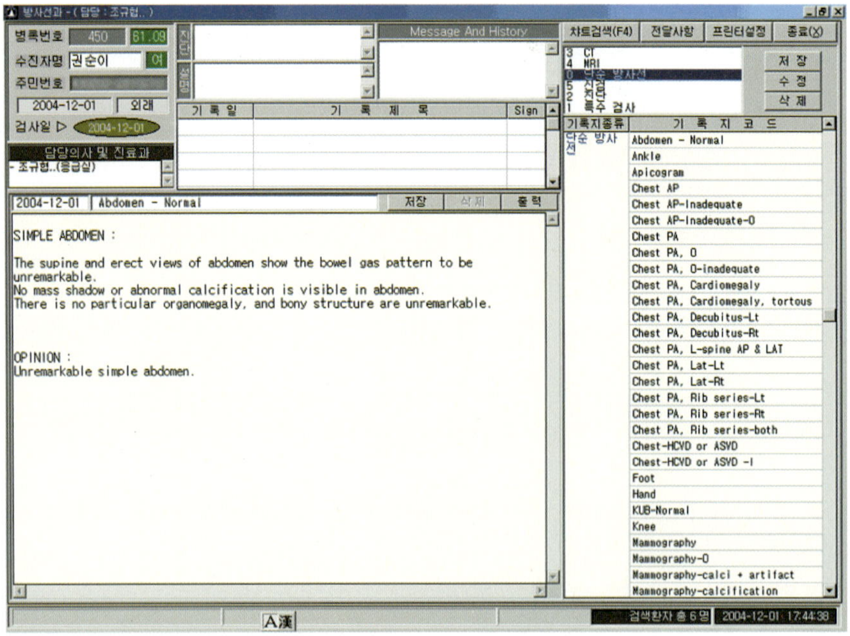

그림 6-12 방사선과 전문의 소견 작성

※ 출처 : (주)포인트닉스

6) 임상정보시스템(Laboratory Information System, LIS)

병원에서는 의사의 지시에 따라 필요한 검사가 이루어진다. 따라서 검사의뢰부터 결과보고에 이르기까지의 업무를 신속하고 정확하게 처리하여 진료와 연구에 필요한 정보를 활용 할 수 있게 하는 시스템이다.

7) 처방전달시스템(Order Communication System, OCS)

과거에 병원에서는 환자가 의사에게 진료를 받으면 의사는 slip에 처방전을 적어주면서 방사선검사, 임상검사, 약 처방의 명령을 하였다. 이러한 명령 체계를 정보통신의 발전으로 자동으로 할 수 있게 하는 것이 처방전달시스템이다. 관련 업무는 약 주사, 수술, 처치, 검사 등이 있으며 모든 명령을 의사가 직접 입력하여 각 부서로 자동 전달되게 한다.

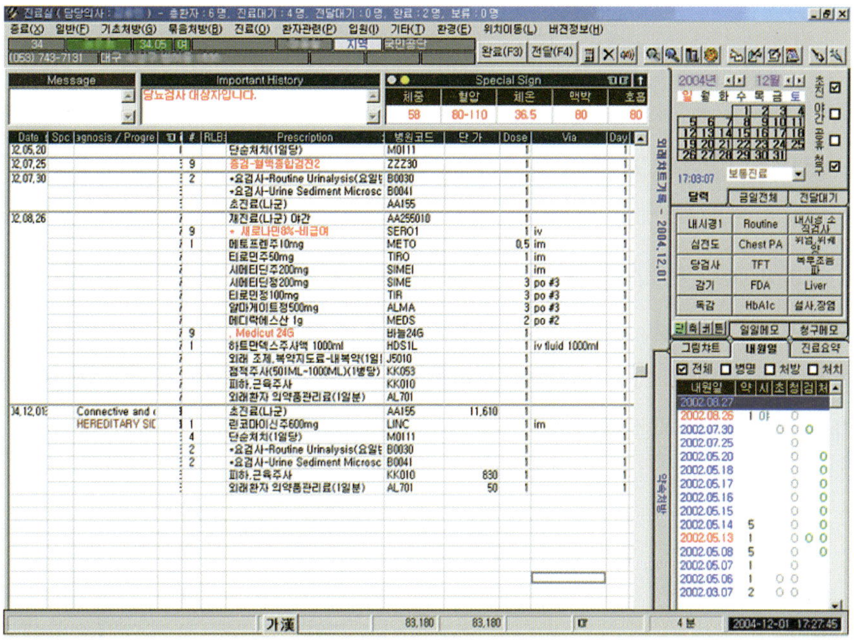

그림 6-13 진료실에서의 ocs

※ 출처 : (주)포인트닉스

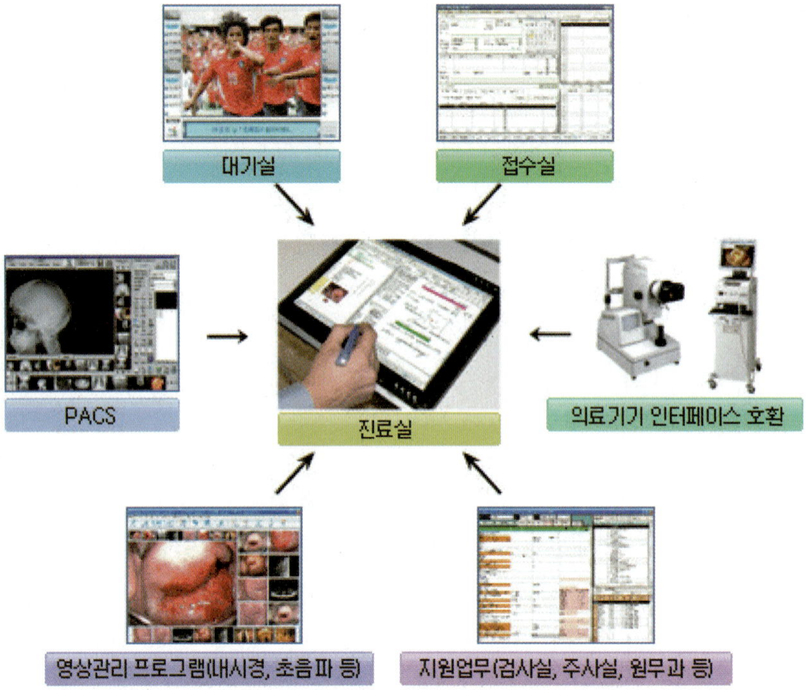

그림 6-14 ocs 구성도

※ 출처 : (주)포인트닉스

8) 전자의무기록시스템(Electronic Medical Record, EMR)

환자의 진료기록(paper chart)을 대신하여 환자의 정보, 검사결과 정보, 진단결과 정보, 수술 정보, 간호기록 정보 등의 모든 정보를 종이차트 대신에 컴퓨터에 직접 입력해서 이를 데이터베이스화하여 새로운 정보로 가공, 생성하는 시스템이다.

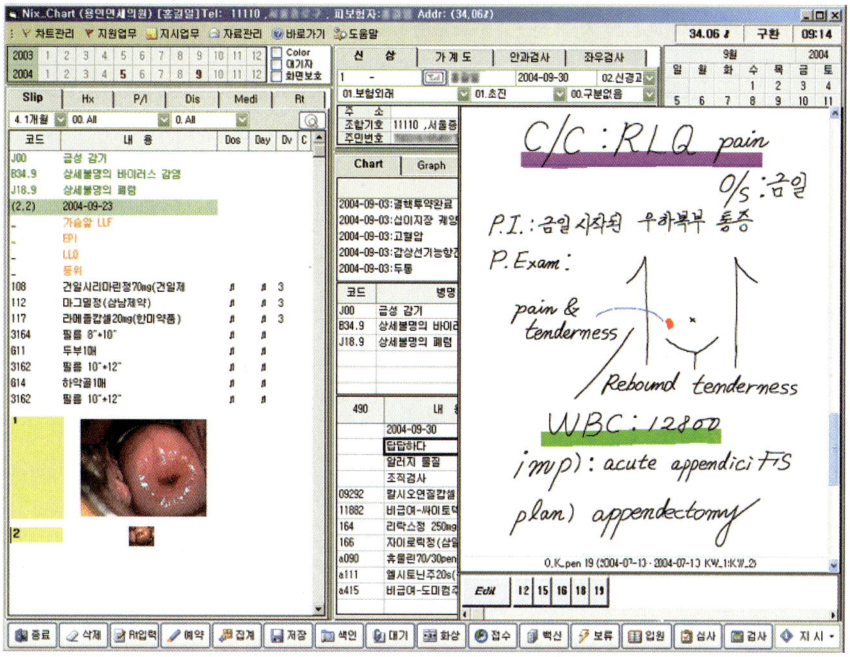

그림 6-15 진료실에서의 차트

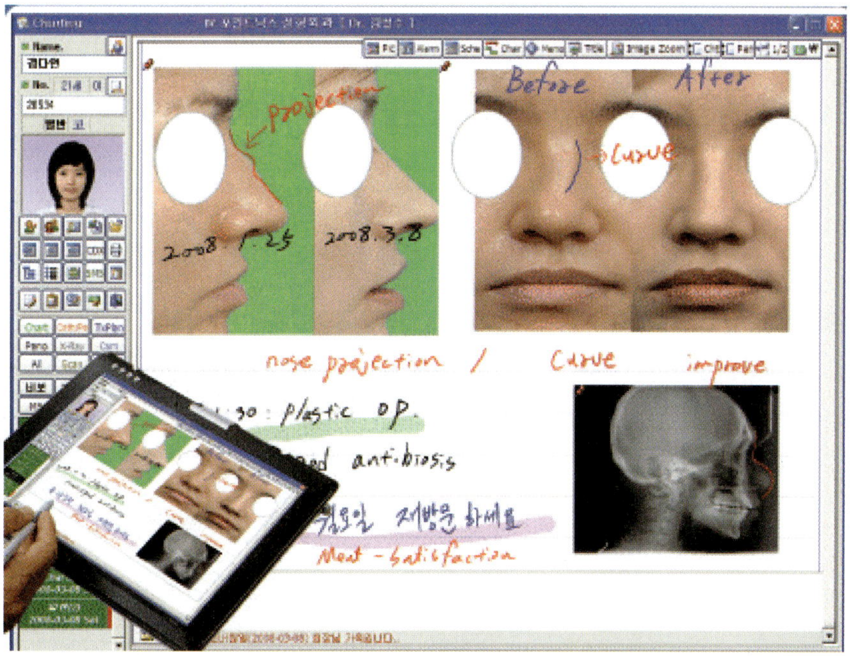

그림 6-16 진료실에서 전자펜을 이용한 진료기록

※ 출처 : (주)포인트닉스

9) 의료영상저장전송시스템 (Picture Archiving Communication System, PACS)

X선, CT, MRI 등과 같은 영상 획득 장치(modality)들로부터 획득한 영상을 dicom(Digital Imaging and Communications in Medicine)이라는 규정에 따라 저장, 전송하는 시스템이다. 종류로는 full pacs, partial pacs, web pacs 등이 있다.

영/상/획/득/
Image Acquisition

DICOM지원 여부에 관계없이 모든 의료기기로부터 얻어진 의료영상을 자연스럽게 디지털 형태로 바꿔줍니다.

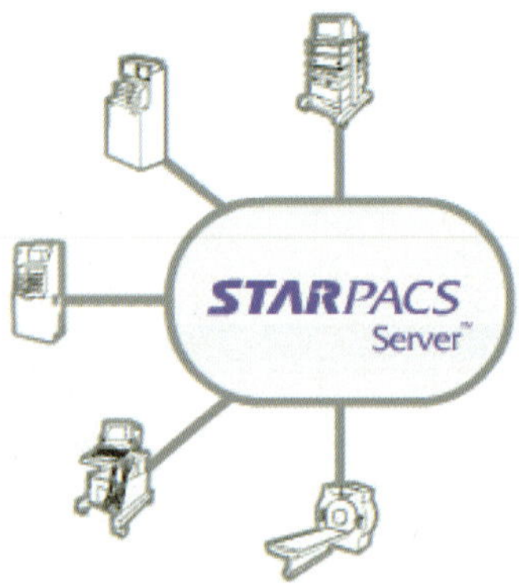

정/보/시/스/템/통/합/
Integration

병원정보시스템과 PACS사이의 정보연동을 담당, 두 개의 시스템이 하나처럼 작동해 병원의 진단업무를 향상시킵니다.

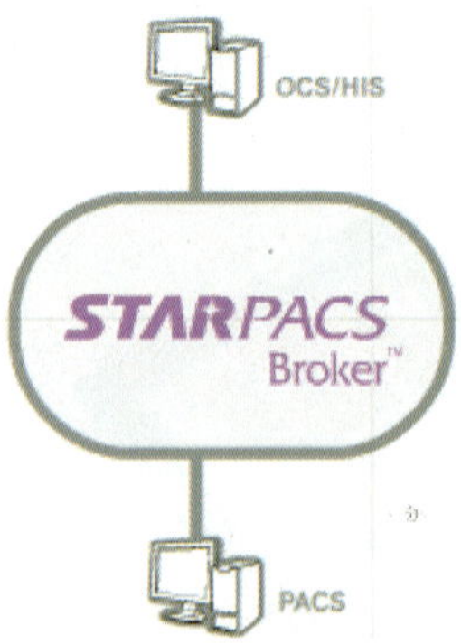

저/장/및/관/리/
Storage & Workflow Management

영상의 획득 및 DB의 구성을 담당하고 있으며, 클라이언트의 영상 조회 요구시 영상정보 및 DB정보를 안정적으로 제공해 줍니다.

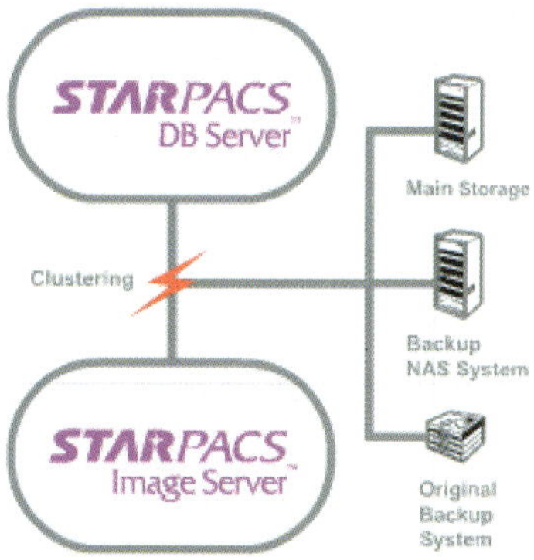

판/독/및/임/상/
Image Display

의료 영상을 진료실이나 판독실에서 자유롭게 조회, 진단할 수 있도록 해주는 Viewing Software로써 판독 결과를 편하게 볼 수 있습니다.

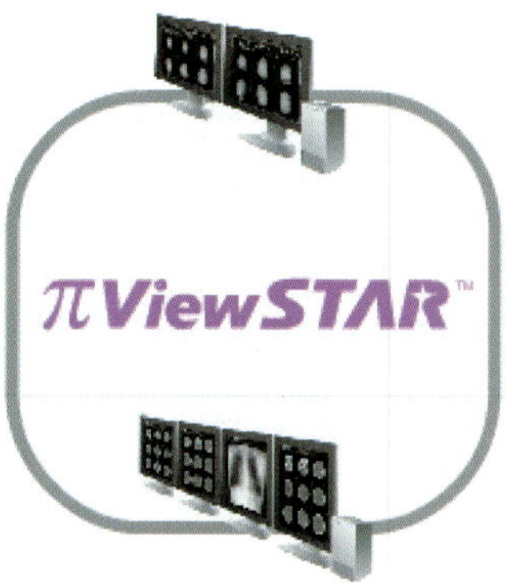

출/력/
Image Distribution

디지털 파일로 된 의료영상을 환자가 이동이 가능한 CD나 필름크기와 같이 출력할 수 있도록 지원합니다.

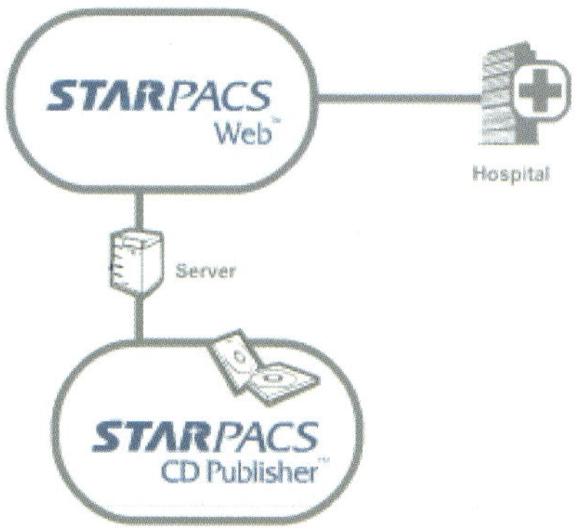

그림 6-17 의료영상저장전송시스템 구성도

※ 출처 : (주)포인트닉스

3. 병원정보시스템의 기대효과

병원정보시스템(Hospital Information System, HIS)은 환자의 진료정보, 병원관리 정보, 병원경영 정보, 병원원무관리 정보 등의 모든 정보를 포함한 광범위한 정보를 병원의 업무에 맞게 활용하여 목적에 맞는 정보를 제공하는 시스템으로 기대효과로는 의료경영자, 의사, 의료인, 의료기사, 환자, 병원경영 지원부서 등으로 나누어 살펴볼 수 있다.

의료경영자 측면에서의 기대효과

· 의료정보공유에 의한 상호이용으로 병원경영의 효율적 관리를 할 수 있다.
· DATA의 객관성으로 경영관리자료의 신뢰성을 향상시킬 수 있다.
· 필요 시 언제라도 DATA 제공을 받을 수 있어 신속하게 의사결정을 할 수 있다.

의사, 의료인, 의료기사 측면에서의 기대효과

· 처방정보를 신속하게 해당 검사실 및 관련 업무 부서에 전달할 수 있다.
· 검사 예약, 검사결과의 신속화와 정확화를 실현시킬 수 있다.
· 각종 의료정보를 활용하여 연구 및 교육활동을 할 수 있다.
· 환자관리의 편의성을 증가시킬 수 있다.

환자 측면에서의 기대효과

· 진료대기시간 및 재원시간이 줄어든다.
· 진찰, 검사, 투약 시 환자에게 정확하고 충분한 설명을 할 수 있다.
· 중복 검사, 중복 투약의 오남용을 방지할 수 있다.

병원경영 지원부서 측면에서의 기대효과

· 미수금 집계 관리를 신속하고 정확하게 할 수 있다.
· 각종 통계자료를 활용하여 의료경영자의 의사 결정을 도울 수 있다.
· 각 해당부서의 재고 관리 및 물류관리를 통합하여 관리할 수 있다.

Ⅳ 원격의료(Telemedicine)

1. 원격의료의 개념

일반적인 의료 행위는 시간적 또는 물리적으로 같은 공간에서 의사와 환자가 서로 대면하면서 이루어지는 형태를 의미한다. 원격의료(Telemedicine)는 의사와 환자가 시간적, 공간적, 경제적 등의 여러 가지 문제로 인하여 병원 내에서 진료를 받을 수 없는 상황일 때 정보통신 기술을 이용하여 의사-환자 간 진료가 가능케 해주는 시스템이고 원거리에 의료정보나 의료 서비스를 제공하는 모든 일련의 활동을 의미한다.

원격의료는 Telemedicine, Telehealth, E-Health, U-Health 등 다양한 용어들로 표현되어지고 있고, 원격진료, 원격의료, 원격보건의료 등의 용어들로 우리나라에서는 사용되고 있다.

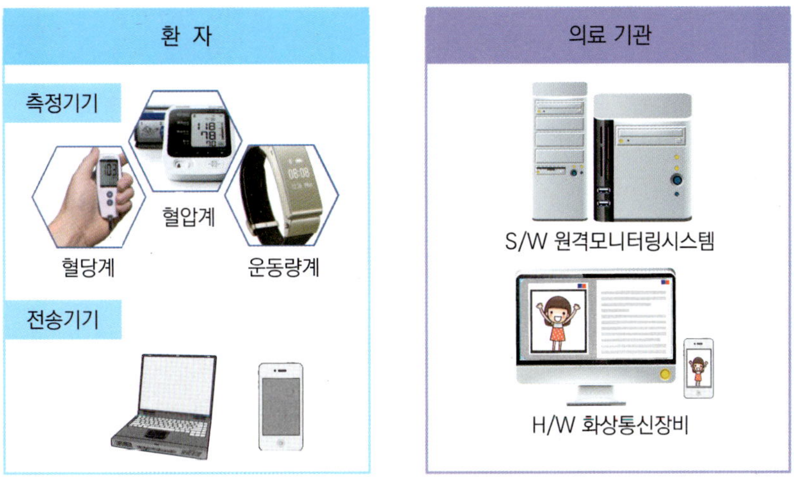

그림 6-18 원격의료의 개념

2. 원격의료의 유형

원격의료의 유형은 원격의료의 개념과 같이 다양한 의미로 해석되고 분류되어지는 만큼 정확히 단정하여 분류할 수는 없다.

본 교재에서는 일차적으로 원격의료의 유형을 의사-의사 간 원격진료, 의사-의사 아닌 의료인 간 원격진료, 의사-의료기사 간 원격진료, 의사-환자 간의 원격진료로 분류하였다. 또한 원격의료의 유형을 의사와 환자 간의 진료 및 처방, 의사와 환자 간의 원격 상담, 원격지 의료진 간의 원격자문, 원격검진, 원격수술, 원격간호, 원격의사 교육 등 세부적으로 분류하였다.

표 6-2 원격진료(telemedicine)의 유형

유형		세부내용
원격의료(telemedicine)의 유형	의사-의사 간의 원격진료	• 의료진 간의 원격자문 • 원격 수술 • 원격 의사 교육
	의사-의사 아닌 의료인, 의료기사 간의 원격진료	• 원격 간호 • 원격 사진 전송 • 원격 처방 교육
	의사-환자 간의 원격진료	• 원격 진료 및 처방 • 원격 상담 • 원격 검진

3. 원격의료의 활용 분야

1) 원격 영상의학 진단

원격 영상의학 진단은 보건기관(보건소, 보건지소, 보건진료소) 및 다른 의료기관에서 각자 촬영한 방사선 촬영 결과를 영상의학 전문의가 상주하는 국공립의료기관 및 상급의료기관에 신속하고 정확하게 전문의 판독 소견을 받을 수 있는 시스템이다.

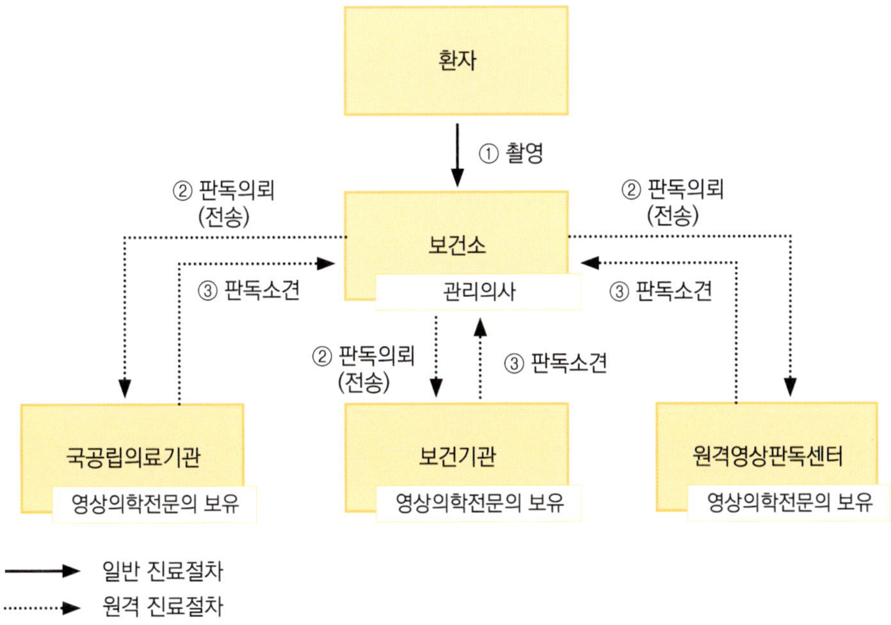

그림 6-19 **원격 영상의학 진단**

2) 원격 전문의 자문

원격 전문의 자문은 현지 의사가 원격지의 전문의, 즉 해당 진료 분야의 전문의에게 현지 환자의 건강 상태 및 검사 결과 등에 대하여 자문이 필요한 경우 원격자문을 통하여 진료 자문을 하는 진료 시스템이다.

3) 재택진료

재택진료는 원격의료시스템을 구축한 의료기관의 프로그램과 집안에 설치한 정보 통신 장비 등을 활용하여 환자가 의료기관을 방문하지 않고 집에서 원격으로 진료하는 시스템이다. 재택진료는 집에서 환자의 건강 및 질병상태를 지속적으로 관리할 수 있으므로 시간적, 경제적으로 환자의 경제적 부담을 줄여줄 수 있다.

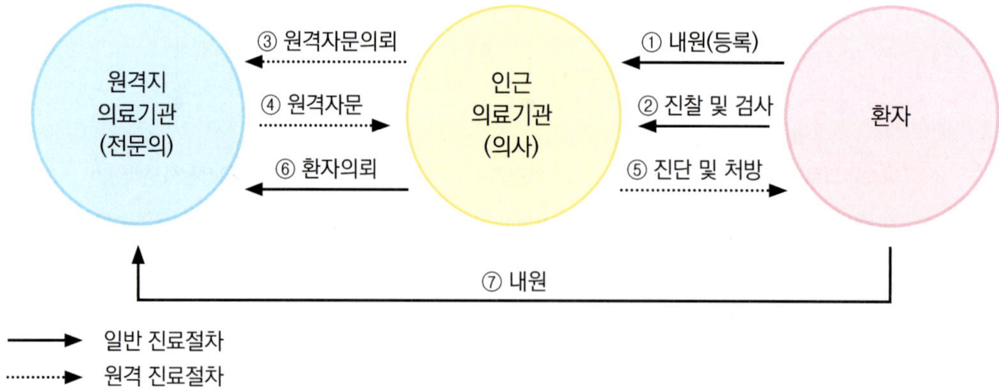

그림 6-20 원격 전문의 자문

4) 기타 활용 분야

원격의료(Telemedicine)의 활용 분야는 원격 가정간호, 원격병리판독, 만성질환 원격관리, 원격 응급의료, 원격 의사교육 등 다양한 분야에 활용되어 국민건강 증진에 이바지할 수 있다.

5) 원격의료의 기대효과

원격의료가 시행되면 의사와 환자간의 시간적, 공간적 제약이 사라지게 되어 필요한 의료정보의 교환을 신속하고 정확하게 할 수 있다. 이렇게 원격의료 환경이 조성된다면 의료 서비스의 질이 향상될 뿐만 아니라 국민건강 향상에도 이바지할 수 있다.

원격의료의 기대효과는 세 가지 측면에서 살펴보아야 한다.

① 첫째로 환자 측면에서의 원격의료의 기대효과는 전문의의 신속한 진료로 시간적, 경제적 이익을 얻을 수 있다. 또한 신속 정확한 진단으로 조기진단의 효과를 얻을 수 있으며 총 의료비의 경감 효과를 얻을 수 있다.

② 두 번째로 의료서비스 제공자 측에서의 원격의료의 기대효과는 임상진료 시간의 효율적 사용, 환자 감시 및 통제의 편리성, 환자에 대한 접근성이 향상되어 신속·정확한 진료를 할 수 있게 된다.

③ 마지막으로 국가적 측면에서 원격의료의 기대효과는 초기 투자비용은 많지만 지속적 관리를 통한 의료보험재정의 경감을 이룰 수 있고 국민 건강을 향상시킬 수 있다.

Ⅴ 환자감시 시스템(Patient Monitor System)

1. 환자감시 시스템의 개념

환자감시 시스템(Patient Monitor System)은 지속적으로 환자의 생명 유지에 관련한 ECG, EEG, 혈압, 호흡, 심박 수, 산소포화도 등의 생리학적 신호를 정보통신 기술을 이용하여 실시간으로 의료진에게 전달해주는 시스템이다. 즉, 응급실, 수술실, 병동, 회복실 등에서 환자의 생체 신호를 지속적으로 관찰하여 의료진이 환자의 상태를 평가해서 적절한 치료를 수행할 수 있도록 하는 시스템이다.

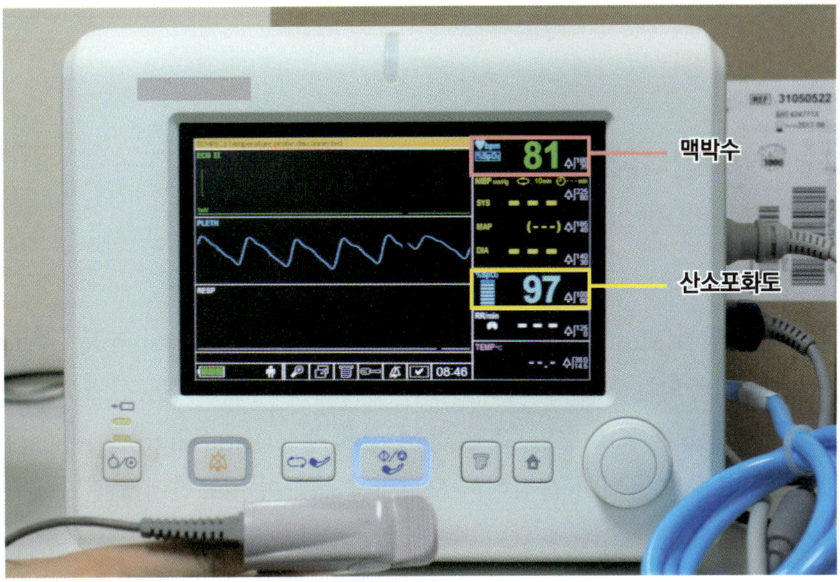

그림 6-21 개인용 환자감시 장치

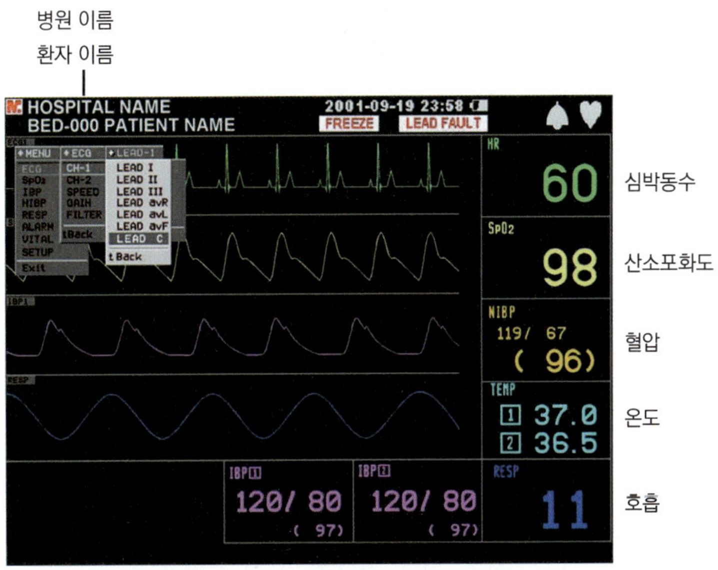

그림 6-21 개인용 환자감시 장치의 모니터

2. 환자감시 시스템의 유형

1) 환자감시장치 (Multiparameter Patient Monitoring System)

환자감시장치(Multiparameter Patient Monitoring System)는 주로 병동에서 사용되는 시스템으로 환자의 인체에서 나오는 혈중산소포화도(SpO_2), 심전도(ECG), 혈압, 호흡 등의 생체 정보(Vital Sign)를 각종 센서와 프로브를 이용하여 측정해서 모니터를 통하여 의료진에게 전달해주는 시스템이다.

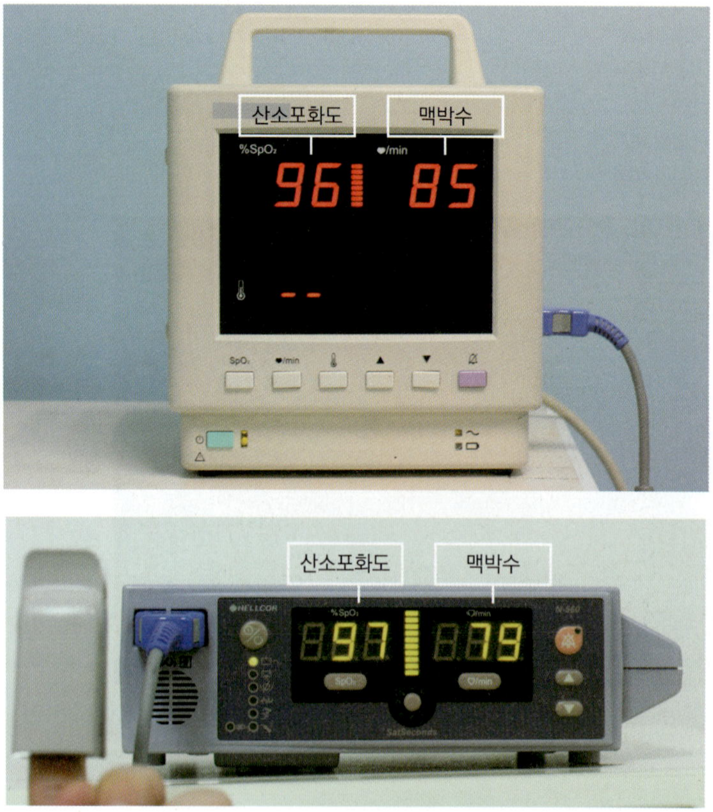

그림 6-23 개인용 산소포화도 감시장치

2) 환자 중앙감시장치 (Multiparameter Central Station)

환자 중앙감시장치(Multiparameter Central Station)는 여러 대의 환자감시장치(Multiparameter Patient Monitoring System)로부터 여러 명의 환자 생체 정보(Vital Sign)가 입력되어 한 명의 감시자가 여러 명의 환자 상태를 관찰하여 적절한 치료를 수행할 수 있게 하는 시스템이다.

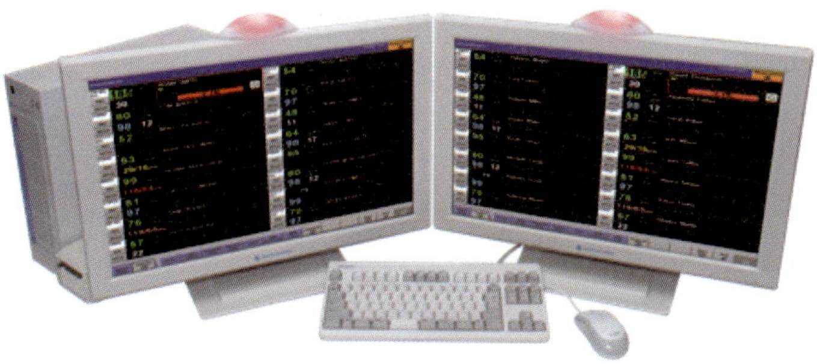

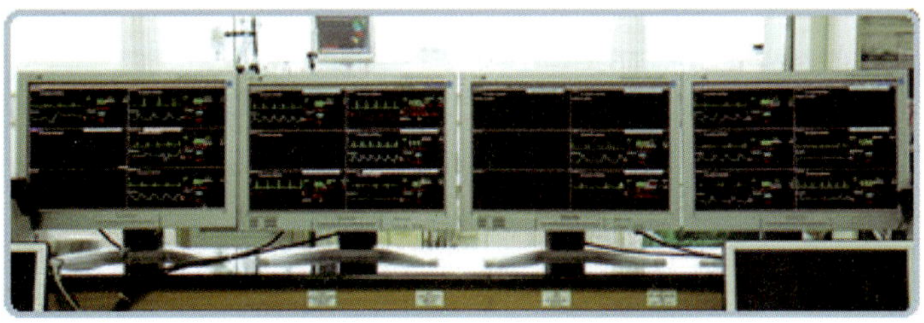

그림 6-24 환자중앙감시장치

3. 환자 감시장치의 효과

초기의 환자 감시장치는 환자의 심전도, 심박동 정도를 나타내었으나, 전기, 전자 및 의공학과 IT산업의 발달로 현재는 호흡수, 혈압, 혈중 산소포화농도, 환자의 체온 및 혈중 산소분압, 이산화탄소 분압 등의 환자에 대한 신체정보를 다양하게 측정 할 수 있어 다음과 같은 효과가 있다.

1) 초기 심장병 및 심장 수술 후 환자의 회복 상태를 파악할 수 있다.
2) 질병의 수술 및 치료 이후 회복 정도를 조기에 파악할 수 있다.
3) 환자의 호흡수, 혈압, 혈중 산소포화농도, 환자의 체온 및 혈중 산소분압, 이산화탄소 분압 등의 Vital sign 데이터를 측정하여 무선으로 중앙 감시 시스템에 전송한 후 환자상태를 지속적으로 관리할 수 있다.
4) 외래 환자의 일상생활 동안 몸에 기기를 부착한 후 주기적으로 환자의 Vital sign 데이터를 측정하여 환자상태를 지속적으로 관리할 수 있다.

07

의료기 산업의 개요와 창업

Chapter 07 의료기 산업의 개요와 창업

I 의료기 산업의 개요

1. 의료기기(Medical device and Equipment)의 정의

의료기기란 질병을 진단·치료·경감·처치 또는 예방할 목적으로 사용되는 제품, 상해 또는 장애를 진단·치료·경감 또는 보정할 목적으로 사용되는 제품, 구조 또는 기능을 검사·대체 또는 변형할 목적으로 사용되는 제품, 임신을 조절할 목적으로 사용되는 제품으로 사람 또는 동물에게 단독 또는 조합하여 사용되는 기구·기계·장치·재료 또는 이와 유사한 제품을 말한다(의료기기법 제2조).

다만, 약사법에 의한 의약품과 의약외품 및 장애인복지법 제65조에 따른 장애인 보조기구 중 의지(義脂)·보조기(補助器)를 제외 한다.

표 7-1 의료기기 대한 개념 정의

구분	내용
진단기기 분야	질병·상해 또는 장애의 진단(실태를 모든 면에서 걸쳐서 판단하는 것)을 목적으로 사용되는 제품을 연구개발 하는 분야(PACT 등 의료용 소프트웨어 포함)
치료기기 분야	질병·상해 또는 장애의 치료·처치의 목적으로 사용되는 기계 및 기구를 연구 개발하는 분야
의료용품 분야	금속, 플라스틱, 세라믹 혹은 복합재료 등을 이용하여 질병, 상해 또는 장애의 치료·처치에 쓰이는 의료 재료 및 용품을 연구 개발하는 분야
치과재료 분야	금속, 플라스틱, 세라믹 혹은 복합재료를 이용하여 손상된 치아를 충전 또는 도포를 목적으로 사용되는 제품을 연구 개발하는 분야

※출처 : 보건복지부, 한국보건산업진흥원, 보건산업별 연구개발 및 설비투자조사, 2011

2. 의료기기 산업(Medical Devices industry)의 정의

질병의 진단 및 치료 또는 예방의 목적으로 사용되거나, 구조 또는 기능의 검사 대체 또는 변형을 목적으로 사용되는 제품을 의료기기라 할 수 있다. 이에 의료기기 산업(Medical Devices industry)이란 질병의 진단 및 치료, 예방, 재활 등을 목적으로 의료기기 제품을 설계하고 제조하는 산업이라 할 수 있다.

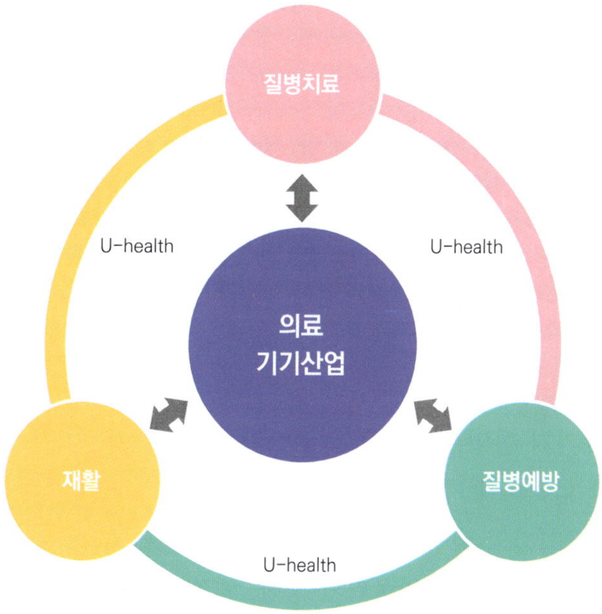

그림 7-1 의료기기 산업의 정의

3. 의료기기 산업의 특성

의료기기 산업은 기술적 측면, 제도적 측면, 시장적 측면 등의 다양한 측면에서의 특성을 지니고 있다. 또한 의료기기산업은 다양한 제품군으로 복잡하고 다양화 되어가고 있으며 정부의 관리제도의 영향력이 큰 산업이면서 연구개발에 지속적인 투자가 필요한 산업이다.

첫째, 의료기기 산업은 다양한 제품군으로 구성되고 있으며, 혁신적인 기술발전으로 더욱더 복잡하고 다양화되고 있다.

의료기기는 제품설계 및 제조단계에서부터 의학, 전기, 전자, 기계, 광학 등의 통합적인 융합기술을 사용하는 특성이 있다. 또한 진료에 사용되는 단순 소모품에서부터 PET-CT, MRI 등의 최첨단 의료기기까지의 넓은 범위를 포함한다. 그리고 기술의 발전으로 의료기기는 점차 복잡화되고 다양화되고 있다.

둘째, 의료기기 산업은 다품종 소량 생산 산업이다.

의료기기는 제품 종류만 수천 가지가 넘으며, 각 품목당 생산수량이 10만대를 초과하는 제품이 드물 정도로 대표적인 다품종의 소량 생산 산업구조를 가지고 있다. 전문 중소기업은 저가의 일부 시장을 선도하고 있으며, 대기업은 고가의 첨단 고부가 가치 제품의 시장을 주도하고 있다.

셋째, 의료기기 산업은 정부의 의료정책에 밀접한 관련이 있으며, 관리제도에 의해 엄격하게 규제되고 있는 산업이다.

의료기기는 인간의 생명과 보건에 관련된 제품으로 인간의 건강에 영향을 미치기 때문에 정부는 의료기기 생산, 제조, 임상시험 등의 안정을 확보하여야 하고, 의료기기의 안정성 및 지적 재산권 보장 등에 대하여 규제해야 한다.

넷째, 의료기기 산업은 시장의 수요가 한정된 특정 산업으로 경기에 대한 민감도가 낮고 가격 탄력성도 낮은 산업이다.

의료기기 제품은 인지도와 브랜드 파워가 매우 중요한 산업이며, 마케팅의 장벽이 높고 제품에 대한 충성도가 매우 높은 산업이다.

다섯째, 의료기기 산업은 자본 집약적이고 기술 의존형 산업이다.

의료기기 제품은 개발부터 생산까지 약 3-5년 정도가 소요되어 비용 회수 기간이 긴 산업 구조를 지니고 있다. 또한 제품의 수명 주기가 짧고 제품의 시장 규모가 작아 지속적인 연구개발과 투자를 해야 하는 산업이다.

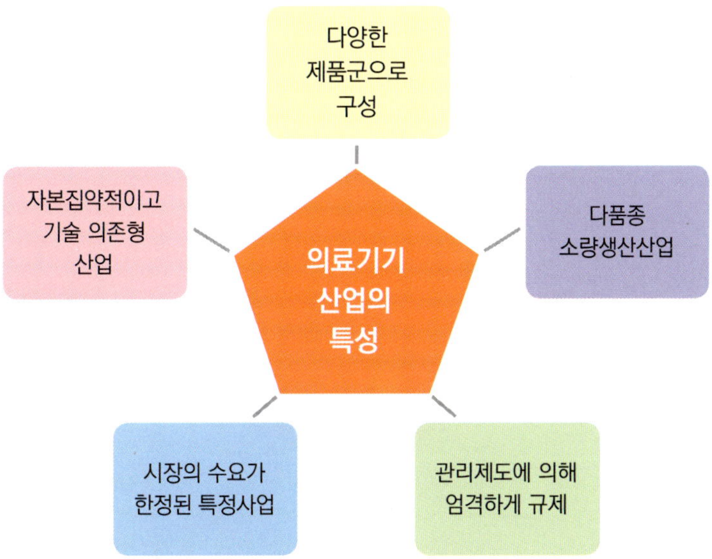

그림 7-2 의료기기 산업의 특성

표 7-2 의료기기 산업의 특성 분류

구분	내용
기술적 측면	의학과 전기, 전자, 재료, 광학, 바이오 기술이 융합, 응용되는 학제 간 지식산업
시장적 측면	수요자가 선택할 때 가격보다 안정성을 고려, 보수적 시장 분위기로, 검증된 기존의 유명제품 선호 큼
제도적 측면	국가 간 상이한 표준 및 인증제도로 인해 비관세장벽이 존재하며 보수적 시장 분위기, 높은 연구개발 및 임상시험 비용 등으로 대기업이 매우 유리한 산업
관리적 측면	건강증진 및 건강권 확보 등에 직 간접적 영향을 받기 때문에 정부의 인허가 등 규제가 필요

4. 의료기기 산업의 유형

의료기기(Medical Device and Equipment) 유형의 분류체계는 일반 분류와 산업시장 분류체계로 구분할 수 있다. 일반 분류는 법제화된 의료기기, 과학기술분류상 의료기기, 산업통상자원부의 분류상 의료기기로 구분할 수 있다. 산업시장분류체계는 한국표준산업분류와 한국보건산업진흥원의 의료기기 유형분류로 구분할 수 있다.

본 교재에서는 대표적으로 활용되는 식품의약품안전처의 의료기기 분류에 대하여 자세히 다루고자 한다.

식품의약품안전처의 의료기기 분류

의료기기 품목 및 품목별 등급에 관한 규정에서 의료기기의 형태별, 제조공정, 품질관리체계 또는 기능에 따라 의료기기의 품목을 대분류, 중분류 및 소분류로 구성된다. 대분류는 의료기기를 기구 기계 장치 및 재료별로 분류하고 중분류는 각 대분류군을 원자재, 제조공정 및 품질관리체계가 비슷한 품목군으로 분류한다. 마지막으로 소분류는 각 종류분류군을 기능이 독립적으로 발휘되는 품목별로 분류한다.

일반적으로 의료기기는 사용 용도에 따라 인체에 미치는 잠재적 위해성이 있으므로 그 위해성에 따라 의료기기위원회의 심의를 거쳐 4개 등급으로 분류한다〈표 7-3〉. 이 경우 두 가지 이상의 등급에 해당되는 경우에는 가장 높은 위해도에 따른 등급으로 분류한다.

잠재적 위해성에 대한 판단기준은 인체의 접촉하고 있는 시간, 침습의 정도, 약품이나 에너지를 환자에게 전달하는지 여부, 환자에게 생물학적 영향을 미치는지 여부에 따라 판단한다.

표 7-3 의료기기의 등급분류 기준

구분	내용	관련품목
1	- 잠재적 위해성이 거의 없는 의료기기 - 인체에 직접 접촉되지 아니하거나 접촉되더라도 잠재적 위험성이 거의 없고, 고장이나 이상으로 인하여 인체에 미치는 영향이 경미한 의료기기	의료용 칼, 가위 등
2	- 잠재적 위해성이 낮은 의료기기 - 사용 중 고장이나 이상으로 인한 인체에 대한 위험성은 있으나, 생명의 위험 또는 중대한 기능장애에 직면할 가능성이 적어 잠재적 위험성이 낮은 의료기기	전동식 침대, 휠체어 등
3	- 중증도의 잠재적 위해성을 가진 의료기기 - 인체 내에 일정기간 삽입되어 사용되거나, 잠재적 위험성이 높은 의료기기	엑스선촬영장치, CT, MRI, 인공관절 등
4	- 고도의 위해성을 가진 의료기기 - 인체 내에 영구적으로 이식되는 의료기기, 심장, 중추신경계, 중앙혈관계 등에 직접 접촉되어 사용되는 의료기기, 동물의 조직 또는 추출물을 이용하거나 안전성 등의 검증을 위한 정보가 불충한 원자재를 사용한 의료기기	심장박동기, 흡수성 봉합사, 인공심장 및 피부 등

※ 출처 : 의료기기법 시행규칙 별표 1

Ⅱ 창업(Foundation)

1. 창업의 의의

총 취업자 수 중 자영업자가 차지하는 비중이 IMF 이후로 2000년까지 꾸준히 증가하고 있다가 점차 감소되는 현상이 지속되고 있다. 2013년 우리나라 자영업자는 전체 취업자 2507만 명 중에 565만 명으로 22.5%, 2000년 36.8%에 비해 감소 현상이 지속되고 있는 현실이다. 하지만 2014년 통계청 자료에 의하면 2014년 6월 기준으로 임금을 받지 않고 가족의 일을 돕는 사람들까지 합하면 전체 취업자 중 자영업자가 차지하는 비율은 27%로 다소 증가된 것을 알 수 있다. 우리나라의 자영업 비중은 2012년 기준으로 27-2%로 경제협력개발기구(OECD) 평균(15.8%)보다 높은 편이다. 터키, 그리스, 멕시코 다음으로 높으며 미국(6.8%)이나 독일(11.6%), 일본(11.8%) 보다도 2~3배나 된다.

창업을 한다고 하여 모두가 성공하는 것은 아니다. 잘못 창업을 하여 창업 전에 가지고 있던 사회 경제적 위치마저 잃어버리는 예를 우리는 주변에서 볼 수 있다. 사업을 처음으로 시작하기 위하여 그 기초를 다지는 일을 창업이라 하지만 우리 현실에서는 창업을 단지 장사로 이해하는 인식이 많은 것 같다. 이에 창업의 의의를 정확히 알고 성공적인 사업을 이루기 위해서 알아야 할 개념적 정의를 알아보고자 한다.

창업이란 있는 그대로 기업을 새로이 창조하는 것을 의미한다. 학문적인 측면에서의 창업은 기업의 목적을 위하여 인적 자원과 물적 자원을 활용하여 상품을 생산 하고 판매하여 각종 서비스를 제공하는 일련의 활동을 의미한다. 실무적인 측면에서의 창업은 개인 또는 집단이 자원을 활용하여 새로이 사업을 시작하는 것이라 할 수 있다.

대한민국 정부는 중소기업 창업지원법에 의한 창업의 의의를 다음과 같이 정의하고 있다.

우리나라 중소기업 창업지원법에 따르면 창업이란 "새로이 중소기업을 설립하는 것"을 말하며 새로운 사업으로서 기존 사업과 연관이 없이 원시적이고 실질적으로 사업을 개시하는 것을 의미한다. 따라서 다음 각 호에 해당되어서는 안 된다고 명시하고 있다.

1) 타인으로부터 사업을 승계하여 승계 전의 사업과 동종의 사업을 계속하는 경우

원시적으로 사업을 새로이 개시하지 않고 기존의 사업을 인수하여 같은 종류의 사업을 계속 영위하는 경우 중소기업을 새로이 창설하는 효과가 없으므로 창업의 범위에서 제외된다.

2) 개인 사업자인 중소기업자가 법인으로 전환하거나 법인의 조직변경 등 기업형태를 변경하여 변경 전의 사업과 동종의 사업을 계속하는 경우

단순히 조직을 변경함으로써 형식상의 창업 절차만 있을 뿐 실질적으로는 중소기업의 창설 효과가 없는 경우는 창업의 범위에서 제외한다.

3) 폐업 후 사업을 개시하여 폐업 전의 사업과 동종의 사업을 계속하는 경우

사업을 폐지한 후 같은 종류의 사업을 재개하더라도 창업으로 보지 않는다.

표 7-4 중소기업 창업지원법에서 창업으로 인정하는 것

구분	내용
창업에 해당하는 경우	· A개인이 기존장소에서 폐업하고 기존(다른)장소에서 B법인을 설립하여 이종업종을 생산 · A개인이 기존장소에서 폐업하지 않고 기존장소에서 B법인을 설립하여 이종업종을 생산 · A개인이 기존장소에서 폐업하지 않고 다른장소에서 B법인을 설립하여 동종(이종)업종을 생산 · A법인이 기존장소에서 폐업하고 기존장소에서 B법인을 설립하여 이종업종 생산 · A법인이 기존장소에서 폐업하지 않고 기존장소에 B법인을 설립하여 이종업종 생산 · A법인이 기존장소에서 폐업하지 않고 다른장소에서 B법인을 설립하여 동종(이종)업종을 생산
창업에 해당하지 않는 경우	· A개인이 기존장소에서 폐업하고 기존(다른)장소에서 B법인을 설립하여 동종업종을 생산 · A법인이 기존장소에서 폐업하고 기존장소에서 B법인을 설립하여 동종업종을 생산 · A법인이 기존장소에서 폐업하지 않고 기존장소에서 B법인을 설립하여 동종업종을 생산

2. 창업의 유형

창업에는 다양한 유형이 존재한다. 창업의 다양한 유형과 분류기준 및 그 의미는 법률에 의해서 분류될 수도 있다. 법률에 의한 창업의 유형은 중소기업 창업, 벤처기업, 소기업/소상공인, 사회적 기업, 1인 창조기업으로 나누어 질 수 있다. 또한 일반적인 창업으로는 개인 기업, 법인 기업, 벤처 창업, 소호 창업으로 등으로 분류 할 수 있다. 또한 창업은 목적, 특징, 법적 구조, 형태에 따라 다양하게 분류 될 수도 있다.

표 7-5 창업의 유형

법률에 의한 창업	· 중소기업 창업 · 소기업/소상공인 · 1인 창조기업	· 벤처기업 · 사회적 기업
일반적 창업	· 개인기업 · 소호창업	· 법인기업 · 벤처창업
형태에 따른 창업		· 소호기업 · 소상공인

1) 일반적 창업

일반적 창업과 법적 구조에 따른 창업을 개인기업과 법인기업으로 분류하여 구분할 수 있다.

(1) 개인기업(Private Company)

개인기업은 사업주 개인이 창업 기업의 소요자본 또는 대부분을 출자하여 경영자로서 직접 경영에 참여하는 기업의 형태를 말한다. 개인기업은 기업의 자본운영에 관한 책임, 경영상의 책임 등의 모든 결과를 개인이 책임져야 한다. 또한 기업 운영에서 발생되는 법적인 문제를 사업주가 해결해야 하는 어려움이 있다. 즉 개인기업은 1인인 사업주가 출자하고 자기의 이윤을 획득하기 위해서 스스로 경영활동을 하는 기업을 의미한다.

(2) 법인기업(Corporation)

법인기업은 법률에 의하여 권리, 의무의 주체가 될 수 있는 능력을 부여받은 법인이 영위하는 기업형태이다. 법인기업은 상법을 근거로 해서 설립되는 주식회사, 합자회사, 유한회사, 합명회사로 분류 구분하고 있으나 현실적으로는 법인기업 대부분이 주식회사 형태이다. 민법을 근거로 하여 설립되는 사단법인, 재단법인 및 특별법을 근거로 설립되는 비영리법인도 경우에 따라 수익사업을 할 수 있다.

(3) 개인기업과 법인기업의 차이

기업의 법률적 형태에 있어서 차이점은 개인기업과 회사형태의 기업이다. 개인기업은 기업이 완전한 법인격이 없으므로 소유자에게 귀속되는 기업이고 회사형태의 기업은 완전한 법인격을 가지고 스스로의 권리와 의무의 주체가 되며 기업의 소유자로부터 분리되어 영속성을 존재할 수 있는 기업이다. 위에서 말하는 회사형태는 법인 형태의 주식회사를 의미한다. 개인기업과 법인기업은 창업의 절차, 설립 비용, 자금조달, 이익의 분배, 세법상의 차이, 사업의 책임, 신인도 등과 같이 다양한 분야에서 차이점이 존재한다.

개인기업은 설립절차가 비교적 간소하고 편하여 사업의 규모가 작고 자본이 적은 사업을 하기에 적합하다. 개인기업은 창업자의 한 사람에 의해 자본을 조달하기 때문에 자본 조달의 한계가 있지만 사업에서 발생되는 모든 이익을 창업자 본인이 가져갈 수 있는 이점이 있다.

개인기업은 일정한 소득 이상의 순 이익에 대하여는 소득률에 따라 종합세득 세율 6%에서 33%까지 세금이 발생한다. 종합소득세법상 업주의 급여는 비용으로 인정이 되지 않으며, 사업용 유가증권 및 고정자산에 대하여는 과세를 하지 않는다.

법인기업은 창업절차가 다소 복잡하고 법인설립등기를 함으로서 법인으로서 인격을 갖추게 되며, 법인설립등기를 할 때에는 자본금, 채권 매입 비용, 등록세, 교육세와 기타 설립 비용이 필요하다. 법인기업은 기업이 사업부진 또는 부도 등으로 도산하는 경우에 개인 기업주가 채무에 대하여 무한 책임을 지게 되어 개인재산으로라도 사업상 채무를 변제해야 하는 것과 다르게 법인 자신은 대외 채무자에 대하여 무한 책임을 지지만 주식회사의 일반주주는 자기출자액 이상의 책임을 지지 않는 것이 원칙이다.

법인기업은 법인세율 과세표준에 따라 법인세가 과세된다. 법인 세율은 과세 표준이 2억 원 이하인 경우는 10%, 2억 원을 초과하는 경우에는 20%의 세금이 부과된다. 법인기업은 대표 이상의 급여가 비용으로 인정되고 고정 자산, 유가증권 처분의 이익에 대하여도 과세가 된다.

표 7-6 개인기업과 법인기업의 장·단점

기업형태	장점	단점
개인기업	· 기업설립에 사업자등록 만으로 사업개시가 가능하므로 기업설립이 용이함 · 기업의 이익 전부를 기업주가 독점할 수 있고 손실 또한 기업주에게 귀속됨 · 창업비용과 자금이 비교적 적어 소자본 창업가능 · 기업의 계획수립, 계획변경 등과 같은 기업 활동에 있어 신소한 결정 가능	· 기업주가 경영상 발생되는 모든 문제와 부채를 책임져야 함 · 기업의 영속성이 기업주 개인의 환경에 영향을 받음 · 기업의 투자금, 자본조달 능력에 한계 · 소유와 경영의 일치로 사업주 개인 역량이 경영능력에 영향을 미침
법인기업	· 자본본조달이 용이하고 대자본 형성이 가능함 · 주주의 개인 재산과 회사의 재산이 명백히 구분됨 · 투자자는 회사도산 시에도 출자금액 범위 내에서 법적 유한책임을 지게 됨 · 전문 경영인에 의한 기업경영이 가능하여 소유와 경영의 분리가 가능함 · 주식의 상장을 통하여 기업의 대중화 및 거대화가 가능함	· 법인의 경우는 설립절차가 복잡함 · 대표자의 독점적인 이윤이 보장되지는 않음(주주 배당) · 신속한 경영의사결정이 어려우며 주주 상호간의 이해관계 대립 마찰이 발생함 · 각종 법상 각종 의무 등이 개인기업에 비하여 많음

(4) 벤처기업(Venture Company)

벤처기업은 고도의 전문 능력, 창조적 재능, 기업가 정신을 살려, 특수한 신규 산업에 도전하는 창조적이고 기술집약적인 기업이다. 다른 한편으로는 모험(venture)이라는 의미와 같이 위험기업이라고도 부를 만큼 위험성이 큰 기업이다.

20세기에는 전자·화학·기계 등의 하드웨어적 산업을 중심으로 많이 진출하였으나, 21세기 들어서는 WEB 서비스, SNS, 모바일 서비스, 소프트웨어 등 IT(Information Technology) 분야, 초정밀 소재, 반도체 소재 개발 등 NT(Nano Technology) 분야, 신약개발, 백신개발, 유전자 치료 등 BT(Bio Technology) 분야 개발 등의 산업으로 확대되고 있다.

벤처 기업을 간단하게 요약하면 창조적 아이디어와 첨단 기술을 바탕으로 도전적인 사업을 운영하는 중소기업이라고 할 수 있다.

벤처기업의 개념이 정립되기 전에는 개념 자체가 모호하였으나 우리나라에서는 "벤처기업육성에 관한 특별조치법"에서 일정요건을 갖춘 중소기업을 벤처기업으로 정의하고 있다. 그 내용은 다음과 같다.

① 벤처투자기업 : 벤처캐피탈이 기업 자본금의 10%이상 투자하고, 투자금액이 5천 만 원 이상인 기업

② 연구개발기업 : 기업부설연구소를 보유한 기업으로서 연구개발비가 총 매출액에서 차지하는 비율이 중소기업청장이 정하여 고시하는 비율(5~10%) 이상이고, 5천 만 원 이상인 경우

③ 기술평가보증기업 : 기술보증기금 또는 중소기업진흥공단이 기업의 기술 평가를 실시한 후 담보 없이 총 자산의 10% 이상, 최소 8천 만 원 이상을 보증하는 경우

④ 기술평가대출기업 : 기술보증기금 또는 중소기업진흥공단이 기업의 기술 평가를 실시한 후 자금 대출을 하는 경우

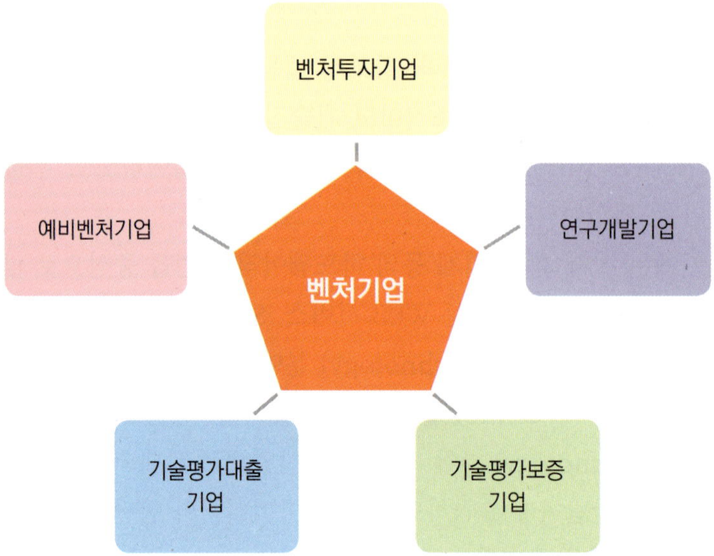

그림 7-3 벤처기업

⑤ 예비벤처기업

벤처기업의 특성을 살펴보면,

① 첫째로 기술혁신의 아이디어를 상업화하기 때문에 기술력을 인정받으면 자금조달이 상대적으로 유리하다.

② 둘째로 기술력을 인정받으면 대외적인 신뢰도가 높아져 주식 시장에 상장할 수 있으며 빠르게 기업을 성장 시킬 수 있다.

③ 셋째로는 높은 위험 부담이 있지만 성공 시 높은 이익을 보장 받을 수 있다.

④ 마지막으로 벤처 기업은 기술 개발을 하기 위하여 많은 자금을 연구개발에 투자하고 연구 인력를 확보하기 위하여 노력하지만 실패의 대가는 사업 자체를 지속하기 어려울 정도로 기업을 어려움에 빠뜨릴 수 있다. 그래서 현재에는 대기업이 참여하고 자본 투자가 이루어진 합작 벤처기업과 같은 다양한 형태의 벤처 기업을 볼 수 있다.

(5) 소호기업(SOHO Company)

소호기업이란 소규모 자영업을 일컫는 용어로서, 소호 'Small Office Home Office'의 줄임말인 SOHO는 작은 사무실(Small Office)이나 집(Home Office)에서 별도의 인력이나 자본 없이 돈을 버는 소규모 사업 형태를 의미한다.

SOHO Business Center와 컴퓨터, 인터넷 등 정보통신의 발달이 자택에서 적은 인원으로 컴퓨터 통신이나 인터넷 등을 활용하여 자신의 사업을 주체적으로 전개하는 지적 소규모 사업장이다. '소호(SoHo)'라는 낱말은 20세기 말 미국의 사무용품 판매업자가 쓰기 시작하여 지금까지도 사용되고 있다.

SOHO, 특히 SO(Small Office)의 개념은 각 나라마다 다르다. 국토가 상대적으로 넓은 미국에서는 일반적으로 1명 이상부터 100명 전후까지의 사업조직을 SOHO라 한다. 홈 호피스(Home Office) 형태의 독립된 소호는 특별히 '텔레워커(Teleworker)'라고 한다. 일본에서는 1명에서 20명 정도까지의 그룹으로 이루어진 공동작업장을 SOHO의 범위에 포함시키고 있다. 우리나라에서는 확실하고 명확한 개념이 정립되어 있지는 않지만 보통 10평 이하의 작은 사무실에서 3천 만 원 안팎의 작은 자본금으로 운영하는 자영업 형태를 SOHO의 범위에 포함시키고 있다.

소호기업의 사업 영역으로는 온라인 쇼핑몰, 인터넷 정보제공업, 시스템 관리 등 IT 분야와 주문액자, 주문제작 달력 제조 등 소규모 서비스 분야 등을 들 수 있다.

소호기업은 창업 자금이 적게 소요되고, 기업 유지 비용이 상대적으로 낮다.

또한 적은 투자비용으로 시작하지만 매출규모는 매우 크게 확대할 수 있다는 것이 최대 장점이라 할 수 있다. 단점으로는 누구나 쉽게 창업이 가능하여 아이템이나 사업 분야가 중복되는 경우가 많아 폐업률이 다소 높은 편이다.

3. 사업계획서(Business Plan)의 작성

1) 사업계획서의 의의

사업계획서는 사업의 목적 및 전략, 표적 시장, 재무예측, 시장특성, 성장가능성, 자금조달계획 등을 체계적으로 기술한 문서이다. 사업계획서는 사업의 목표를 세우고, 외부 자금을 확보하고, 성공을 예측하고, 운영요건을 규명하고, 합리적인 재무 예측을 수립할 수 있도록 도와주는 역할을 하며, 또한 합리적 계획을 통하여 새로운 사업을 어떻게 운영하고 관리할 것인가를 도와주는 역할을 한다. 따라서 초기 사업을 시작하는 기업은 사업계획을 얼마나 잘 하느냐에 따라 사업의 성패가 결정날 수 있을 만큼 사업계획서의 작성은 매우 중요하다.

또한 새로운 사업을 진행하기 위해서는 사업계획서의 견실성과 정확성이 재정 지원을 받는 것에 영향을 미친다. 사업계획서에는 사업의 모든 측면을 잘 파악하고 있다는 것과 사업의 수익 발생 가능성을 포함시켜 이를 토대로 사업의 자본조달을 금융기관이나 투자자에게 이끌어 내야 한다. 견실하게 만들어진 사업계획서는 사업의 성공을 높일 뿐만 아니라 비용과 시간을 절약하여 사업의 이익을 도모할 수 있게 해준다.

2) 사업계획서의 사용 용도

(1) 제3자 제출용(대외용)

사업계획서는 용도에 따라 종류도 다양하고 작성 방법이 다르다. 사업계획서는 투자자, 동업자, 공무원 등에게 읽혀지고 때로는 종업원, 고객 등에게 읽혀질 수도 있다.

대부분 제3자에게 읽혀지는 사업계획서는 주로 투자유치를 목적으로 작성된다. 투자자에게 매력 있는 사업계획서는 다음과 같다.

① 투자자뿐 아니라 누구나 쉽게 이해할 수 있도록 작성한다.
② 검증된 자료와 객관적 사실을 활용하여 간결하고 명료하게 작성한다.
③ 창업 아이템에 알고 있는 사람, 그 아이템에 핵심적인 역할을 해줄 수 있는 사람, 즉 인적자원의 우수성과 강점에 대하여 설명한다.
④ 어떤 자원을 가지고 있으며 사업의 강점과 약점에 대하여 정확히 밝힌다.
⑤ 진출 시장의 시장 규모를 보여주고 사업의 가능성을 확실하게 설명할 수 있어야 한다.
⑥ 사업의 위기관리 대책과 투자자의 손실에 대하여 보상 계획을 정확히 설명한다.

(2) 내부용

사업계획서는 주로 투자유치를 목적으로 작성되지만 이 외의 경우는 보통 자체 사업 검토용으로 작성된다. 사업계획서는 자체 사업성의 평가 과정을 통해 사업계획의 성공 가능성을 획득하고 사업성 평가결과를 기초로 하여 사업의 성공 가능성을 본인이 판단할 수 있는 자료로 활용된다.

적절한 사업계획서는 말로 표현할 수 없을 만큼 매우 중요하며 사업추진 주체의 사업 진행 시 발생할 수 있는 시행착오를 줄이는 길잡이 역할을 한다. 아무리 작고 쉽게 창업이 가능한 사업이라도 사업계획서는 반드시 필요하다. 사업계획서는 자기 사업의 객관적 평가를 통하여 사업이 성공적으로 발전할 수 있는 역할을 해준다.

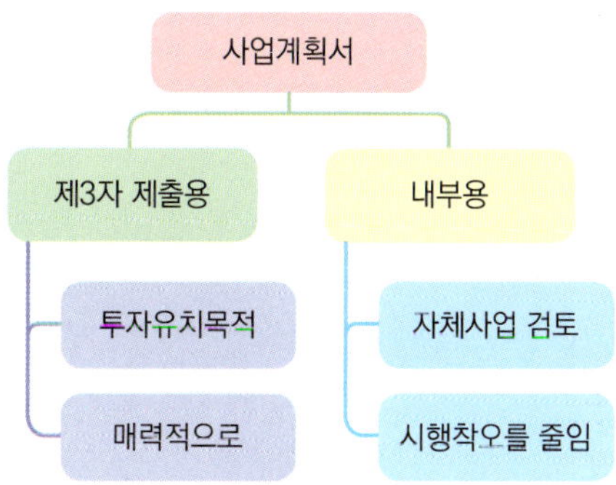

그림 7-4 **사업계획서 사용 용도**

3) 사업계획서의 내용

사업계획서는 창업자가 시행하고자 하는 사업의 내용을 알 수 있도록 체계적이고 합리적으로 작성해야 한다. 사업계획서는 경우마다 그 체계와 범위가 다를 수 있지만, 잘 작성된 사업계획서에는 다음과 같은 내용들이 포함되어 있다.

(1) 시장정보: 사업분야의 성공잠재력, 경쟁력, 수익성, 시장규모, 시장동향, 관련업체의 현황

(2) 사업동기 설명, 사업계획서의 마케팅 및 영업 전략, 설립일자, 주요영업내용, 연혁, 경영주 이력 등

(3) 계획 사업개요, 계획 사업명, 계획사업 추진배경, 계획사업 효과, 계획제품의 개요 및 특성

(4) 사업계획서의 마케팅 및 영업 전략 판매계획, 계획제품의 판매처 국내외 수급현황, 국내외 경쟁업체 현황, 판매전략, 중장기 매출계획, 신제품 개발계획

(5) 사업체의 간략한 조직도, 각 구성원의 직책과 간략한 직책 설명, 각 직책에 필요한 기술, 기타 인력 관련 정보

(6) 시설계획, 주요 시설내용, 공사일정계획, 시설능력

(7) 소요자금 및 자금조달계획, 시설투자 소요자금, 기타 소요자금조달내역

(8) 재무계획 현금 흐름표, 손익 예측, 매출 예측, 중장기 손익추정 제조원가 산정, 중장기 자금 수지 예상, 중장기 대차 대조표, 각종 추정 자료의 추정 근거

4) 사업계획서 작성원칙

사업계획서는 명확성, 객관성, 이해가능성, 일관성, 신뢰성 등 다섯 가지 원칙을 가지고 작성하는 것이 필요하다.

(1) 명확성(clarity)

사업계획서에는 창업주가 관계자들에게 전달하고자 하는 사업의 핵심 내용과 사업의 장점 등을 명확하게 나타내어야 한다.

(2) 객관성(objectivity)

사업계획서를 작성하기 위해서는 시장 수급자료, 경쟁업체 생산 판매자료, 동업계 정보 등 다양한 객관적 자료의 입수가 필요하며 확보된 정보 및 자료를 과학적으로 해석하여 계획사업의 실현 가능성을 기술할 수 있어야 한다.

(3) 이해가능성(simplicity)

사업계획서는 기술적으로 비전문가인 금융기관 관계자가 계획사업을 이해하는 데는 어려움이 있다. 따라서 기술 중심의 사업계획서일 경우 제품의 생산 공정, 공법, 설비 등을 비전문가도 쉽게 이해할 수 있도록 작성하여야 한다. 즉 기술 전문가가 아닌 일반인도 쉽게 이해할 수 있도록 작성하여야 한다.

(4) 일관성(consistency)

사업계획서를 작성함에 있어 각 부문 생산계획과 판매계획, 투자계획과 재무계획 등 각 부문 계획 간의 논리적 일관성이 유지되어야 하며 논리적 불일치가 존재할 경우 사업계획 전반에 대한 불신감을 증대시킬 수 있다. 따라서 사업계획서 전반에 걸친 일관성 유지는 사업계획서 작성 시 요구되는 가장 중요한 원칙이 된다.

(5) 신뢰성(reliability)

사업계획서에 대한 신뢰성(reliability)은 객관적인 자료를 확보하여 전문가의 과학적 분석과정을 통해서 사업계획서가 작성되었음을 보여줌으로써 확보할 수 있다.

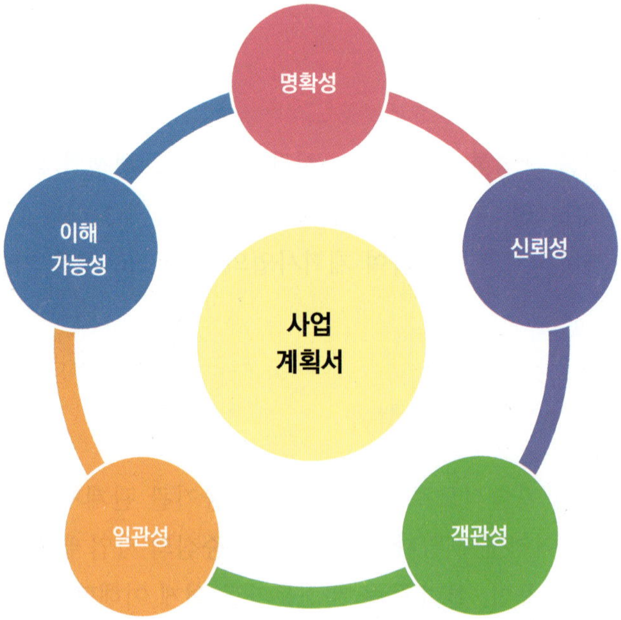

그림 7-5 사업계획서 작성원칙

5) 사업계획서 작성 시 유의사항

사업계획서는 지나치게 교과서적이거나 비현실적이어서는 안 되며 제3자인 비전문가가 보았을 때도 관심이 끌리는 매력이 있어야 한다. 더불어 기존의 경쟁업체와의 차별화된 전략을 사업계획서에 기술하여 자신들만의 독특한 기술과 노하우를 어필할 수 있어야 한다.

사업계획서 작성 시 유의 사항에 대하여 다음과 같이 정리했다.

(1) 사업계획서는 충분성과 자신감을 바탕으로 현실성 있는 아이템이라는 것을 어필해야 한다.

(2) 사업계획서는 객관성이 결여되어서는 안 된다. 즉, 개관적 자료에는 출처가 분명해야 한다.

(3) 계획 사업의 핵심 내용을 강조하여 부각시켜야 한다.

(4) 사업계획서는 제 3자가 보아도 제품 및 기술성 분석에 대한 내용을 쉽게 이해할 수 있어야 하므로 전문적인 용어의 사용을 피하고, 단순하고 보편적인 내용으로 구성한다.

(5) 시장성이나 매출 추정, 인력 운영, 자금조달 운용 계획에 있어 지나친 수치를 제시하지 않고 정확하고 실현 가능성이 있는 자료를 활용하여 현실성을 확보해야 한다.

(6) 향후 발생 가능한 위험 요소를 심층 분석하여 그 위험으로부터 최대의 손실이 발생되지 않도록 노력해야 한다. 또한 예기치 못한 사정으로 인해 창업이 지연되거나 불가능하게 되지 않도록 다각적인 점검과 노력이 필요하다.

사 업 계 획 서

사업동기

• 사업의 목적 및 배경을 쓴다.

사업 아이템의 개요

• 사업 아이템의 내용 및 특징, 시장 상황, 제품의 경쟁력 및 시장성, 손익 분석 등을 쓴다.

사업추진계획

• 제품 개발 및 사업화 목표, 자금조달 계획, 수요 및 판매전략 등을 쓴다.

창업 애로사항

• 창업 시 예상되는 애로사항을 쓴다.

기대효과

• 창업에 따른 인력 채용 등 사회 경제적 파급효과를 쓴다.

그림 7-6 사업계획서 예시

4. 창업의 절차

기업을 창업하려는 자는 사업 구상 단계에서 사업 핵심 요소인 사업 업종 및 사업의 핵심 아이템을 선정하고 사업규모를 결정하고, 사업 타당성 분석을 하여 사업계획서를 작성한다. 사업 계획을 완성한 후, 개인사업자로 사업을 시작할 경우에는 별도의 회사 설립 절차 없이 사업장 관할 세무서장에게 사업자등록을 신청하면 되고, 법인사업자로 사업을 시작할 경우에는 「상법」에 따른 회사설립 절차에 따라 회사설립과 법인설립등기, 법인설립신고 및 사업자등록신청을 하면 된다. 상법상 법인기업의 유형은 회사의 채무에 대한 구성원의 책임 한계를 기준으로 주식회사, 합자회사, 합명회사, 유한회사 등으로 구분되어 진다.

창업하려는 해당 사업이 인·허가 대상인 경우에는 준비서류의 종류와 인·허가 승인절차를 미리 숙지하여 관할관청에 신청해야 하고, 반면 해당 사업이 도·소매업에 해당할 경우에는 상권 및 시장조사를 하여 점포계약 및 임대를 하면 된다.

해당 사업이 제조업에 해당하여 공장설립이 필요한 경우에는 부지를 선정하여 입지를 검토한 다음 창업사업계획서를 작성하여 해당기관에 접수한다. 접수 후 사업 계획 승인을 받은 다음에 공장건축을 할 수 있다.

창업 절차가 모두 끝나면 조직 구성을 위하여 인력을 충원하고 영업을 개시하게 되고, 영업 이후에는 취업규칙 및 4대 사회보험 신고를 해야 한다.

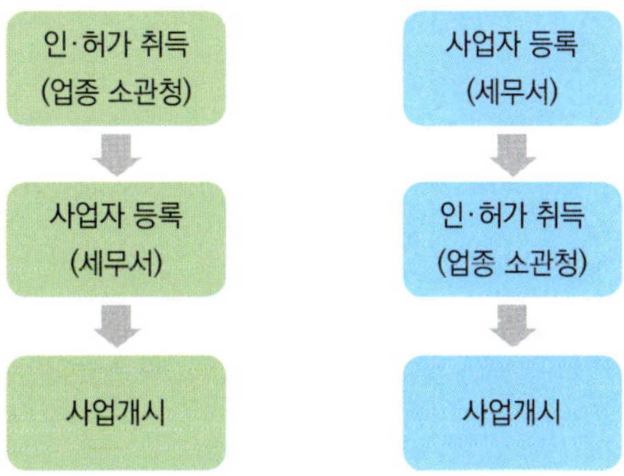

(A) 인 · 허가를 취득한 후에 사업자 등록을 하는 경우

(B) 사업자 등록을 하고 인 · 허가를 얻는 경우

그림 7-7 개인기업 설립절차

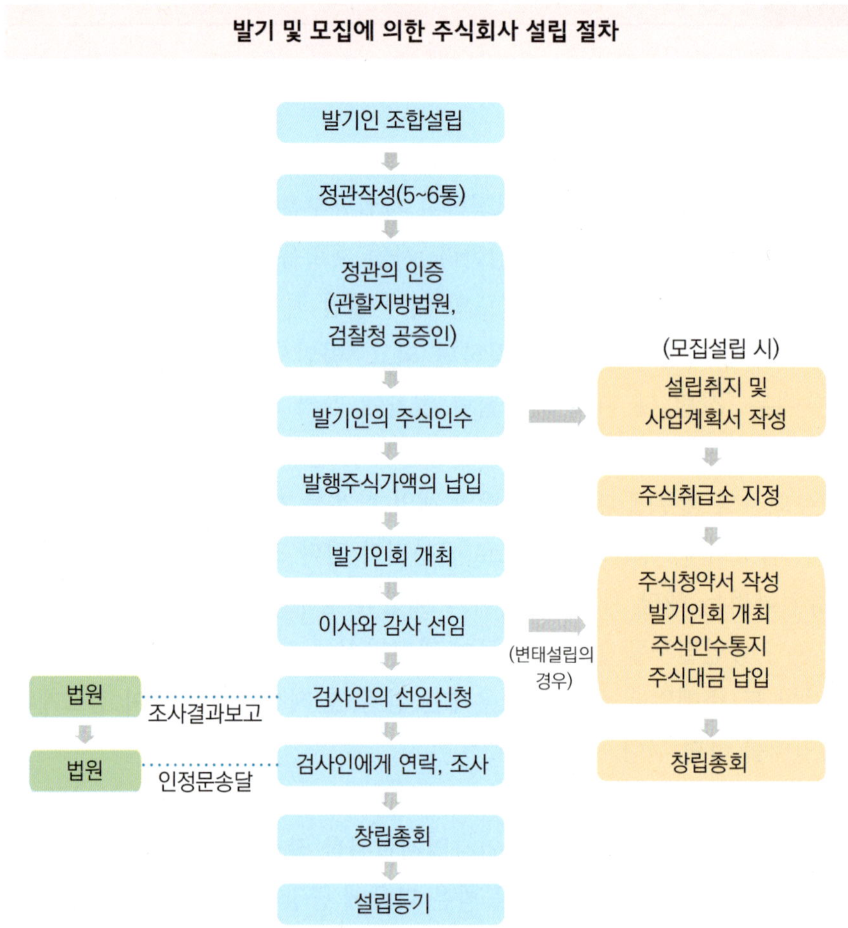

그림 7-8 법인기업(주식회사) 설립절차

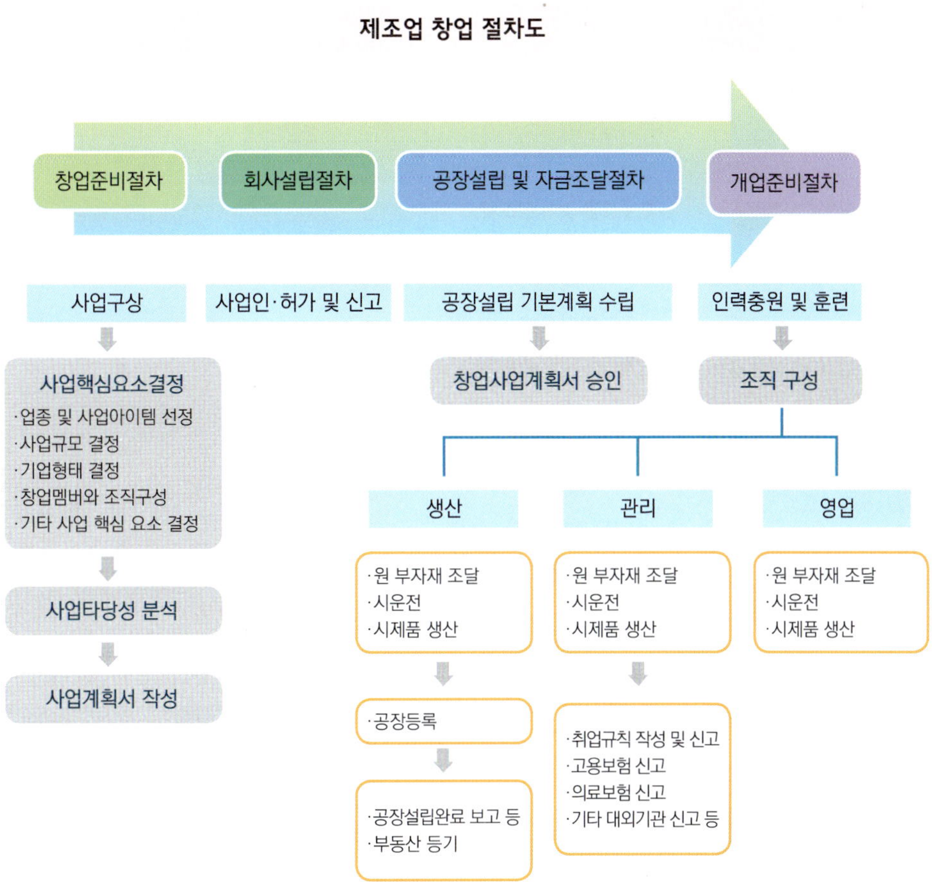

그림 7-9 제조업 창업 절차도

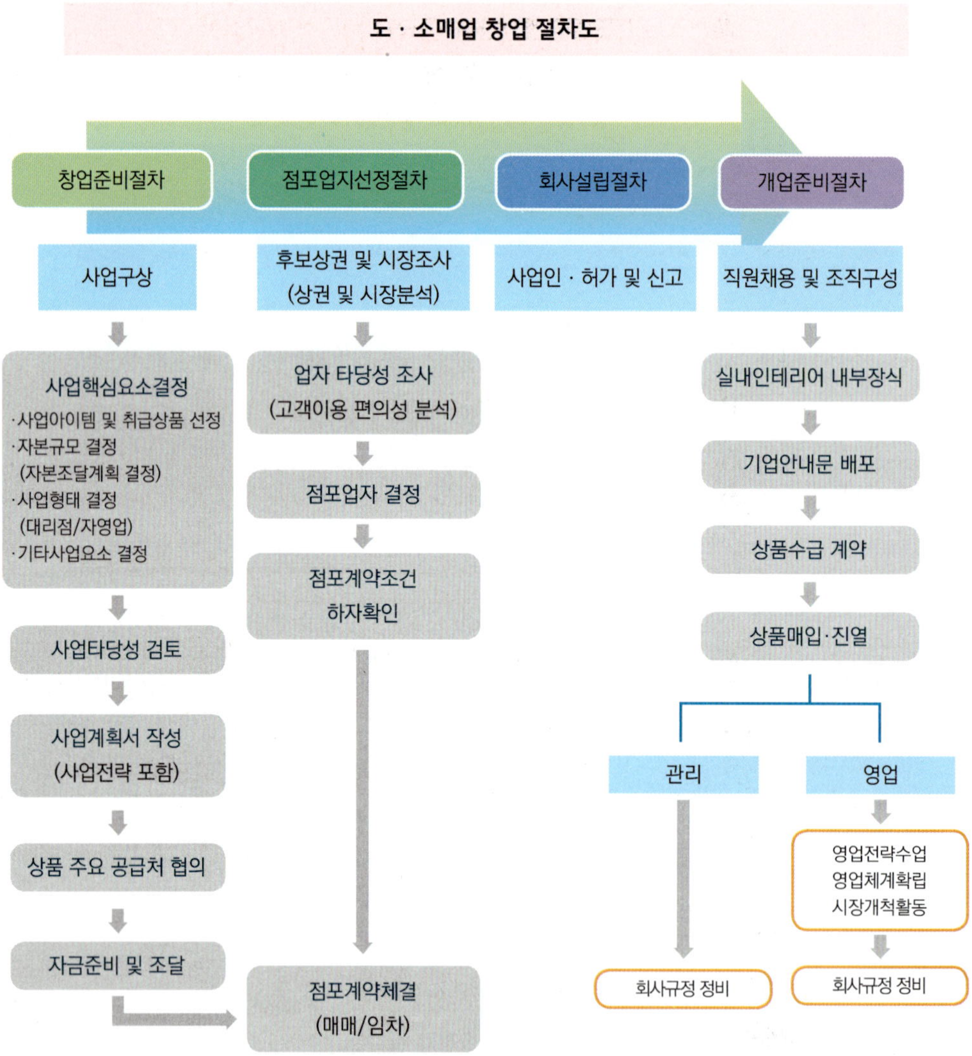

그림 7-10 도 · 소매업 창업 절차도

서비스업 창업 절차도

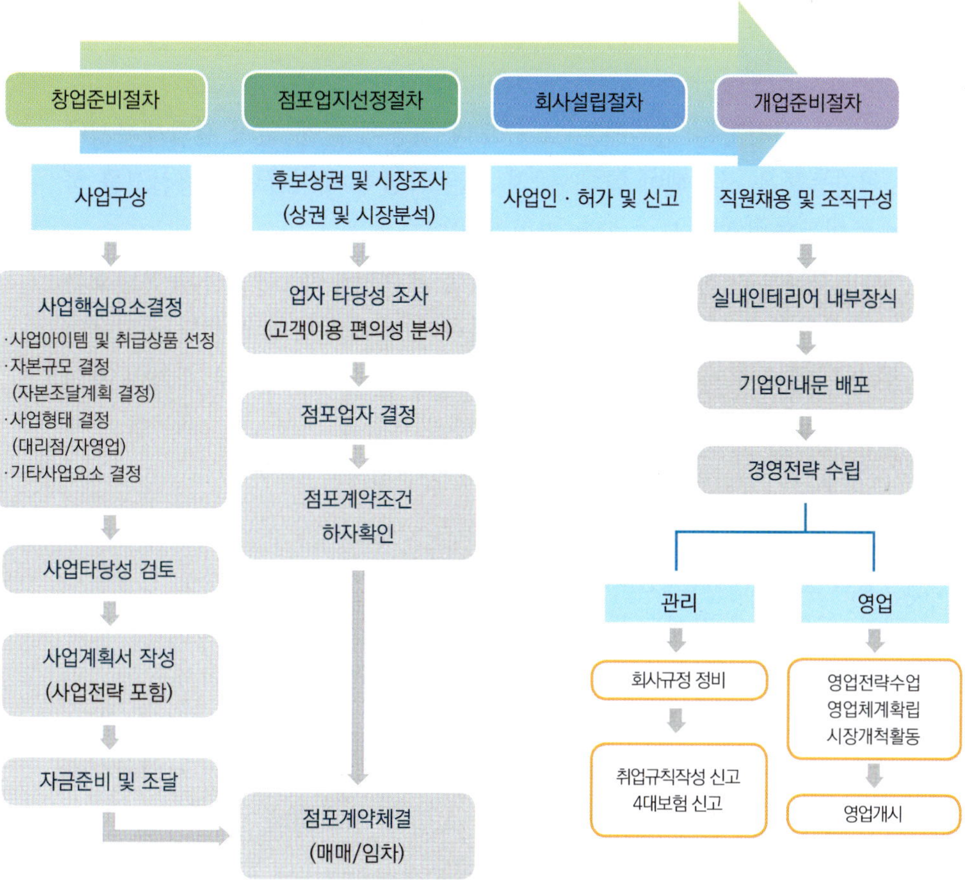

그림 7-11 서비스업 창업 절차도

5. 사업자 등록 절차

사업을 시작하는 경우에는 그 규모나 업종에 관계 없이 관할세무서에 사업자등록을 신청해야 한다. 마치 모든 국민이 태어나면 출생신고를 하여 주민등록번호를 부여 받는 것처럼 말이다.

사업자등록을 하면 사업자 등록번호를 부여받는다. 사업자 등록번호는 모든 상거래에 있어 그 사업체를 표시하며 거래 시마다 사용되는 고유번호이다. 따라서 사업 형태를 갖추고 계속적 반복적인 의사로 재화와 용역을 공급하는 판매자는 사업자등록을 하고 세금을 신고 납부해야 할 의무가 있다.

사업자등록은 사업을 시작한 날로부터 20일 안에 구비서류를 갖추어 사업을 하고자 하는 장소(사업장)의 관할세무서 민원봉사실에 신청하면 된다. 사업 개시 전에도 등록이 허용된다.

사업자등록증은 신청일로부터 7일 이내에 민원실에서 구비서류 확인과 면담을 거친 후 교부받는다. 단, 신청내용으로 보아 명의위장 또는 신용카드 위장가맹, 자료상 등 혐의가 있다고 판단되는 경우에는 사업자등록증을 교부하기 전에 세무서에서 현지 확인을 실시하여 정상 사업자인지 여부를 확인한 후 교부한다. 이 경우 교부기한은 7일에 한하여 연장될 수 있다. 사업자등록 시 필요한 서류는 다음과 같다〈표 7-7〉.

표 7-7 사업자등록 시 필요 서류

구분	서류
개인사업자	1. 사업자등록신청서(세무서 비치) 2. 임대차 계약서 사본 3. 허가(등록/신고)증 사본(예〉 통신판매업 신고증) - 허가(등록/신고)전에 등록하는 경우 허가(등록/신고증) 신청서 사본 4. 동업계약서 사본(공동사업자의 경우)
법인사업자	1. 법인설립신고 및 사업자등록신청서 1부(세무서 비치) 2. 정관 사본 3. 임대차계약서 사본 4. 주주명부 사본 5. 허가(등록/신고)증 사본(예〉통신판매업 신고증) - 허가(등록/신고)전에 등록하는 경우 허가(등록/신고증) 신청서 사본

사업자 미등록으로 인한 불이익은

첫째, 사업자등록 회원으로 등록을 하지 아니하고 사업을 영위하는 경우에는 세금계산서의 교부가 불가능하며 관련 매입세액을 공제 받을 수 없게 된다.

둘째, 사업자등록 회원으로 등록을 하지 아니하고 이루어진 거래에 대하여는 미등록으로 보아 매출액의 1%에 해당하는 미등록가산세를 부담해야 한다.

셋째, 사업자등록 회원으로 등록을 하지 아니하여 부가가치세를 신고하지 못한 사업장의 거래에 대하여는 납세액의 10%에 해당 하는 신고불성실가산세와 납부불성실가산세(연 10.95%)를 추가로 부담해야 한다.

6. 사업자의 세법상 의무

세무란 기업의 세금을 계산하고 관할 세무서에 신고 납부 하는 일련의 과정을 의미한다. 사업자는 사업을 개시하여 사업 활동을 하게 되면 각종 세금에 대하여 신고 납부 의무를 이행해야 한다.

사업자가 새롭게 사업을 개시하여 사업자등록을 신청하면 세무서에서는 그 사업자에게 사업자등록번호를 부여하여 사업자등록증을 교부해 주고, 그에게 부여한 사업자등록번호를 관리번호로 하여 그 사업자가 세법에서 규정한 여러 가지 의무들을 제때에 제대로 이행하는지를 관리한다.

사업자가 이행하여야 하는 의무는 크게 두 가지로 구분할 수 있다.

첫째는, 사업자가 내야 하는 세금을 성실히 납부하여야 하는 성실 납세 의무이다. 둘째는, 사업자가 사업과 관련하여 발생되어 수집된 과세자료를 관할세무서에 제출하여야 하는 조세행정의 협력의무이다.

사업자는 사업으로 발생된 소득에 대하여 세금을 내는 직접적인 납세의무의 주체인 동시에, 사업거래의 상대방이 내야 할 세금과 부담해야 하는 세금에 관하여 세무서를 대신하여 징수하여 납부하는 세금의 징수납부의무자이기도 하다. 또한 사업 상대방과 거래한 자료를 세무서에 제출하여 과세자료로 활용케 해서 세금을 징수할 수 있는 근거자료를 확보해 줄 수 있다. 이와 같이 사업자는 세금을 내는 주체임과 동시에 다른 사람으로부터 세금을 걷을 수 있게 하는 세금징수의 조력자 역할을 할 수 있다. 사업자가 세법에서 정한 의무를 제대로 이행하는지 여부는 조세행정의 측면에서 매우 중요하다. 따라서 세법에서는 사업자가 이러한 의무를 성실히 이행하도록 강제하기 위해서 여러 가지 가산세 제도를 두고 있다.

1) 사업자가 납부해야 할 세금

세법상 사업자는 과세사업자와 면세사업자로 구분된다. 과세사업자는 매출액과 같이 사업규모와 업종에 따라 일반 과세자와 간이 과세자로 나누어진다. 세법상의 사업자의 구분에 의해 내야 할 세금의 종류가 달라진다.

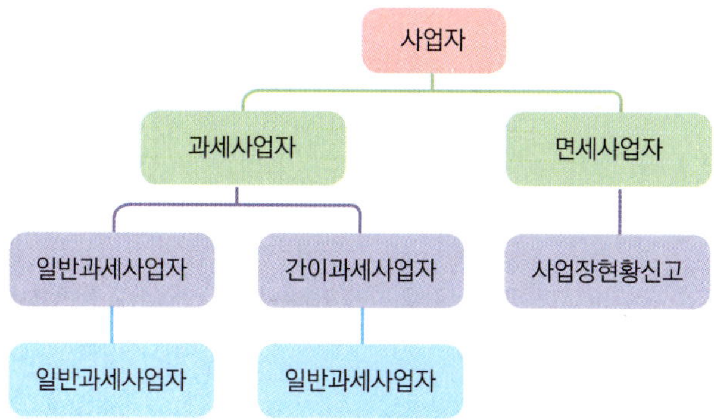

그림 7-12 사업자 유형

사업과 관련한 세금은 상품의 거래나 서비스의 제공에 대하여 내는 부가가치세와 사업을 해서 얻는 소득에 대해서 내는 종합소득세(법인세), 특별소비세 및 원천징수 하는 세금이 있다.

(1) 사업을 해서 얻은 소득에 대하여는 다음해 5. 1.~5.31.(법인은 1. 1.~3.31.) 사이에 소득세(법인세)를 신고·납부해야 한다.

(2) 사업을 위해 종업원을 채용하여 급여를 지급하는 경우에는 매월 근로소득세를 원천징수하여 다음달 10일까지 납부하여야 한다.

(3) 과세사업자는 매년 1월 25일, 7월 25일까지 부가가치를 신고·납부하여야 하며, 4월과 10월에는 각 3개월간의 부가가치세를 예정 신고·납부하여야 한다. 단, 개인사업자의 경우에는 4월과 10월에는 세무서에서 고지한 부가가치세 예정 고지세액을 그 달 25일까지 납부하면 된다.

(4) 특별소비세 과세사업자는 특별소비세를 내야 한다. 특별소비세는 부가가치세와는 별도로 매월 신고·납부해야 한다.

(5) 면세사업자는 사업장 현황신고를 하고 1. 1. ~12.31.간의 면세수입금액(매출액)을 다음해 1.31.까지 신고해야 한다. 면세사업을 겸업하는 과세사업자는 부가가치세 신고 시에 면세수입금액을 신고해야 한다.

표 7-8 사업유형에 따른 신고방법

<table>
<tr><th rowspan="2">구분</th><th colspan="2">부가가치세 과세사업자</th><th rowspan="2">부가가치세
면세사업자</th></tr>
<tr><th>일반과세자</th><th>간이과세자</th></tr>
<tr><td rowspan="2">신고·납부매입세금
계산서
공 제 여 부</td><td colspan="2">부가가치세 신고·납부 :
1월 25일, 7월 25일</td><td>사업장현황신고 :
1월 31일</td></tr>
<tr><td colspan="3">종합소득세 신고·납부 : 5. 1. ~5.31.</td></tr>
<tr><td>매입세금계산서
공 제 여 부</td><td>전액공제</td><td>부분공제</td><td>불공제</td></tr>
<tr><td>발행영수증</td><td>세금계산서</td><td>영수증</td><td>계산서</td></tr>
</table>

2) 세금을 납부하지 못했을 때의 불이익

세금을 납부하지 못했을 때는 가산금을 더하여 납부해야 한다. 정부로부터 세금고지서를 받고 납부기일 내에 세금을 납부하지 못하면 5%의 가산금이 붙게 되며, 그 후에도 계속 세금을 납부하지 못하면 1개월이 경과할 때마다 1.2%에 상당하는 중가산금이 60개월까지 계속 붙어 총 72%가 될 때까지 붙게 된다(다만, 50만원 미만의 세금에는 중가산금이 붙지 않는다).

세무서에서는 납부기한이 지나면 15일 이내에 독촉장을 발부하여 세금 납부를 독촉하며, 독촉장을 받고서도 세금을 납부하지 않는 경우에는 소유재산을 압류하는 등 강제집행을 하게 된다. 따라서, 세금을 제 때 납부하지 못하면 체납세금의 77%까지 가산금이 붙게 되며, 세금납부를 독촉받게 되고 귀중한 재산도 압류 당하게 될 수 있다. 또한 체납 및 결손처분 자료가 신용정보기관(전국은행연합회)에 제공되어 금융거래 시 많은 불이익을 받게 된다.

표 7-9 사업과 관련한 세금의 신고 · 납부기한

제 목	신고대상자	신고 · 납부기한		
법인세	모든 법인사업자	확정신고	다음해 1. 1.~ 12.31.	1. 1. ~ 12.31. 간의 연간소득
		중간예납	7- 30.까지	전년도 부담세액 의 1/2
종합소득세	모든 개인사업자	확정신고	다음해 5. 1. ~ 5.31.	1. 1. ~ 12.31. 간의 연간소득
		중간예납	11.30.까지	전년도 부담세액 의 1/2
부가가치세	일반과세자 간이과세	1기 확정	7. 1. ~ 7.25.	1. 1. ~ 6.30.간 의 사업실적
		2기 확정	다음해 1. 1. ~ 1.25.	7. 1. ~ 12.31. 간의 사업실적
		· 법인은 4월과 10월에는 3월간 부가세를 예정신고 납부 · 개인은 4월과 10월에는 예정고지 받은 세액을 납부 · 신규사업자 및 사업부진자는 예정신고		
특별소비세	특별소비세과 세사업자	매월 말일까지		1개월간의 특별 소비세
부가가치세	일반과세자 간이과세	다음해 1. 1. ~ 1.31.		1. 1. ~ 12.31. 간의 면세수입금액 (매출액)
원천징수이행 상황 신고	원천징수 실적이 있는 모든 사업자	매월 10일		매월 원천징수 한 세액

Ⅲ 창업 지원제도와 창업 사례

1. 창업지원제도

창업은 글로벌 금융위기 이후 고용 없는 성장 국면을 타개하기 위한 중요한 대안으로 인식되고 있으며 일자리를 창출시켜 경제성장의 신성장 동력으로 인식되고 있다. 창조경제 시대에 창업은 경제의 유연성과 혁신성을 제고시켜 국가경제발전에 긍정적 영향을 미친다.

이에 우리 정부는 중소기업청의 창업진흥원에서 시행하는 창업 선도 대학 창업화 지원, 청년 창업 사관학교, 글로벌 청년 창업 활성화 등과 같은 청년 창업 활성화 정책에 관심을 가지고 다양하게 지원 정책을 시행하고 있다.

창업진흥원은 잠재적 국가 성장률 저하와 청년 실업률 증가로 인한 사회적 문제를 해결하기 위해 다양한 맞춤 사업을 실시하고 연구하는 활동을 수행하고 있다.

본 서에서는 창업진흥원에서 실시하는 사업 중에서 청소년, 대학생 및 청년을 지원대상으로 하는 사업지원에 대하여 다루기로 한다.

1) 청소년 비즈쿨

(1) 사업개요

전국 초 중 고등학교의 창업(체험)교육을 통해 청소년 도전정신과 창의력을 함양하여 기업가 정신을 확산하고자 하는 사업이다.

(2) 지원대상

초 중등교육법 제 2조에 의한 초 중 고등학교에 해당된다.

(3) 지원내용

비즈쿨 학교는 비즈쿨 정규과정 운영, 이론교육, 창업동아리 활동, 체험활동, 외부전문가 특강, 창업전문가 초청교육을 통하여 자유학기제 연계형 학교 413개가 선정 되며 비즈쿨 활동역량에 따라 학교별 3~35백 만원을 차등 지원 받는다. 또한 기업가적 마인드 함양을 위하여 새싹 기업캠프, 어린이 기업가정신 캠프, 청소년 기업가정신 캠프, 특화 창업캠프 등의 다양한 수준의 기업가정신 캠프를 운영한다.

표 7-10 청소년 비즈쿨 분류

구분	일반비즈쿨					자유학기제 연계형 비즈쿨
	선도	도약			도전	
	고등	고등	중등	초등	초·중·고	중등
사업비 (백만원)	35	18	12	10	5	3
규모(개)	14	90	15	13	131	150

구분		도전Track(고등학교 1학년)	열정Track(고등학교 2-3학년)
국내	기본창업과정	· 기업가정신의 이해 · 비즈니스모델 설계 등	· 기업가정신의 이해 · 비즈니스모델 설계, 분석 등
	심화창업과정 (1단계)	· 시뮬레이션, 사업계획서 작성 · 시장조사, 고객이해 등	· 시뮬레이션, 사업계획서 작성 · 고객이해, 시제품제작 등
	심화육성과정 (2단계)	· 사업계획서 수정보완 · 효과적인 PT 발표기법 등	· 사업계획서 수정보완 · 시제품 보완 및 멘토링 등
해외 (글로벌CEO캠프)		· 글로벌 혁신기업 탐방 · 글로벌 고객을 타깃으로한 창업아이템 시장조사 등	

※ 출처 : 창업진흥원

2) 창업대학원

(1) 사업 개요

창업대학원은 체계적 전문적 창업교육을 통하여 창업전문가 양성 및 교육과정 개발을 지원하는 사업이다.

(2) 지원대상

학사 학위 취득, 취득 예정자에 한하여 지원한다.

(3) 지원내용

지원내용으로는 강사료, 교육지원비(장학금), 교육개발비, 일반운영비 등을 포괄적으로 지원한다.

표 7-11 창업대학원 안내

순번	지역	대학명	연락처
1	서울	호서대학교	02-2059-2321
2	경남	경남과학기술대학교	055-751-3600
3	경기	중앙대학교	031-670-3009
4	전북	예원예술대학교	063-640-7190
5	대전충남	한밭대학교	042-939-4714
6	대구경북	계명대학교	053-620-2042
7	서울	국민대학교	02-910-5916
8	부산, 울산	부산대학교	051-510-1901
9	경기	성균관대학교	031-299-4260
10	강원	연세대학교(원주)	033-760-2483

3) 창업 선도대학

(1) 사업개요

창업지원 인프라와 역량이 우수한 창업 선도대학을 지정하여 학생 및 예비 창업장의 성공적인 창업 사업화를 지원하는 사업이다.

(2) 지원대상

예비 창업자 또는 1년 이내 창업기업의 대표자 또는 창업교육을 희망하거나 아이디어를 보유한 대학생이 대상이 된다.

(3) 지원내용

시제품 제작, 지재권 출원 등록, 마케팅 등에 소요되는 비용 최대 7천만 원을 지원한다. 거점형 선도대학의 경우는 창업 준비 공간을 무상으로 제공하고 전공교육 및 전문 멘토링을 지원하게 된다.

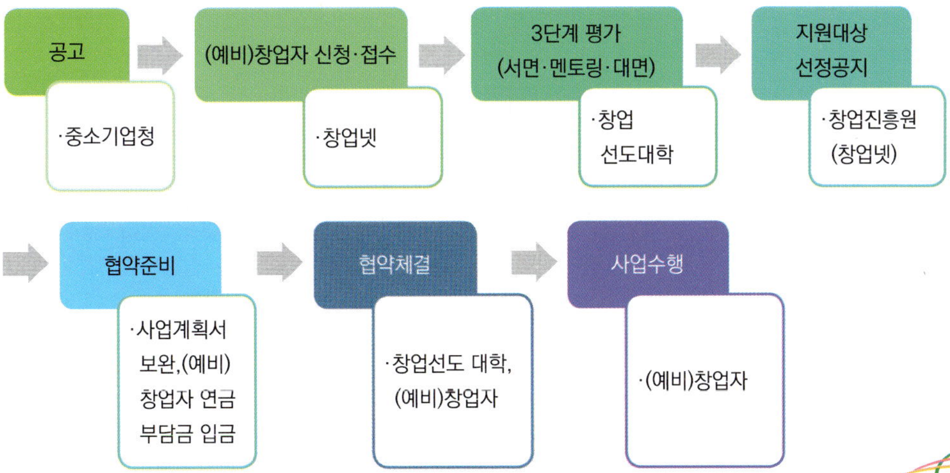

그림 7-13 **창업 선도대학 추진절차**

※ 출처 : 창업진흥원

4) 창업아카데미

(1) 사업개요

대학생들에게는 창업 강좌 및 창업동아리를 지원하고 일반인 예비 창업자에게는 실전창업교육, 성공CEO와의 멘토링 네트워킹을 제공하는 사업이다.

(2) 지원 대상

지원대상은 대학생과 일반인으로 나누어진다. 창업교육을 희망하는 대학생 및 예비 창업자는 대학생 창업 아카데미가 대상이고 창업 교육 및 집중 멘토링을 희망하는 예비 창업자는 일반 창업아카데미가 대상이다.

(3) 지원내용

대학생 창업아카데미에서는 대학 강좌 및 청년드림CEO 발굴 및 육성을 지원하고 공동창업대학에서는 대학 간 협약을 통한 학점 인정형 강좌, 각종 워크숍, 공개 강좌를 지원한다. 또한 일반인 창업아카데미는 선택형, 집중형, 일반형, 창업교육, 네트워크데이, 평가 등을 지원한다.

표 7-12 창업아카데미 구분과 내용

구분			내용
창업 아카데미	대학생 창업 아카데미	대학 창업 강좌	· 실전 창업 교육-창업도전-실전 창업의 유기적 연계강화 · 대학 간 협약 체결을 통해 학점 교류형 실전 창업 강좌 및 현장실습 등을 운영
		청년드림 CEO 육성	
		공동 창업대학	
	일반인 창업 아카데미	선택형, 집중형, 일반형 창업교육	· 경쟁력 있는 창업자 발굴 및 육성하기 위해 일반인 · 예비창업자를 대상으로 맞춤형 창업교육(집합교육, 멘토링, 온라인 교육), 네트워킹데이, 평가(투자설명회)를 지원

※ 출처 : 창업진흥원

5) 대학 기업가 센타

(1) 사업개요

대학의 창업교육 네트워킹 컨설팅 보육 및 창업연구개발을 통해 글로벌 기업가 양성의 요람으로 전환을 지원하는 사업이다.

(2) 지원대상

고등교육법에 근거하여 설립된 4년제 대학으로 심층평가 후 선정된다.

(3) 지원내용

강좌 개설, 콘텐츠 개발비, 교육과정 개설비, 일반경비 등을 센터 당 7억 원 한도로 지원한다. 최초 지정 후 3년간 운영을 보장하되, 1차에 한하여 지원 연장(3년)을 허용하고 해당 대학 정부지원을 종료한다.

6) 청년 창업사관학교

(1) 사업개요

우수기술을 보유한 청년창업자를 발굴, 사업계획 수립부터 사업화까지 창업의 전 과정을 지원하여 혁신적인 "청년창업 CEO"를 양성하기 위한 사업이다.

(2) 지원대상

신청·접수일 기준 만 39세 이하인 자로서, 예비 창업자 또는 예비 창업팀이 지원 대상이다.

① 예비 창업자는 신청일 현재 법인기업의 대표가 아니어야 하며, 업종에 관계없이 본인 명의로 사업자등록을 하지 않은 자를 말함

② 예비 창업팀은 예비 창업자 2~4인으로 구성 가능하며, 1인을 대표자로 신청해야함(신청 후 변경불가), 창업 후 3년(신청·접수일 기준) 이하 기업의 대표자
③ 중소기업기본법 제2조 제1항에 따른 중소기업의 대표자에 한함
④ 창업일은 개인사업자의 경우 사업개시일, 법인기업의 경우 법인 등기부등본상 회사성립연월일을 기준으로 함

(3) 지원내용

청년창업자에 대하여 창업절차에서부터 기술개발, 시제품제작, 시험생산, 판로개척 등을 One-Stop 지원한다.

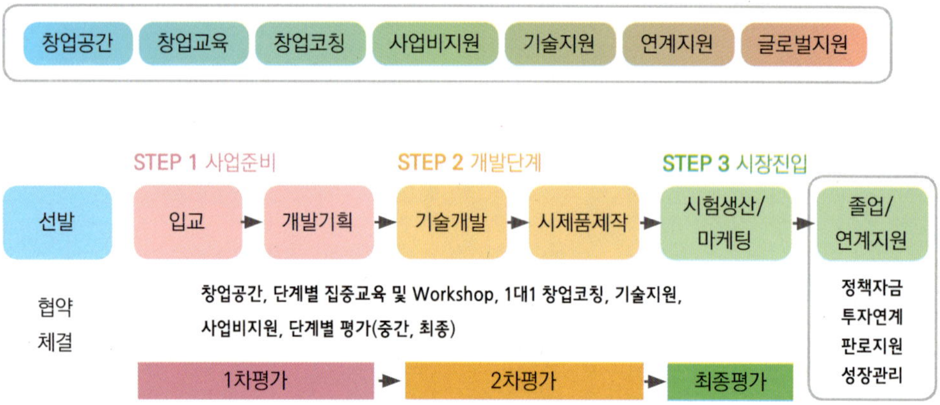
창업공간
창업교육
창업코칭
사업비지원
기술지원
연계지원
글로벌지원
STEP 1 사업준비
STEP 2 개발단계
STEP 3 시장진입
선발
입교
개발기획
기술개발
시제품제작
시험생산/마케팅
졸업/연계지원
협약 체결
창업공간, 단계별 집중교육 및 Workshop, 1대1 창업코칭, 기술지원, 사업비지원, 단계별 평가(중간, 최종)
1차평가
2차평가
최종평가
정책자금
투자연계
판로지원
성장관리

그림 7-14 청년창업사관학교 사업준비절차

※ 출처 : 중소기업진흥공단

7) 대한민국 창업리그-슈퍼스타 V

(1) 사업개요

전국예선 창업경진대회의 수상팀을 대상으로 단계별 창업리그를 실시하여 대한민국 최고의 유망 창업아이템을 발굴하는 창업 경진대회이다.

(2) 신청대상

사업공고일 기준 개인사업자 또는 법인설립 등록을 하지 않은 예비창업자, 중소기업기본법으로서 2013년 1월 1일 이후 기업을 설립한 자, 운영기관이 개최하는 창업경진대회 신청자격에 부합하는 자(기업)가 대상이 된다.

(3) 지원내용

표 7-13 대한민국 창업리그-슈퍼스타 V 지원내용

구분	상금지원	기타지원
전국본선 (100개팀 내외)	· 5백만원	· 상장 및 부상
전국결선 (30개팀 내외)	· 7백만원	· 시제품제작비(8백만원 한도) · 창업멘토링 등
슈퍼스타V_왕중왕전 (10개팀 내외)	· 왕중왕상(1팀) : 100백만원 · 금상(1팀) : 50백만원 · 은상(1팀) : 30백만원 · 동상(7팀) : 10백만원	· '14년 대한민국 벤처창업 박람회 전시지원 · 투자유치 지원(IR설명회 개최) · 해외 창업연수 · '15년 창업맞춤형사업 연계 지원

※ 출처 : 창업진흥원

Ⅳ 창업 사례

보건의료산업의 패러다임은 질병을 치료 하는 것에서 전 생애에 걸친 건강관리를 중심으로 하는 방향으로 전환되고 있다. 즉, 건강하게 오래 사는 것이 보건의료산업의 목표이다. 한국을 비롯하여 전 세계적인 인구 고령화에 따른 의료 수요가 폭발적으로 증가하고 있다. 급속한 고령화와 건강에 대한 관심 증가에 따른 시장 수요 급증으로 보건의료산업은 새로운 시장을 지속적으로 창출하고 있을 뿐만 아니라 예비 창업가에게 새로운 사업기회를 제공하고 있다.

한국보건산업진흥원은 2014년 5월 건강경제 패러다임을 새롭게 제시하고 미래형 보건의료 R&D 가속화, 빅데이터·IT- Health 활용 비즈니스 모델 개발 등 건강 경제 실현을 위한 추진전략 마련에 역량을 집중해왔다. 우리나라는 제조업 중심의 창업 지원서비스를 제공하기 때문에 국내 보건의료산업의 창업 수요를 실제 창업으로 연결시키고 성공적인 사업으로 이끌어 주는 지원정책과 지원시스템은 뒷받침되지 않고 있다. 그럼에도 불구하고 임상현장에서의 실질적인 수요와 창의적 아이디어를 토대로 의사 · 간호사 · 의료기사 또는 환자가 새로운 제품 및 서비스를 개발하는 형태의 사용자 중심의 창업이 활발히 이루어지고 있다. 또한 ICT 기술을 활용하여 건강관리를 수행 할 수 있게 하는 기술을 개발하는 창업이 크게 늘고 있다.

1. 의사 창업

1) (주)마크로젠(Macrogen)

(주)마크로젠은 국내 최초 의사 창업이자 대표적 성공 사례로 손꼽히는 사용자 중심의 창업 성공 사례이다. 대표이자 의사인 서정선님이 서울대 유전자이식연구소에서 근무하며 얻은 유전자이식 생쥐 관련 연구 성과를 토대로 바이오벤처를 창업한 경우이다. 창업 이후 세계 최초로 자이모모나스 염기서열분석, 한국인 게놈 초안 완성, 동북아 민족게놈프로젝트 등을 성공시키며 마크로젠을 국내 대표 바이오벤처 업체로 성장시켰다.

2) (주)헬스웨이브(Health wave)

서울대 의대 출신인 외과 전문의 정희두님이 창업한 기업으로 환자와 의료진에게 일종의 솔루션을 제공하는 회사다. 헬스웨이브는 환자·보호자가 짧은 시간에 이해하기 어려운 의료 정보를 애니메이션으로 제작해 의료기관에 제공한다. 의료기관은 헬스웨이브가 만든 애니메이션을 환자에게 직접 보여주거나, 해당 정보를 스마트폰으로 시청할 수 있는 링크를 문자메시지로 보내면 된다. 복잡한 의료정보를 애니메이션으로 제공하는 것이 헬스웨이브이다.

3) (주)도모바이오(Domobio)

도모바이오는 치과의사인 대표 이승규원장님이 2009년에 설립한 코골이 및 수면 무호흡 치료 구강 장치를 제조·판매하는 회사이다. 구강 장치의 치료는 고가의 장비와 수술 및 장기간의 치료시간이 필요 없이 두 번의 내원을 통해서 환자에게 최적화된 개인 맞춤형 치료법이다.

2. 간호사 창업

(주)엘케이메디칼은 27년 간 대학병원에서 간호사로 근무하면서 의료현장에서 사용하는 일회용 의료기기의 불편함과 기존 일회용 의료기기의 업무 효율의 저하, 감염으로 인한 의료사고의 위험성을 인식하여 이영희님이 창업한 회사이다. (주)엘케이메디칼은 업무 효율을 높일 수 있는 방안을 모색하고자 끊임없이 연구에 매진한 결과 세이프락 주사기, 카테타, 수액세트, 폐기물 박스 등의 제품을 개발하여 상품화하였다.

3. 환자/ 환자가족 창업

1) 네오펙트(NEOFECT)

뇌졸중 환자에게 재활치료는 각종 합병증과 장애를 최소화하고 궁극적으로 독립적인 일상생활이 가능하도록 만들어주는 과정이다. 그러나 많은 뇌졸중 환자들은 재활치료의 고비용으로 재활치료를 받지 못하고 있다. 이에 네오펙트 반호영 대표는 부모님의 뇌졸중 간병 경험을 바탕으로 뇌졸중 환자들이 효과적으로 재활할 수 있도록 기존 아날로그 재활 기기들을 디지털화하겠다는 비전을 가지고 제품을 개발하고 있다.

2) 프라미솝(PROMISOPE)

Promise+hope의 합성어인 프라미솝은 '선천성모반증' 희귀질환 아이를 둔 환자 가족인 이준호님이 난치병 환자를 위한 폐쇄형 SNS '히어아이엠(hereiam)' 및 '프롬디엘(DL)' 개설을 한 사업이다. Hereiam서비스는 장애 또는 희귀 난치성 질환을 가진 자녀들의 보호자를 위해 만든 SNS라고 생각하면 된다. 또한 폐쇄적 SNS 서비스를 통하여 부모들의 소통 공간, 쉼터, 힐링의 공간을 만들어 준다.

08

의료기기 관련법

Chapter 08 의료기기 관련법

의료기기법: 법률 제13116호
의료기기법 시행령: 대통령령 제27209호
의료기기법시행규칙: 총리령 제1284호

의료기기 관련법에는 법률로 지정되어 있는 "의료기기법"을 기준으로 이에 위임된 사항과 그 시행에 관하여 필요한 사항을 규정한 "의료기기법 시행령", 그리고 의료기기법 및 같은법 시행령에서 위임된 사항과 그 시행에 필요한 사항 규칙을 규정하는 "의료기기법시행규칙"으로 이루어져 있다. 관련 세부적인 내용은 "법제처"에서 참고하기 바란다.

1. 의료기기법

1) 제정 이유

현재 의료기기가 의약품, 의약외품 등과 함께 의약품이 중심인 약사법 테두리내에서 관리되고 있어, 다양한 신의료기기의 출현 및 국제환경변화에 부합하는 효과적인 의료기기 관리체제 구축에 어려움이 있는 바, 이러한 문제점들을 개선하고 우리 의료기기산업의 활성화 및 국제 경쟁력 강화를 위하여 별도로 의료기기법을 제정하여, 의료기기 등급분류에 따른 합리적 사전관리체계 확립, 의료기기 수입업허가제도 도입, 의료기기 사용으로 인한 국민보건 위해요소 방지를 위한 의료기기 추적관리제도 도입 등을 통하여 의료기기 관리 제도를 개선하려는 것이다.

2) 주요골자

(1) 합리적인 관리체계를 확립하기 위하여 의료기기 등급 제도를 도입하고, 국민보건상의 위해 요소를 최소화하기 위하여 의료기기의 재심사·재평가 및 추적관리제도를 도입한다(법 제3조·제8조·제9조 및 제25조).

(2) 보건복지부장관 또는 식품의약품안전청장의 자문에 응하여 의료기기의 기준규격에 관한 사항 등을 조사·심의하기 위하여 보건복지부에 의료기기위원회를 두도록 한다(법 제5조).

(3) 제조업·수입업에 대한 허가 및 품목허가·신고제도, 수리업·의료기기 판매업 및 임대업 신고 제도를 마련한다(법 제6조·제14조 내지 제17조).

(4) 의료기기 제조업자는 일정한 시설 및 품질관리체계를 유지하여야 하며, 제조 및 품질관리 등에 관한 준수사항을 지켜야 한다(법 제12조).

(5) 식품의약품안전청장은 의료기기의 품질에 대한 기준이 필요한 의료기기에 대하여 그 적용범위·구조·시험규격 등을 기준규격으로 정할 수 있도록 한다(법 제18조).

(6) 누구든지 품목허가를 받지 아니하거나 품목신고하지 아니한 의료기기를 판매·임대·수여 또는 사용하여서는 아니되며, 수리·판매·임대·수요 또는 사용의 목적으로 제조·수입·수리·저장 또는 진열하여서는 안된다(법 제24조).

2. 의료기기법 시행령

1) 제정 이유

의료기기산업의 활성화 및 국제환경변화에 부합하는 의료기기 관리체제를 구축하기 위하여 의료기기법이 제정(법률 제6909호, 2003. 5. 29. 공포, 2004. 5. 30. 시행)됨에 따라 의료기기위원회의 구성 및 운영, 과징금의 산정기준 및 부과절차 등 동법에서 위임된 사항과 그 시행에 관하여 필요한 사항을 정하려는 것이다.

2) 주요내용

가. 의료기기위원회는 위원장 1인과 부위원장 2인을 포함하는 50인 이상 100인 이하의 위원으로 구성하고, 위원은 의료기기 관련 업무를 담당하는 공무원이나 의료기기 관련 단체, 시민단체 및 대학의 장 등이 추천한 자중에서 보건복지부장관이 임명 또는 위촉하도록 한다(영 제2조).

나. 의료기기위원회의 원활한 운영을 위하여 분야별로 분과위원회를 둘 수 있도록 하고, 위원회의 심의사항을 사전에 연구·검토하기 위하여 연구위원을 둘 수 있도록 한다(영 제7조 및 제8조).

다. 식품의약품안정청장의 권한 중 품목별 제조·수입의 신고, 의료기기 취급자에 대한 보고 및 검사명령 등에 관한 권한을 지방식품의약품안전청장에게 위임한다(영 제13조).

3. 의료기기법 시행규칙

1) 제정 이유

다양한 신의료기기의 출현 및 국제환경변화에 부합하는 효과적인 의료기기 관리체제를 구축하고, 의료기기산업의 활성화와 국제 경쟁력을 강화하기 위하여 의료기기법이 제정(법률 제6909호, 2003. 5. 29. 공포, 2004. 5. 30. 시행)됨에 따라 이에 맞추어 의료기기 등급분류의 기준 및 절차, 의료기기 제조업·수입업의 허가기준 및 절차와 의료기기 추적관리 절차 등 의료기기법에서 위임된 사항과 그 시행에 관하여 필요한 사항을 정하려는 것이다.

2) 주요내용

가. 의료기기를 그 사용목적과 사용시 인체에 미치는 잠재적 위해성의 정도에 따라 1등급부터 4등급까지 4개의 등급으로 분류하여 지정·고시하도록 함으로써 의료기기를 체계적이고 합리적으로 안전하게 관리할 수 있도록 한다(제2조 및 별표 1).

나. 의료기기 제조업 및 수입업허가의 신청, 제조·수입품목의 허가신청, 제조·수입품목의 신고, 변경허가신청 및 변경신고 등의 절차와 첨부서류 등에 관한 사항을 정한다(제3조 내지 제9조, 제14조, 제17조 내지 제19조).

다. 신개발의료기기 또는 희소의료기기에 대한 재심사의 신청절차·방법 및 제출자료와 제조품목허가를 하거나 제조품목신고를 한 의료기기중 안전성 및 유효성에 대하여 재검토가 필요한 의료기기에 대한 재평가의 실시기준·신청절차 및 제출자료 등 의료기기의 재심사 및 재평가에 관한 세부사항을 정한다(제10조 및 제11조).

라. 의료기기로 임상시험을 하고자 하는 자가 제출하여야 하는 임상시험계획의 승인에 필요한 서류 및 승인절차를 정하고, 임상시험자가

지켜야 하는 임상시험 실시기준을 정한다(제12조 및 제13조).

마. 의료기기의 첨부문서에 기재하여야 하는 제조업자 또는 수입업자의 상호, 제조원 및 제품명 등 기재사항과 의료기기의 용기·외부포장 및 첨부문서에 기재사항을 표시하는 방법을 정한다(제26조 내지 제28조).

바. 의료기기의 광고를 할 경우 금지되는 광고의 내용을 기술하고, 광고의 내용이 금지되는 광고에 해당하는 지의 여부에 관하여 사전에 식품의약품안전청에 심사를 의뢰할 수 있도록 하여 위반행위를 사전에 막을 수 있도록 한다(제29조).

4. 의료기기 법령 체계도

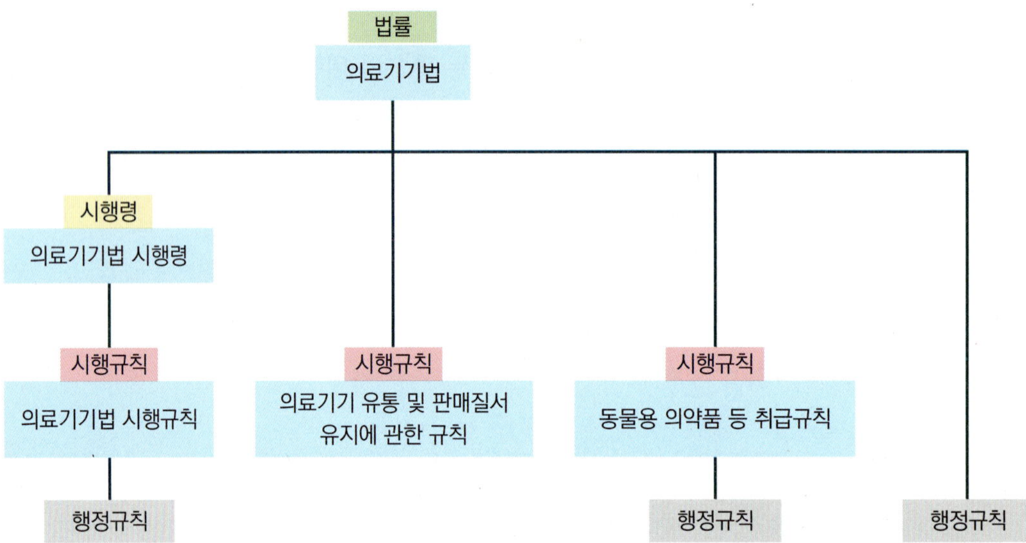

* 본 장은 법제처 의료기기법에 관련된 법령에서 출처하였습니다.

찾아보기

INDEX

P

Q

R

S

T

U

V

W

숫자

보건계열 창업을 위한
의료기기학 입문

2017년 2월 10일 초판인쇄
2017년 2월 20일 초판발행

지은이 : 선종률·임재동·육근돌·김인섭·최성욱·이보우
김기진·유세종
펴낸이 : 이상태
펴낸곳 : 청구문화사
주소 : (03706) 서울특별시 서대문구 성산로11길 15
전화 : 02)332-0541 FAX : 02)337-9577
등록 : 1990년 11월 2일 제9-247호

가격 30,000원

ISBN 978-89-5616-719-0 93510